高等医学院校康复治疗学专业教材

物理疗法与作业疗法研究

（第二版）

刘克敏　主编

华夏出版社

高等医学院校康复治疗学专业教材（第二版）组织委员会与编写委员会名单

组织委员会

顾　　　问　吕兆丰
主 任 委 员　李建军
常务副主任　董　浩　　线福华
副主任委员　王晓民　　高文柱　　张　通　　梁万年　　励建安
委　　　员　李义庭　　付　丽　　张凤仁　　杨祖福　　陆学一
　　　　　　　马小蕊　　刘　祯　　李洪霞

编写委员会

学术顾问　卓大宏　　周士枋　　南登昆　　吴宗耀
主　　审　纪树荣　　王宁华
主　　编　李建军
副 主 编　董　浩　　张　通　　张凤仁
编　　委（以姓氏笔画为序）
　　　　　江钟立　　刘克敏　　刘　璇　　纪树荣　　华桂茹
　　　　　朱　平　　乔志恒　　李建军　　李胜利　　陈立嘉
　　　　　陈小梅　　陈之罡　　张　琦　　金　宁　　赵辉三
　　　　　恽晓平　　贺丹军　　桑德春　　敖丽娟　　付克礼

办公室主任　杨祖福　　**副主任**　李洪霞

《物理疗法与作业疗法研究》(第二版)
编委会名单

主　编　刘克敏　首都医科大学康复学院骨科
副主编　刘根林　北京博爱医院脊柱脊髓康复科
编　委(以姓氏笔画为序)
　　　　　白金柱　首都医科大学康复学院脊柱脊髓外科
　　　　　刘克敏　首都医科大学康复学院骨科
　　　　　刘根林　北京博爱医院脊柱脊髓康复科
　　　　　闫红巍　北京博爱医院骨科
　　　　　吴　葵　中国康复研究中心 OT 科
　　　　　张小年　北京博爱医院神经康复科
　　　　　张军卫　首都医科大学康复学院脊柱脊髓外科
　　　　　廖利民　首都医科大学康复学院泌尿外科

高等医学院校康复治疗学专业教材
再版序言

　　高等医学院校康复治疗学专业教材第一版是由首都医科大学康复医学院和南京医科大学第一临床学院联合组织编写的，一大批具有丰富临床和教学经验、有高度责任感、有开创精神的老教授和康复医学工作者参与了教材的创建工作。本套教材填补了我国这一领域的空白，满足了教与学的需求，为推动康复治疗学专业快速发展做出了巨大贡献。

　　经过自2002年以来的各届学生使用后，根据教学反馈信息、康复医学的发展趋势和教育教学改革的要求，首都医科大学康复医学院又组织在临床、教学、科研、医疗第一线的中青年教授、学者，尤其以康复治疗学专业一线的专家为主，继承和发扬老一辈的优良传统，借鉴国内外康复医学教育教学的经验和成果，对本套教材进行修订和改编，力争使修订后的第二版教材瞄准未来康复医学发展方向，参照国际PT和OT教育标准，以培养高素质康复治疗专业人才为目标，以满足教与学的需求为基本点，在阐述康复治疗学理论知识和专业技能的同时，紧密结合临床实践，加强了教材建设改革和创新的力度，形成了具有中国特色的康复治疗学专业教材体系。

　　二版教材的修订和编写特点如下：

　　● 在对教师和学生广泛与深入调研的基础上，总结和汲取了第一版教材的编写经验和成果，尤其对一些不足之处进行了大量的修改和完善，充分体现了教材的科学性、权威性与创新性，并考虑其在全国范围的代表性与在本土的适用性。

　　● 第二版教材坚持了"三基（基本理论、基本知识、基本技能）、五性（思想性、科学性、启发性、先进性、适用性）"和"三特定（特定对象、特定要求、特定限制）"的原则，以"三基"为重心、以临床应用为重点、以创新能力为培养目标，在继承和发扬第一版教材优点的基础上，保留经典且注重知识的更新，删除了陈旧内容，增补了新理论、新知识和新技术。

　　● 第二版教材的内容抓住了关键，突出了重点，展示了学科发展和教育教学改革的最新成果，体现了培养高素质康复治疗学专业人才的目的。因其层次分明，逻辑性强，结构严谨，图文并茂，并且做到了五个准确——论点准确、概念准确、名词术语和单位符号准确、语言文字准确、数据准确，且材料来源可靠，所以属于现阶段的精品教材。

　　● 第二版教材共计19种，根据康复治疗学专业的要求，新增《职业关联活动学》1种。

1.《康复医学导论》由李建军教授主编,主要介绍康复与康复医学的基本概念、基础理论知识、康复医学的基本方法、康复医疗服务体系、康复专业人员教育和培养,以及残疾人康复事业等相关问题,是学习康复医学的入门教材。

2.《人体发育学》由江钟立教授主编,是国内第一部以新的视角论述人体发育与康复治疗理论的专著。

3.《运动学》由刘克敏主任医师和敖丽娟教授主编,是康复治疗理论的基础教材,内容包括:生物力学、正常人体运动学、运动障碍学、运动生理学、运动生化学、运动心理学。

4.《物理疗法与作业疗法概论》由桑德春主任医师主编,主要介绍物理疗法和作业疗法的发生、发展过程,与之有关的基本概念、基本理论、基本特点,以及学习、运用的基本方法。

5.《康复疗法评定学》由恽晓平教授主编,全书系统介绍康复评定学概念及理论、相关基础知识、评定原理、评定所需仪器设备和方法,以及临床结果分析,理论与临床操作相结合,兼顾学科新进展,是国内外首部,也是唯一一部全面、详尽论述康复评定理论与实践的专业著作。

6.《运动疗法技术学》由纪树荣教授主编,是国内第一部运动疗法技术学专著,详细介绍运动疗法技术的基本理论、常用的各种治疗技术及其在实际工作中的应用方法。

7.《临床运动疗法学》由张琦副教授主编,根据国际上运动疗法发展的新理念,结合国内运动疗法及其临床应用编写而成,是国内目前内容最全面的临床运动疗法学教材。

8.《文体疗法学》由金宁主任技师主编,主要介绍利用体育、娱乐项目对患者进行治疗的方法,是 PT 和 OT 的补充和延伸,也是国内第一部文体康复治疗的专著。

9.《理疗学》由乔志恒教授和华桂茹教授主编,内容包括物理疗法概论、各种电疗法、光疗法(含激光)、超声疗法、磁场疗法、温热疗法、水疗法和生物反馈疗法等。

10.《基础作业学》由陈立嘉主任医师主编,主要介绍现代作业疗法的基本理论、基本技术和基本方法,也是第一部此领域的专著。

11.《临床作业疗法学》由陈小梅主编,国内和日本多位具有丰富作业疗法教学和临床治疗经验的专家共同撰写,涵盖了作业疗法的基本理论、评定和治疗方法等内容,并系统地介绍了脑卒中、脊髓损伤、周围神经损伤、骨科及精神障碍等不同疾患的康复特点和作业治疗方法,内容全面,具有很强的实用性。

12.《日常生活技能与环境改造》由刘璇副主任技师主编,是我国国内有关残疾人日常生活动作训练,以及患者住房和周围环境的无障碍改造的第一部专著。

13.《康复心理学》由贺丹军主任医师主编,从残疾人的角度入手,论述其心理特征及康复治疗手段对康复对象心理的影响,将心理治疗的理论和技术运用于心理康复,是国内第一部康复心理学方面的专著。

14.《假肢与矫形器学》由赵辉三主任医师主编,内容包括:与假肢装配有关的截肢,截肢者康复的新观念、新方法,常用假肢、矫形器及其他残疾人辅具的品种特点、临床应用和装配适合性检验方法。

15.《中国传统康复治疗学》由陈之罡主任医师主编,内容主要包括中国传统医学的基本理论、基本知识,以及在临床中常用且比较成熟的中国传统康复治疗方法。

16.《言语治疗学》由李胜利教授主编,借鉴国际言语康复的现代理论和技术,结合国内言语康复的实践经验编写而成,是国内第一部内容最全面的言语治疗学教材。

17.《物理疗法与作业疗法研究》由刘克敏主任医师主编,是国内第一部指导PT、OT专业人员进行临床研究的教材,侧重于基本概念和实例分析,实用性强。

18.《社区康复学》由付克礼研究员主编,是PT、OT合用的教材,分上、中、下三篇。上篇主要介绍社区康复的最新理论、在社区开展的实践活动和社区康复管理知识;中篇主要介绍社区实用的物理疗法技术和常见病残的物理治疗方法;下篇主要介绍社区实用的作业疗法技术和常见病残的作业治疗方法。

19.《职业关联活动学》由吴葵主编,主要介绍恢复和提高残疾人职业能力的理论和实践方法。

在本套教材的修订编写过程中,各位编写者都本着精益求精、求实创新的原则,力争达到精品教材的水准。但是,由于编写时间有限,加之出自多人之手,难免出现不当之处,欢迎广大读者提出宝贵的意见和建议,以便三版时修订。

本套教材的编写得到日本国际协力事业团(JICA)的大力支持,谨致谢忱。

高等医学院校
康复治疗学专业教材编委会
2011年6月

《物理疗法与作业疗法研究》
再版前言

任何专门学科都必须有它的理论知识体系作为支持。物理疗法学（physical therapy，PT）与作业疗法学（occupational therapy，OT）作为临床专业学科，发展之始，其基础科学和研究方面就非常薄弱，以至于使得很多人认为这个专业没有自己的理论体系，只是借用解剖学、生理学、运动学、心理学和物理学的知识，并把它们拼凑在一起而已。基础理论不严谨成为了物理疗法学与作业疗法学被人指责的"软肋"。然而，当我们认真学习了物理疗法学和作业疗法学专业发展的历史之后，则会发现，尽管它们的理论知识基础是运动科学、病理运动学，以及其他基础学科的集合物，通过系统、科学的研究还是可以建立一个PT、OT疗法学知识体系的。一门学科的发展，离不开科学研究。

从PT、OT疗法学研究的发展历史来看：某些国家注重实用和经验，论文报道也多侧重于临床病例分析，临床实用性强；而一些国家则注重实验研究，将研究对象分成实验组与对照组，用统计学的方法来检验治疗的有效性。我们认为，最好的方法是兼学两者之长，在强调实用的基础上，开展科学的、实验性的研究。

当今，循证医学（evidence-based medicine，EBM）的思维方法和研究越来越受到临床医生的重视，治疗者不能只满足于"采用某疗法→病情好转→本治疗有效"这样的思考模式，更应该掌握以"实证"为基础，采用定量、综合分析、评价临床治疗的研究方法，才能为本学科的发展以及相关的医疗决策提供科学依据。"质的研究"（qualitative paradigms）方法，特别是针对特定残疾人群回归生活和社会的"质的研究"，在国外已开展多年；在国内，近年来"质的研究"理论受到重视，但尚鲜见将其应用于临床康复医学领域的研究，本教材对质的研究理念作了初步介绍。

由于参考资料很少，编写时间较紧，书中难免有不妥之处，望多提宝贵意见，使三版时更臻完善。

刘克敏
2011年9月

目 录

第一章 临床医学科研方法论 ... 1

第一节 绪论 ... 1
一、概述 ... 1
二、临床科研的分类 ... 2
三、临床科研的特点和基本步骤 ... 3
四、临床科研的发展与新技术 ... 4

第二节 临床科研的基本方法 ... 5
一、科研选题 ... 5
二、临床科研设计的基本原则和要领 ... 9
三、临床科研的基本步骤 ... 16

第三节 常用统计学方法 ... 18
一、统计学基本概念 ... 18
二、定量资料的统计分析 ... 21
三、定性资料的统计分析 ... 30
四、直线相关与回归 ... 34

第四节 医学科研论文写作与交流 ... 36
一、医学论文的性质与特征 ... 36
二、医学论文的分类 ... 36
三、医学论文的写作 ... 39
四、医学论文的发表与交流 ... 39

第五节 计算机网络在医学科研中的应用 ... 40
一、Internet网络医学信息资源的检索和利用 ... 40
二、医学数据库的应用 ... 44

第六节 科研基金申请、成果申报与鉴定 ... 46
一、科研基金申请 ... 46
二、成果申报与鉴定 ... 52

第二章 物理疗法研究 ... 55

第一节 物理疗法的发展与科研 ... 55
一、科研在物理疗法学发展中的作用 ... 55
二、物理治疗师从事科研的障碍 ... 58
三、物理疗法研究的发展历史 ... 59

四、物理疗法学的跨学科性 ·· 61
　第二节　科研项目的确立 ··· 61
　　一、文献检索 ··· 61
　　二、题目的确定 ··· 63
　　三、评价选题的标准 ··· 65
　第三节　研究设计概论 ··· 66
　　一、概述 ··· 66
　　二、研究效度 ··· 69
　　三、抽样与分组 ··· 71
　　四、研究的基本流程 ··· 75
　第四节　实验性研究设计 ··· 77
　　一、群组设计 ··· 77
　　二、个体研究设计 ··· 80
　第五节　非实验性研究设计 ··· 82
　　一、临床个案报道 ··· 84
　　二、社会效果研究 ··· 85
　　三、其他研究方法 ··· 87
　第六节　物理疗法学中的统计学 ··· 88
　　一、单因素统计分析 ··· 89
　　二、两因素统计分析 ··· 95
　　三、个体研究的统计分析 ··· 96
　第七节　循证医学方法在 PT 研究中的应用 ······································· 98
　　一、循证医学的基本概念 ··· 98
　　二、循证医学实践的基础 ·· 100
　　三、循证医学实践的方法 ·· 102
　　四、系统评价和 Meta 分析 ·· 103
　　五、实例分析——颈椎病的推拿治疗 ·· 105

第三章　作业疗法研究 ··· 108
　第一节　医学和康复发展简史与作业疗法研究 ···································· 109
　　一、作业疗法研究的目的 ·· 109
　　二、医学与康复研究的历史回顾 ·· 109
　　三、康复研究的发展趋势 ·· 119
　第二节　作业疗法研究课题的确立 ·· 119
　　一、选择课题的一般方法 ·· 119
　　二、查阅与研究内容相关的文献 ·· 123
　　三、选题的评价 ·· 131
　第三节　作业疗法研究的实施 ·· 134
　　一、作业疗法研究设计的一般程序 ·· 134

二、常用研究方法的应用 …………………………………………………………… 142
第四节　作业疗法研究中测试表的应用 ………………………………………………… 149
　　一、概述 …………………………………………………………………………… 149
　　二、如何选择测试方法 …………………………………………………………… 151
　　三、常用测试表 …………………………………………………………………… 153
第五节　质的研究方法在 OT 研究中的应用 …………………………………………… 156
　　一、概述 …………………………………………………………………………… 156
　　二、质的研究的特点 ……………………………………………………………… 156
　　三、质的研究的应用 ……………………………………………………………… 157
　　四、质的研究的实施方法 ………………………………………………………… 157
　　五、实例分析——脊髓损伤后疲劳的控制 ……………………………………… 159

附录一　主要中、日、英文康复医学杂志目录 …………………………………………… 161
附录二　30 名 TKA 术后患者康复训练资料 …………………………………………… 162
附录三　随机数据表 ……………………………………………………………………… 163
附录四　非医疗研究的知情同意书样本 ………………………………………………… 164
附录五　医疗研究的知情同意书样本 …………………………………………………… 165
附录六　作业治疗师誓言 ………………………………………………………………… 166
附录七　与 OT 有关的著名杂志和出版社的网址 ……………………………………… 167
附录八　作业疗法学发展中的重要事件 ………………………………………………… 168

主要参考文献 ……………………………………………………………………………… 171

第一章 临床医学科研方法论

学习目标
1. 掌握临床科研的基本步骤和常用统计学方法。
2. 熟悉科技论文的分类以及医学论著的一般格式与写法。
3. 了解计算机网络在医学科研中的应用以及科研基金的申请、成果申报与鉴定。

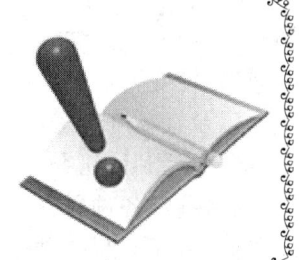

第一节 绪 论

一、概述

科学研究是指在社会实践的基础上,对自然界和社会现象的发展运动规律及本质联系进行研究的行为。临床医学科研是针对临床工作中普遍存在的或亟待解决的问题,在扎实的医学基础知识和实践经验指导下,严格按照科学的方法,通过实验观察和理论思维,发现、创造或发展已有的知识内容和技术。

临床科研的最重要特征是所研究的对象是人的群体。从广义来说,凡与临床医学直接相关的研究工作都属于临床科研的范畴。狭义的临床科研则指发现和验证疾病的病因或危险因素;确定各种临床诊断试验或方法的可靠性和准确性;验证和比较各种治疗措施的效果;分析影响疾病预后的因素;制定各种临床决策;分析医疗成本-效益以及探讨临床研究中的伦理学问题等。

临床科研和临床医疗之间的不同主要体现在以下三个方面:目的性(intent)、创新性(innovation)和计划性(plan)。首先,临床日常治疗工作的目的是治疗个体病人,而研究主要着眼于发展新的知识,参加者可能不会直接受益;其次,简单的报告传统治疗的结果不能称为研究,对治疗的改进或创新才应该被称为研究;再次,说服力强的研究强调对照设计,即保证研究对象的齐同性,而这些在常规临床实践中却很难做到。

概括地讲现代临床科研方法就是设计(design)、测量(measurement)和评价(evaluation),缩写为 DME。研究设计在临床研究中占有极为重要的地位,不仅像灯塔一样起着导航的作用,而且像周密的作战计划那样指导着整个战役的方方面面,是搞好临床科研的保证。临床科研的设计包括选题、病例选择、基线确定、分组方法、干预安排、随访观察、表格和数据分析方法的选择、质量控制等。其中统计学知识运用的好坏是研究设计的质量高低，乃至科研工作成败的关键所在。比如随机对照研究所获得的结论较为可靠，但临床操作起来却很困难。如何按照统计学的原则来设计合理的病例对照研究方案成为科研设计的核心问题。临床科研必须有各种测量以描述研究中的现象、规律、结果等，其中有些指标能通过客观方法或仪器较准确地进行测量，如心率、体重、死亡率等，而有些指标则很难量化，如酸痛、恶心、乏力等主观陈述。在进行临床科研时，最好选用客观、易量化的指标，或应用分级、评分法将主观陈述量化，便于统计处理和描述。实际测量都是在病人或人群中完成的，误差不可避免，如抽样误差、仪器误差等。为了获得较为准确的测量结果，实施严格的质量控制十分必要，其措施包括使测试方法标准化、校正仪器、校验数据等。测量结果的变异一般可分为两类：测量的技术性变异和生物学变异。这里要特别指出如何应用统计学的原则去判断测量指标的类型，以及在后来的资料处理时如何应用适当的统计学知识和方法减少测量误差带来的影响，这些关系到该研究能否得出正确的结论。评价就是指运用科学的手段和公正的态度，从多方面来鉴定各种研究设计、测量和结论等，确定其真实性、可靠性、适应性和可行性。应该指出的是近年兴起的循证医学(evidence - based medicine, EBM)，即以证据为基础的医学成为全面、定量地综合分析和评价临床研究的重要方法，为临床医疗科研和医疗卫生决策提供了可靠的科学依据，对临床医疗实践和医疗卫生决策产生了重大影响。当然，临床科研方法学的内容涉及面广，除了上述 DME 之外，还包括如何阅读临床医学文献、怎样进行临床论文写作、临床医学伦理问题等，这些在以后的章节中会展开论述。

总之，学习和掌握临床科研方法不仅有助于临床医师科研能力的提高，而且也能促进临床诊断和治疗水平的提高。正确地掌握和应用统计学知识在整个临床研究当中是必不可少的，应该得到足够的重视。

二、临床科研的分类

(一) 根据研究内容与目的分类

以下分类在申报科研基金，特别是申请国家、省部级科研基金时经常要求明确填出。国家自然科学基金只资助基础研究。

1. **基础研究** 是以认识自然现象、探索自然规律为目的，不直接考虑应用目标的研究活动，主要是认识疾病现象，提示疾病实质，探求健康与疾病相互转化的机制，增添新的医学科学内容。此类研究的成果主要是新的科学发现，建立与发展某种新的理论，表现形式有科学观察报告、实验报告、学术论文、学术专著等。基础研究一旦有所突破，对广泛的科学领域均会产生重大的影响。

2. **应用基础研究** 是指有广泛应用前景，但以获取新原理、新技术、新方法为主要目的的研究，是介于基础研究与应用研究之间的桥梁，主要是探索疾病病因、发病机制、病理变化和病理转归，为建立有效的临床诊断、治疗、康复、预防方法提供理论依据。成果形式主要是学术论文与专著。

3. **应用研究** 是指为解决某种实际问题或为某种特定的应用目的开展的研究，着重研究如何把科学的理论知识转化为新技术、新方法、新产品。应用研究有较强的保密性，因为其本质特征是技术发明创造，与基础研究、应用基础研究相比较，对科学领域影响有限。此类研究成果的形式主要是某种防病治病的新方法、新技术、新药品、新医疗器械等。

4. 开发研究 是将基础与应用成果扩大到生产中,以对新产品、新器械、新材料、新药品进行工业性生产为目的的研究。临床医学开发主要是对现有临床诊治、预防疾病的技术进行实质性改进提高。

(二)根据设计方法的不同分类

以下分类方法和概念在阅读文献时经常会遇到,掌握这些概念对准确地阅读和获取研究信息十分必要。

1. 根据研究过程的时间顺序分为前瞻性研究(prospective research)和回顾性研究(retrospective research)。前者是一种由因及果、从现在看未来的研究路线,以队列研究为代表,如"运动疗法治疗膝关节骨性关节炎:住院治疗与家庭治疗的对照研究"。后者是一种由果推因、从现在回顾过去的研究路线,以病例对照研究为代表,如"McBride 手术治疗踇外翻疗效分析"。随机对照研究是最有说服力的前瞻性研究,也称实验性研究。

2. 根据研究目的的不同分为描述性研究(descriptive research)和分析性研究(analytic research)。前者主要用于临床现象的描述,是临床科研的初级阶段,如病例报告、病例分析等;后者则可用于分析和推论,有助于病因的研究以及对某一结论的论证,如病例对照研究、回顾性队列研究等。

3. 根据收集资料在时空上方式的不同可分为横断研究(crosssectional research)和纵向研究(longitudinal research)。前者是指在某一时间点上收集一个群体中每个个体资料的方式,如"200 例成年癫痫患者生活质量的研究"。后者是指在一段时期内不同的时间点上连续收集一个群体中每个个体资料的方式,如"对印度农村营养不良儿童青春期身高生长高峰的研究——18 年的随访调查结果"。

4. 根据参与临床研究者对治疗信息的知情程度可分为单盲(single-blind)、双盲(double-blind)和三盲(full-blind)研究。单盲指受试对象不知道治疗的实际内容;双盲指观察者和受试对象双方都不知道治疗的实际内容;如果双盲研究资料的分析与评价者也不知道处理的实际内容,就称为三盲研究。三盲研究的客观性和可靠性最好,但在临床上很难操作。上述三种情况又合称为盲法研究。

三、临床科研的特点和基本步骤

(一)临床科研的特点

临床科研主要着眼于解决临床实际问题,即与疾病的病因、预防、治疗和康复有关的问题,其研究对象是人体及与人体疾病相关的因素,有以下特点:

1. 研究对象的复杂性 生物、心理、社会三者在人类健康与疾病中相互作用、相互影响,使临床科研受到的干扰因素难以控制与预料,因此进行严格的临床随机对照研究非常困难。

2. 与其他科学研究的相关性 临床科研不能完全独立于其他科研之外,临床工作者在掌握本专业固有的临床观察法、实验法的同时还应借鉴和引入相关学科的科研方法,如现场调查研究方法、模糊数学方法等。也应该及时关注新的研究理念与方法,如 20 世纪 80 年代形成的循证医学的概念(evidence-based medicine,EBM)和荟萃分析方法,都对临床研究产生了巨大的影响。将这些新的理论和方法引入临床科研领域对提高临床医疗质量和科研水平具有重大意义。

3. 伦理性 临床研究均以人为对象,不少处置方法和研究手段会不同程度地增加病人的痛苦与负担,涉及研究对象的基本权益。研究者只有严格遵循临床伦理原则,才能把握研究的正确方向,营造协助攻关的环境,减少甚至避免科研中的纠纷。临床伦理学的基本原则有:①有利原则(beneficence),即不对人体构成伤害;②尊重原则(respect),主要指病人的自主权、知情同意权、保密权和隐私权;③公正原则(justice);④互助原则(solidarity)。

4. 建立动物实验模型的必要性　临床科研中许多实验是不允许或不能首先在人体上进行的,只能在动物体进行人体疾病的模拟,建立相应的动物模型,再在模型上开展实验,如致癌研究、新药研究等。

(二)临床科研的基本步骤

1. 发现问题　在实际工作中发现并提出问题可以说是研究的第一步。比如1965年美国学者Urist在研究中发现,把脱钙骨植入肌肉组织内会有新的骨组织形成,进而推想到在脱钙骨中可能含有诱导骨形成的成分。后来,通过一系列的研究发现并证实了骨形态生成蛋白(bone morphogenetic proteins,BMP)的存在。

2. 查阅文献　提出问题后,通过文献检索或会议交流的方式了解国内外对该问题的研究进展,可使自己对此有一个系统、深刻的认识,做到知己知彼。这对于确立一个高水平的科研课题,避免低水平重复十分重要。

3. 确立课题　选题水平可以衡量科研人员的能力。这里除了要考虑选题的价值、新颖性和开拓性之外,还要结合本单位、本地区的实际条件,包括科研工作的人力、财力和技术力量等。也只有把这些因素统筹考虑后,因地制宜、实事求是地制定出来的科研项目才有可行性。

4. 科研设计　科研设计必须以专业理论知识为基础,研究的结果要能解决与回答专业理论问题,这主要体现在建立假说、选定实验因素和观察指标上。比较丰富的统计学知识在科研设计中的应用可以保证观察内容的合理安排和控制,以及数据收集的科学性,并对研究结果进行最有效的整理和统计分析,从而使科研结论公正、客观、科学、合理。通常认为仅在实验数据出来之后才开始运用统计学知识是完全错误的,研究设计一开始就要有统计学依据。从统计学的观点来看实验设计有三个要素、四条基本原则:实验因素、实验单位和实验效应为三个要素;重复、随机、对照、均衡为四条基本原则。这些在以后的相应章节中会详细论述。

5. 科研的实施　指科研活动的正式开展,主要任务是应用科学的方法搜集原始资料。常用的方法有观察法、实验法和调查法三种。这里要强调的是科研工作展开后会遇到许多之前没有预料到的问题,研究负责者的组织和协调能力将成为能否完成研究的重要因素。

6. 科研结果的分析总结　指通过对资料的整理分类和统计学处理之后再运用分析、综合、归纳和抽象概括等方法把感性材料上升为理性概念,最终得出科学的结论,达到获得新知识、发现新事实、阐明新规律、提出新理论、发明新技术的目的。

以上步骤可以归纳为图1-1。

四、临床科研的发展与新技术

新技术的出现推动着临床科研的发展,善于将新技术应用于临床来解决实际问题是临床工作者具有创新能力的重要标志:日本学者应用CT技术观察研究颈椎病,发现了后纵韧带钙化这一病变的存在;MRI技术的出现使膝关节疾病的无创性检查产生了质的飞跃,也为

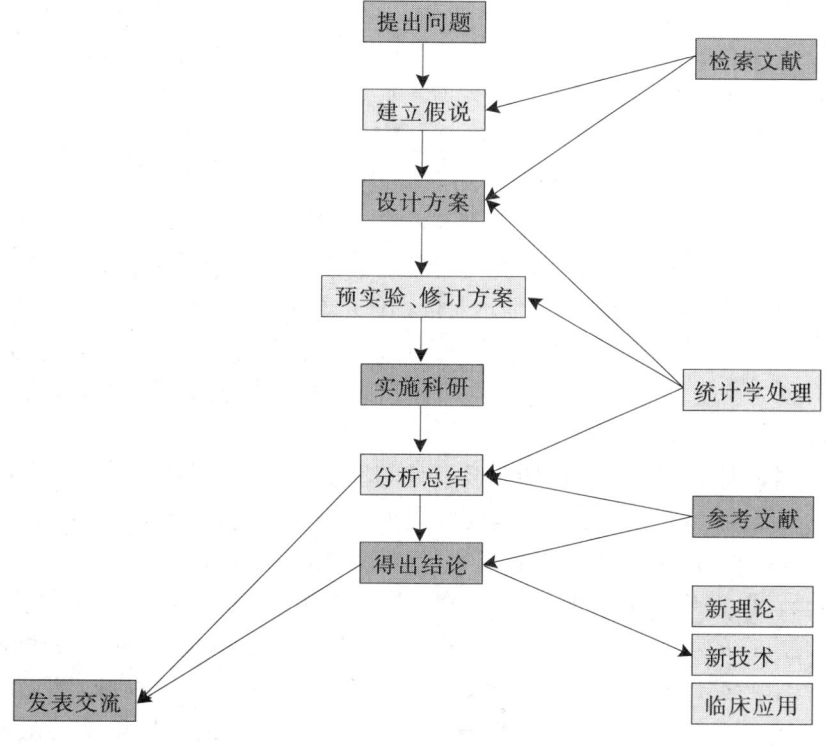

图 1-1　临床科研流程

研究某些病变,如膝关节骨性关节炎的发病机理的临床研究提供了一种切实可行的方法;DNA 重组技术使在基因水平研究和治疗疾病成为可能。类似的例子不胜枚举,临床科研的发展和创新离不开新技术的支持,不失时机地抓住新理念、学习新技术,并将其应用到临床,是临床医生科研创新的一个重要方面。

(刘克敏)

第二节　临床科研的基本方法

一、科研选题

(一)发现研究课题的方法

要开展临床科研,必须能够在临床工作中发现问题、提出问题。如我国著名泌尿外科专家吴阶平院士在早年的临床实践中发现,肾结核的患者往往一侧肾脏积水,因此他提出这样的假说:一侧肾脏为原发性结核病灶,结核菌经患侧输尿管侵犯膀胱或对侧输尿管,形成梗阻,造成对侧肾脏积水,危及患者生命,因而解除输尿管梗阻,就可挽救患者的生命。单侧肾结核对侧肾积水理论的提出及应用拯救了成千上万名肾结核患者的生命,为我们的临床科研树立了典范。又如美国麻醉师发现,当患者吸入从胃反流到喉部的胃液时,就会出现类似哮喘症状的临床现象,于是他们进行了动物实验予以证实,从而提出了哮喘发作因素新学说。日本学者对 28 例严重哮喘患者进行放射学检查也发现,其中 13 例有明显的胃液反流现象,同时合并明显的反流性食管炎,随反流性食管炎的好转,哮喘症状明显减轻,故据此又提出了应用甲氰咪胍、胃舒平睡前服以杜绝部分哮喘发作的新治疗方法。善于发现问题、提出问题,对开展临床科研非常重要,也是科研选题的第一步。当然,并非什么问题都能成为研究课题,研究课题是从众多临床问题中选择出来的。

目前,医学科研工作大致可分为基础医学、临床医学、预防医学三大类。这是由于观察的角度、出发点、研究目的或使用方法不同而形成的。基础医学的研究,多半用的是实验设计,观察对象绝大部分是实验动物及部分来自人体的标本;临床医学用的是临床实验设计,观察对象主要是患者;预防医学以及流行病学研究,多半用现场设计(包括现场实验和现场调查),观察对象往往是人群及其环境。科研课题的选择要根据不同的学科进行。医学科学研究中的选题常用方法有以下几种:

1. 某一学科或某一领域的发展历史及所处的发展阶段,根据其不同特点,发现不同性质的课题　如学科诞生阶段选题的核心是要紧紧抓住苗头;学科发展阶段研究工作的主要特点是以实验研究为主,选题的重点应放在实验研究方面,通过实验室研究,从不同角度揭露事物内部的矛盾,探索其可能存在的规律;在学科的成熟阶段,事物的矛盾和规律已基本被揭露出来,研究工作的重点将由实验转向理论,这个阶段的选题,重点应放在理论方面,在这一阶段不失时机地选好理论性研究课题极为重要;在学科相对饱和阶段,人们已掌握了比较丰富的知识,学科体系已基本建立,如何更好地利用这些知识,使其物化显得尤为重要,此阶段的选题应把重点放在应用研究上。当然,临床医学科学的发展是不平衡的,不同的学科领域,所处的阶段亦不相同,同一学科领域内其发展阶段也是随着研究工作的不断深入而不断发生变化的,因此学科阶段的划分是相对的、变化的。

2. 从不同学科的结合部、不同学科的交叉点发现课题　在各学科领域都不断向各自尖端发展的时代,学科与学科之间的空隙也越来越明显,恰恰在这些空隙之间隐藏着许多有重大意义的课题,这是已被历史证实了的事实。医学中流体力学与下尿路生理和病理生理的结合就产生了尿流动力学。理、工、医结合的发展道路是对交叉点选择法的具体应用,是一条快速发展医学科学技术的最佳途径,如激光、超声、外科腔内技术的结合,以小的创伤为患者解除了疾病,使微创外科在泌尿外科得以发展。

3. 将一门或几门学科的研究经验、方法、理论、思想等引入另一门学科,以另一种目光看问题,从而发现新的课题　20 世纪以来,这种方法在选题中得到了越来越普遍的应用。例如利用物理学的思想、理论、方法去研究生物学,去选择生物学的研究课题,从而产生了生物物理学;利用化学的思想、理论、方法去选择生物学的研究课题,从而产生了生物化学;利用核科学的思想、理论、方法去选择医学的研究课题,从而产生了核医学等等。

4. 及时抓住偶然发现、特异现象、思想上爆发的火花,引导人们发现有价值的课题　这是建立在观察能力基础上的一种方法。在临床科研中,观察是一种有目的、有计划的感知过程。敏锐的观察力会使人从直观材料中获得较多的知识,发现更多的问题和值得追踪的线索,是建立和验证科学假设的智力基础。科学研究中的偶然性一般有两种:一是纯属偶然意外事件的启示,使人茅塞顿开,找到了正在寻求的目标;另一种是所谓的"歪打正着",即在原有的科学研究中,意外发现了不是正在寻求的东西,而这个意外发现却引出了比原有课题更有价值的课题。如美国学者在研究骶神经电刺激治疗脊髓损伤患者排尿障碍的过程中发现,该方法对截瘫患者效果有限,反而在一些非神经源性排尿障碍的患者中有效,因此获得了一个意外的、很好的适应证;再如众所周知的伟哥也是在治疗高血压时发现了其具有治疗男性阳萎的功能。在科学研究过程中,机遇是经常出现的,但能够真正捕捉到机遇,却不是每个人都能做到的,这就要求科技人员具有丰富的知识、灵活运用知识的技巧、敏锐的观察能力和勇于创新的精神。"机遇只偏爱那些有准备的头脑"。

5. **从科学技术发展的主流中同步发现课题** 在一些"带头学科"、"新兴学科"、"前沿课题"中选题。如免疫学、神经科学、分子生物学等特别前沿性课题,某些疾病的基因治疗、肿瘤细胞的生物信号传导等,是目前同步选题的焦点。

6. **把思考、解决某一问题的经验拿去思考、解决另一问题** 这也是在临床科研中发现课题的常用方法之一。

7. **从各种需要中发现课题** 虽带有强烈的市场色彩,但对应用性较强的课题的选择很有价值。

(二)科研选题的技巧

1. **从临床实践中选题** 临床实践是医学知识与医疗技术不断丰富、发展的基础,也是临床医学产生和发展的基本源泉和动力。在临床实践中,人们会发现各种各样的问题,有一些迫切需要去探索和研究,以寻求正确的解决办法,所以临床科研工作者可从临床实践的需要中去发现问题和选定课题。

2. **结合个人兴趣,紧扣自己的研究方向选题** 临床医学范围很广,一位医学工作者一般只从事其中某一专业的工作,而在自己从事的这一专业中,又常常形成最感兴趣、最钟爱的某一方面,亦即形成某一专长。如从事泌尿外科学的人,有的对腹腔镜应用于泌尿外科兴趣浓厚,有的对神经泌尿学特别钟爱,有的则对男科学或肾移植感兴趣。由于平时的学习和工作积累,加上在理论知识、临床技能方面有较好的基础,并占有丰富的相关资料,熟悉或了解某一领域的研究进展和发展趋势,从中发现与选择研究课题,就会有一定的意义与深度。

3. **从学术交流与争鸣中选题** 学术交流是人们把自己对某学术问题的研究,包括研究方法、结果与存在的问题向同行介绍,互相取长补短。学术争鸣则是研究人员从不同角度根据自身研究体会与结果对某学术问题看法的争辩。学术交流与争鸣对选择研究课题有重要作用,研究人员可根据交流中提出的问题或争鸣中谈及的某些事实与理由,抓住问题,发现问题,并从中选定自己的科研题目。许多科学家的研究多是从有争议的问题开始的,经常参加学术会议与讨论,聆听各方面的意见与学术观点,对课题的选择非常有益。

4. **从文献中选题** 一些科研工作者在研究过程中发现的问题,限于科学技术水平、理论知识、所处环境、研究条件或专业结构知识,而无法当时解决,于是就记载在其论文或专著中公之于众,以供后人参考和研究。也有的通过研究提出了关于某现象的各种假说,并记载下来以求他人继续研究证明。研究者根据自身研究的主攻方向和研究基础,从文献记载中选择课题,是很好的途径,这类课题常有一定的研究水平和价值。

5. **从项目指南中选题** 项目指南是科学基金为课题申请资助限定范围,以便更好地引导科研选题,把有限的基金用到迫切需要解决的重大问题的研究上。项目指南常是众多科技工作者包括科技管理者通过反复研究论证,结合科学研究发展趋势和生产实践中出现的问题最终制定的。研究人员可以从科学基金会颁布的项目指南中,选择适合于研究的课题进行研究论证。由于项目指南上所列内容主要是起到引导限定范围的作用,其列出的项目与课题常比较宏观和笼统，据此选择课题时还应进一步缩小研究范围，并将其具体化。

6. 从学科交叉点或新兴学科中选题　随着科学技术的飞速发展，学科分支越来越多，这是学科高度分化、综合与交叉的结果。这些新学科，由于兴起时间不长，有着大量待研究的问题，从中选择适宜的课题也有较大的价值。一些学科交叉点也蕴藏着大量的研究课题可供选择，比如寻找性病病因与发病机制就应从医学、社会科学、心理行为科学着手。

7. 运用借鉴移植的方法选题　借鉴与移植是科学研究的重要方法，该方法主要是借鉴应用于某学科的先进技术方法，有效地移植到另一学科。借鉴移植方法的可应用性，主要在于各学科之间相互渗透与交叉日益明显，特别是相关学科专业之间新的成果、新的思路与方法、新的技术的移植应用，已成为科研选题的重要方式。打破学科专业限制，冲破固有观念，开阔选题视野，往往能创新成就。

8. 从研究中出现的特殊现象再确定新课题　科研工作者几乎都有体会，在研究过程中，常常有一些预想不到的新现象、怪现象出现，有的值得深思与探索，从而能确定新的研究课题。据此选题时，首先应对出现那些现象的可能原因予以初探，并应重复现象，最后才能作为选题，深入研究。

9. 对偶然的灵感追寻探究以选题　对偶然的灵感追寻探究，有时有很好的收获，可以解决一些难以解决的问题。

（三）选题的基本程序

临床科研从发现问题到确定选题有一个过程，经不断总结，已发现这个过程有相对固定内容和谁先谁后的进行次序，此即临床科研选题的程序。选题过程的长短，选题的正确与否等，均与选题程序密切相关。因此，了解并掌握选题程序是科研人员必不可少的知识。

1. 初始念头与联想　选定一个课题并非是心血来潮或随心所欲，而是思考、酝酿的结果。科研总是从对某现象产生好奇、疑问中出现萌芽的。人们在实际工作生活中遇到一些问题或现象，对有准备的头脑来说，必然会引发一些念头。经过其已有知识的联想加工，就会产生思维的飞跃，形成要追根刨底的想法，由此而有意识地进行下一步的主动活动。初始念头可以产生在任何场景、任何时间、任何活动中，临床科研选题中的初始念头则往往产生在临床实际工作中，多在诊治病人、查阅文献、学术交流、与人争论中产生。一旦产生意念，最好的办法是即刻记下来，因为从人的思维特点来看，有的念头、想法一闪即逝，如不随时记录，就有可能丧失选择一个好课题的机会。产生了初始念头后，要努力联想，深入思考，不断强化，以发现这个念头是否值得进一步探索。

2. 查阅文献与建立假说　初始念头的形成，只是选题开始的第一步。由于初始念头仅仅是通过对临床发现的问题进行思维的初步加工，因此初始念头的正确性如何，其中所含内容是否已有人研究过等，还需进一步得到解答。通常的办法是查阅文献，以便从已有资料中判断初始念头的价值、水平与创新性。科学问题的研究常常需要较长时间，由许多人共同连续研究完成，文献资料中对此常有记载，从中可以发现问题的现状与历史，既往研究中采取的方法与思路，已有哪些问题得到解决，解决的程度如何，这对自己的初始念头向科研课题的转变会有启发与借鉴作用。即便文献资料中没有记载自己初始念头的问题，也可从类似问题的研究报告中了解该念头，进一步作为课题研究时要注意的问题。若文献资料中已详细记载了与该念头相关的内容，就应考虑放弃，如果将别人早已做过的内容再当成科研课题来做，那么至多只能算重复了一次业已存在的实验。除非怀疑该结论，企图通过实验得出相反的结果来推翻别人的结论,否则就是徒劳的。

文献查阅及理论思维,可使初始念头成为科学假说。科学假说的正确与否,决定着科研工作的成败。假说是根据已知科学事实与结论对未知事物规律所做的一种假定性猜测。假说只是对所提出问题的一种初步分析和综合,它和已被证明了的科学理论不同,它本身是科学性和推测性的统一,其内容能否正确地反映客观事实和规律,必须通过实践去证明。

3. 选择研究方法与预试　有的假说由于条件的限制而暂时难以开展研究;有的假说由于提出者的素质和所在环境因素无法去实践、去证实,这种情况,古今有之。因此,提出假说并要使之成为可开展的研究课题,接下来就要选择适宜的证实假说的方法或手段。这些方法与手段重在能研究证实假说内容,而不在于其是否属高、精、尖,应当实事求是,应选择科学、合理、行之有效的方法或手段。选定课题前最好先做些预试验,以观察该课题有没有成功的希望或苗头,选择的研究方法或手段是否可行,具体研究过程中还可能出现哪些问题等等。预试验有投石问路的性质,通常采用小样本开展部分相对重要的内容进行预试,不仅少消耗人力、财力,也有利于熟悉、调整所需用仪器设备的操作方法与性能,对最终选定题目、顺利开展科研有重要作用。

4. 确定课题与构思题目　通过建立假说、选择研究方法、开展预试验等过程,发现科学假说有研究的可能性后,就可以将课题确定下来,并构思能反映所选课题的题目。题目就是应用简洁明了的文字去高度概括所选课题。题目将反映出研究者对课题研究目的、内容、方法是否有清晰、全面的认识。从文字角度论,一项科研课题的题目总字数(包括标点符号)一般不超过25个字,有的可以有副标题。题目的文字结构一般要求有:①表达专业内容的限制性术语。如以研究病变来讲:研究病因的应有暴露因素和病名;研究发病机制的应包括研究的疾病名称和某方面机制;研究诊断的应包括研究的疾病名称和诊断方法;研究方法学的应包括疾病名称与治疗方法。②表达研究目的的文字。③表达研究手段、方法的文字。④一般用动名词结尾,以表达课题的性质、特点。从内容表达来讲,题目不能过大。如以"泌尿系肿瘤的临床研究"作为课题名称,就不够准确。该题目未能表达研究者是要研究泌尿系肿瘤的诊断、治疗还是预后;而且,泌尿系肿瘤有多种,是研究全部泌尿系肿瘤,还是仅研究其中的一种,此题目并未准确表达,显然是由于过大,给人以宽泛不实的感觉。

二、临床科研设计的基本原则和要领

医学是研究人体正常结构功能及其疾病的科学,属生命科学范畴。医学科研的任务是为了揭示人体生命的本质、认识健康与疾病相互转化的规律,并据此达到救死扶伤、提高国民健康水平的目的。因此,它既有一般科研的共同特点和要求,更有其本学科独具的特点与要求。

临床医学研究是以人为研究对象,即使有些研究可借助于动物模型来进行,但这些从动物实验中所得到的结果,最终必不可少地要经过人体试验后,其理论假设才能够得到肯定。临床医学研究最基本的出发点,在于阐明疾病的病因、诊断、治疗、预防、自然病程及其预后等方面的重要问题,从而认识疾病的本质,并进行有效的防治,达到保障人类健康和促进社会进步的目的。因此,临床科研具有以下共同特点。

1. 临床研究涉及到医德与伦理问题　一切研究都必须在保证不危害受试者的生命与健康并符合伦理准则的前提下才能进行。例如,对病因及有关致病因素的研究,就不允许用有可能致病或使病情加重的因素进行临床试验;对一些疗效尚不确切或可能引起严重毒副作用的因素,绝不可用人进行临床试验。也就是说,有许多研究因医学伦理问题,不允许用人来做试验研究,因而只能用论证强度较低的观察或调查分析的方法来进行研究。

2. 个体差异大、试验条件不易控制　人是最复杂的生命体,人体的生命现象是最高级的物质运动形式,不但有生理、病理活动,还有心理活动;不但有生物活动,还有社会活动。人体之间的个体差异十分显著,试验条件难以标准化是其一大特点,这既不同于一般生物实验,更不同于理化实验。

3. 临床研究的内容广泛,涉及的学科众多　由于疾病发生的模式已从生物医学向生物-心理-社会医学模式转变,因此,临床研究的范围涉及病理学、病理生理学、药学、流行病学、心理学、社会学、卫生经济学、统计学等。临床科研方法主要是运用流行病学和统计学的原理及方法解决临床实践中遇到的疾病病因、诊治、预防等问题。以下就一些临床研究的共性问题,即影响研究结果的科学性、准确性、可信性及实用性等方面的问题作一概述。

(一)临床研究的基本原则

1. 对比研究的原则　临床研究因个体差异大、影响因素多、试验条件难以标准化,如果没有严格的对照,许多问题就很难得到肯定的结论,所以临床研究必须按照对比研究的原则。常用的对照类型有以下几种。

(1)安慰剂(placebo)或空白(blank)对照:安慰剂是指用一种对自然病程不产生任何影响的制剂作为对照。常用者有淀粉、乳糖等,制成与试验组外形完全一样、气味相同的剂型,以便于盲法的实施。空白是指对照组不施加任何处理。临床研究多采用安慰剂对照,空白对照多用于动物实验。二者共同的特点是保证对照组能够保持其固有的自然特征,可清楚地看出处理因素的作用。即凡能改变自然过程者,均可认为是有作用者,是一种论证强度很高的对照方法。如某研究使用万艾可治疗阳痿,以淀粉为安慰剂作为对照,安慰剂做成与万艾可外形完全一致的蓝色小药片。淀粉不会影响勃起的自然过程,外观完全一致又便于盲法的实施,因而此种对照方法论证强度很高。由于是用人来做试验,所以安慰剂的使用应严格掌握适应证,只适用于以下情况:①自然病程复杂多样,不治疗对预后无明显影响;②有明显自愈趋势的疾病;③所研究的疾病是目前尚无特效治疗的疾病。

(2)标准(standard)对照:所谓标准是指用已经被确定为有效的处理方法,对病症进行处理。如应用抗生素去杀死病原菌,因其既能得到肯定的结果,又符合医学伦理学要求,是一种很好的标准对照。标准对照是目前治疗研究中最常用的对照方法。基础医学的研究中常采用此种对照类型。

(3)实验(experimental)对照:指在实验组与对照组之间,除所研究的实验因素之外,其他伴随的因素均相同(非处理因素的齐同性或叫可比性)。如用小鼠做骶神经电刺激实验,实验组留置电极做电刺激,而对照组则仅留置电极而不做电刺激,以排除手术过程其他因素对结果的影响。实验对照很少能用人来做研究,大多是在动物实验时采用。

(4)相互(mutual)对照:指实验组与对照组同时予以两种不同的药物处理,也可以是同一种药物两种不同剂量或不同给药途径之间的相互比较,可用于比较两种实验措施的差异。

(5)其他对照:对照的种类还有多种如自身前后左右对照、历史对照或潜在对照等等。

2. 伦理学与医德的原则　医学研究是以人为研究对象,因涉及公民的人身权利及社会伦理问题,所以要求一切试验措施均需要得到受试者的同意后才能试用。第48届世界医学大会所修订的《赫尔辛基宣言》就明确指出:任何临床研究均必须遵循《赫尔辛基宣言》的原则,即尊重受试者的知情权,一切研究均必须签署知情同意书。原则上讲是不允许用人来做试验研究,而只能用观察或分析的设计方案进行研究。如吸烟与肺癌的结果关系研究,就不可能人为地规定一组人吸烟、一组人不吸烟,前瞻性观察若干年,比较二组肺癌的发病率以证实吸烟与肺癌的联系,而只能用病例对照或队列研究等论证强度较低的设计方案来进行。防治方法的研究也必须先对该种治疗药物的药理、毒理、免疫作用有比较全面的了解,才能进行临床试验。

3. 均衡的原则　为了保证对比研究所得的结果准确、可靠,除要选择合适的、论证强度较高的对照外,非常重要的是对比组之间的可比性问题。所谓可比性就是试验组与对照组之间比较的背景相同或近似的程度。必须是两组差异无显著性,即在均衡性良好的情况下才能排除其他伴随因素的混杂,保证对比结果的准确与可靠,所谓齐同对比就是这个意思。

理论上讲,任何研究的效应(effect,E)都必须是该研究的处理因素(treatment,T)的处理结果,即 $T = E$,才有实际价值,但以人为对象的研究,很难达到这个要求,不可避免地会受到同时伴随的其他非处理因素(S)的影响,而使结果发生偏倚,变为下列模式:

$$T + S = E + S$$

如果两种处理因素(T_1, T_2)或研究因素(T)与安慰剂(O)的对比,则模式是:

$$T_1(T) + S_1 = E_1 + S_1$$
$$T_2(O) + S_2 = E_2 + S_2$$

由于个体差异的客观存在,研究中无法完全避免。即使是动物实验可以用纯种纯系动物来进行,以减少因动物种系间的差异造成的偏差,但其效果也不是绝对的。以人为对象更无法用此种方法进行研究。因而,非处理因素的影响是难以完全避免的,只能用两组非处理因素分配均等($S_1 = S_2$)的方法来抵消其影响。齐同对比是保证结果准确可靠的非常重要的原则。达到均衡性良好的方法有以下几种。

(1)配对　以已知的对结果可能产生影响的非处理因素为配对条件,选择与试验背景条件相同者为对照同时进入研究,即称为配对研究。本法适用于病例-对照设计方案的研究。多以病例组为准,再从对照组中找出合适的对象进行比较分析。配对背景条件常用的是包括年龄、性别、所在地、职业、文化水平、经济收入等一般情况,及同种疾病手术、病情、病程等疾病情况均相似者。需注意,凡对结果有影响的非处理因素都不能漏掉。同时也必须注意防止要求过严,以免因过严而给选择对象造成困难。所研究的处理因素绝不能列入配对条件,如果两组之间处理因素的构成无显著差异,则此种处理因素的实际意义将被掩盖,即为配对过度。因此,必须充分利用专业知识,选择好配对条件,以利工作的顺利进行。诊断性试验研究中一份标本同时用两种方法进行检测,是配对处理的另一种方式。前瞻性研究中的自身前后(左右)对照试验、交叉试验,也是配对的一种形式,可比性均较好。但以人为对象的研究,尤其是用病人来做前瞻性研究时,难以遇到两个条件相似的病人同时入院接受研究,因而限制了配对设计的实施。

(2)分层　配对比较是在单个病人中按一定的条件进行配比,分层则是先按对结果会有影响的因素进行分层,将一些条件近似的人群归入一层,再在此层中进行分组接受不同的处理,以求有较强的可比性。如按年龄分层,则老年人与老年人比,中青年与中青年比,儿童与儿童比,分别观察其结果,以防止年龄对结果造成的影响。其注意点与配对相同,关键是找准分层条件。分层的要求按研究所要达到的目的进行,不宜过细,以免实施困难。目前也有人主张研究实施过程不分层,而在分析结果时进行分层分析,以排除混杂与交互作用对结果的影响。

(3) 随机化　随机化是指抽样调查或分组时,样本来自同一总体,按机会均等的原则而抽样或分组的方法。随机化分组或抽样是保证组间均衡的比较简便的方法。

4. 可重复的原则　随机化分组与抽样可较好地达到"齐同对比"的目的,以消除非处理因素所造成的偏差。但这不是绝对的,因为齐同对比所能抵消的只是混杂、交互作用与一部分偏倚所造成的误差,并不能消除机遇所造成的误差。理论上讲只要是抽样研究,就一定会有因抽样误差造成的机遇存在,机遇只能缩小而不能完全消除。临床医师及基础研究人员在进行医学研究的过程中,常会遇到一些意想不到的成功与失败。一些成功是基于偶然的发现,但很多的偶然发现常是机遇的偶然结果,经不起实践的考验而被自然淘汰。一般地说,重复的次数越多,即样本数越大,越能反映机遇变异的客观真实情况。但这并不能说样本越大越好,因样本越大,试验条件越难控制,并且对每一个具体受试对象的观察就不可能做得很细。另一方面样本越大,参加研究工作的人数也必须增多,彼此之间在操作、观察、评价等方面都很难做到完全一致,又反而会带来许多误差。从经济上讲,样本越大,经费也一定会越多。

(二) 科研设计的要领

不同研究类型设计有不同的特点,但都应遵循一些共同原则。

1. 研究对象的选择必须符合研究目的　基础医学多以动物模型进行研究,取得一定的结果后,在医学伦理学许可的前提下可进行人体的验证。临床医学中的治疗研究多以病人为研究对象,观察治疗的效果。诊断性研究多在基础医学研究的基础上,用一定数量的确诊为某病的病人与健康人或与该病无关的其他病种的病人为对象进行对比,以了解其敏感度、特异度、假阳性率、假阴性率等,为过渡到临床使用阶段提供必要的资料。病因与致病危险因素的研究则多以健康人为研究对象,观察其在接受致病因素的暴露后发病的情况。预防医学的研究则多以易感人群为研究对象,观察其对接受了致病因素的攻击后的预防效果。不同领域的研究对象不一,但共同的要领有:

(1) 诊断要有确实的根据:无论是试验组或对照组,诊断都必须确凿无疑。一个新的诊断方法进行临床验证时,除要包括确诊为某病的病人外,还要有健康人或与该病无关的其他病种的病人两部分人群。这就要求,病例组必须确诊患有所研究的疾病;对照组同样必须肯定未患有该种疾病,包括必须排除患有该种疾病的隐性或亚临床症状的病例。前者比较容易确定,而后者对有些疾病则十分困难。诊断的重要性不言而喻,因此要求诊断必须有金标准(gold standard),即确凿无疑的根据,这是进行研究时十分重要的前提。一般来说,肿瘤及其他便于采集到组织(细胞)标本者要以病理检查为金标准;手术治疗的疾病要求以手术所见与病理检查为准;感染性疾病要求以临床表现加病原学、血清学检查综合判断,单凭临床表现不能认为是金标准。例如:腹泻、脓血便的病原体仅细菌就足有二十多种,还有病毒、寄生虫也可引起腹泻,甚至肠癌、过敏性结肠炎等非感染性疾病也都会有腹泻、脓血便的表现。另一方面单凭病原学检查,又因有带菌者的问题,故不能单凭粪便培养有真菌就诊断真菌性肠炎。至于血清学检查尤其是特异性抗体的检查,必须区别是既往感染还是现在感染的问题。因此,感染性疾病必须将临床表现与病原(血清)学检查相结合,进行综合分析才是金标准。有些病程较长、发展缓慢的疾病可根据随访观察,从整个病程的发展特点进行诊断,对于既无组织学病变,又无特殊检查可以诊断的功能性、心理性疾病,只能根据症状进行诊断,应以权威性的教科书或全国性会议的协定标准进行诊断,也可认为是金标准。

(2)要有明确的纳入标准与排除标准:医学研究因个体差异大,研究条件难以进行严格的控制,因而容易受与研究因素伴随存在的其他非处理因素的干扰,而使结果发生变化,甚至可以会有很大的误差。为了保证结果的准确,多将有并发症、病情复杂、病情特重或特轻者作为排除标准,将固定的性别、年龄范围、病程、病型、病情作为纳入标准。

(3)受试对象的代表性:临床医学科研多用抽样调查,即使是人群调查,也不过是在抽中的小单位中采用普查,对该单位而言是总体,但就更大人群来说仍然是抽样调查。因此就有抽样调查的结果能否代表总体实际情况的问题,也就是代表性问题。现状调查尤其需强调人群的代表性,按要求这类研究必须要在不同的年龄、性别、职业、经济状况、文化程度等人群中分别抽取一定的人数参加,如调查范围较大,还应在不同地域抽取一定人数参加,一定要是自然人群,而不应用病人集中的医院做此类型的研究。诊断、治疗、预后等研究也存在代表性的问题。如果研究对象病情较重,会出现诊断指标的结果偏高或偏低,治疗效果偏低,预后较差的问题;如果病情较轻则会得到相反的结果。因此,受试对象也要有代表性,各种情况的病人都应有一定的数量参加研究。

2. 确定合适的、可比性良好的对照　　诊断性研究大多为一些理化指标或生化、微生物、免疫学等技术用于临床诊断的指标,即使是一些症状或体征指标,也不过是通过问病史与体格检查而进行诊断,不会给病人造成危害,也就不涉及医德问题,同基础研究一样在过渡到临床实际使用时,要求以确诊有病与确定无病的两组进行比较。

防治研究的对照问题,争论的焦点是可否采用安慰剂的问题。反对者的理由是安慰剂实际是假药,用假药给人防病治病,是不道德且违法的。同意者的理由是安慰剂的使用有严格的适应证,其目的是获得准确的试验效应的信息,而不能理解为欺骗病人,如能严格掌握安慰剂的3条适应证,就不能认为是违反医德。后一种意见正越来越多地被研究人员所接受。凡已知有较肯定的防治方法的防治研究则应采用此种已知的比较肯定的方法为对照,即用标准对照,而不允许用安慰剂对照。不过标准对照也可制成与试验措施同样的外形,以便于盲法的实施。标准对照在目前的防治研究中比较常用,但如果作为比较的对照组本身的效果就不能肯定,用其作为对照,也就不容易得到明确的结论,因而论证强度很低。对于一些自然史了解得比较清楚的疾病,一些尚无特效治疗的、公认其病死率极高的病种,这些研究可以采用历史对照,即与文献或经验相比较,凡能明显改善其自然史的处理方法,都提示为有效。一些尚未有成功先例的手术或其他严重疾病也可以从历史对比中确定效果。但这种情况有很多是偶然的巧遇,并不一定有普遍的意义,故一般只能提示其有效而不能肯定其确实有效,要肯定其效果还需用论证强度较高的对照进一步验证。病因研究因医学伦理问题不允许用人来做试验,其问题不在于用什么对照,而是采用什么样的设计方案及能否将致病因子用于人体的问题。

3. 尽可能采用随机的方法抽样与分组　　采用随机的方法抽样与分组可以保证所抽样本有较好的代表性,与分组比较时有较好的可比性。随机化方法以分层随机的可比性最好,其次为简单完全随机与配对随机,半随机方法因易被破译而失去随机性,最好同时采用双盲法,以利于保密,防止其被破译。如用社会自然人群进行大样本的调查,采用上述方法难以实行,一般多采用整群随机或多级随机,虽论证强度较低但可行性较好。

4. 选定论证强度高且切实可行的设计方案

(1)实验性研究与分析性研究的选择:实验性研究是医学研究设计方案中论证强度最高的一种。从理论上讲,一切医学研究都必须经过人体的试验研究验证才能得出确实的结论,也就是说一切医学研究都必须用人作为试验对象进行研究才能最后下结论。在治疗研究中,进行充分的药理、毒理试验后,估计可以有治疗效果而无严重的毒副作用,才能逐步过渡到临床研究,进行临床验证。完全可以用实验研究的设计方案进行研究,而且以随机双盲对照实验设计为首选。慢性病的对症治疗可以采用自身前后对照或交叉对照实验设计;皮肤病损及左右双侧分布的器官的病损可用自身左右对照。预防性研究也以随机双盲对照法为首选。预后因素研究凡可以人为控制的预后因素均应采用随机对照实验的设计方案,例如第二、第三级预防中的防治措施,完全可以用实验研究的方法。但对一些人体固有特点,如遗传、机体素质及年龄、性别等因素,皆为客观存在而无法人为控制,就只能采用队列或病例对照设计方案来进行研究。一些对人体有害的预后因素也不允许用实验性研究法来进行研究。病因研究一般不宜采取实验性研究的设计方案,而多采用分析性研究或叙述性研究的设计方案进行调查研究。病因研究中的危险因素如果有某种干预方法可以阻断其致病作用,则可用这种防治措施进行干预性试验治疗,从干预效果来间接证实其病因的因果联系。干预性试验治疗实际上也就是一种防治研究,因而也可以采用实验性研究方案。

(2)前瞻性研究与回顾性设计方案的选择:前瞻性研究(以队列研究为代表)是一种由因及果,从现在看未来的研究路线。回顾性研究(以病例对照为例)则是一种由果推因,从现在回顾过去的研究路线(见图1-2)。

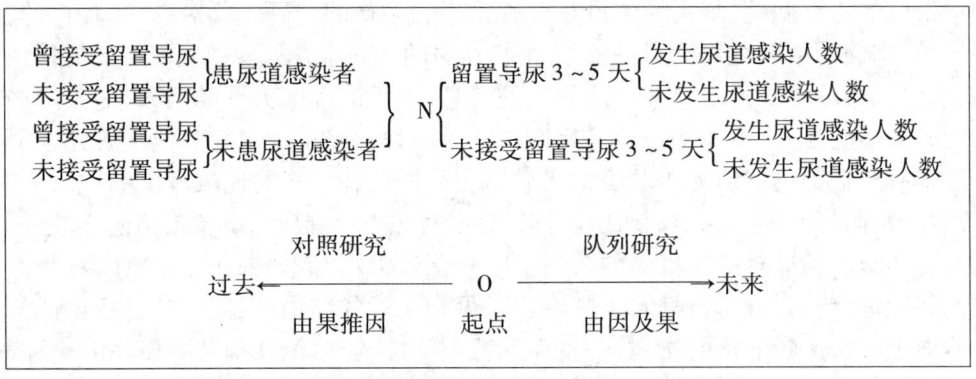

图 1-2 模拟的病例对照与队列研究实例

图1-2是模拟的病例对照与队列研究的实例图解,均为研究留置导尿与尿道感染的病因联系。队列研究是从未患尿道感染的病例开始研究,按是否接受留置导尿分组,经过前瞻性随访,比较两组的尿道感染率,以分析留置导尿与尿道感染的因果联系。病例对照研究是从已患尿道感染的病人进行研究,以未患尿道感染者为对照,分别调查两组病例7天内有无留置导尿史,比较两组留置导尿时这一危险因素的暴露率,以分析两者的因果联系。

前瞻性的队列研究,整个研究过程是从无病开始,到研究结束,全是在研究人员直接观察下进行的,观察比较细致准确,不存在回忆性偏倚,因而结果比较可靠,论证强度较高。但缺点为此种设计方案研究周期长,需要样本量大,所花研究经费多,而且一次队列研究的暴露因素只能有少数几个。因此,对某些发生强度低(发病率低)、潜伏期长、致病因素尚不清楚者就不宜采用队列研究的设计方案。

病例对照研究是在事件结果已经明确后,回顾既往的暴露史,因而属回顾性研究的路线。既然是回顾性,回忆性偏倚就难以避免,所研究的因素也很难标准化,因此可靠性差,论证强度低。但本设计方案也有其独特的优点,例如关于雌性激素因果联系的研究,因阴道腺癌是一种发病率很低的疾病,潜伏期长达15~22年以上,加之医学伦理的问题,不可能用人对此问题进行实验研究,也难以进行队列研究,只能用病例对照研究的设计方案进行。尤其在对某种疾病的病因尚无明确的方向,也就是无法进行前瞻性研究时,本设计方案就有其有利的一面。本设计方案是从宏观上进行病因研究的最常用、也是最可行的设计方案,但因其论证强度较低,如有可能还需要用队列研究或实验研究的设计方案进行验证。因此,本设计方案可作为前瞻性研究的预试验,在病因研究中十分常用。

(3)叙述性研究的选择　叙述性研究是一种没有对照或仅有历史潜在对照的设计方案,如基础医学研究形态或功能的描述;临床医学的病例报告、临床分析、未设对照组的治疗、诊断总结报告及预防医学中的暴发(流行)调查、疾病自然史的描述等均属此类型。它既可以从原因看结果,如从治疗看疗效,也可从结果找原因,即为前瞻与回顾均可进行的研究设计方案。总的说来,叙述性研究设计方案适用性广,许多研究的起步阶段常以此为起点,在对此问题有了一定认识后,再逐步采用论证强度较高的设计方案进行深层次的研究。对于一些自然病史已了解得比较清楚者,也用此设计方案进行研究。凡能明显改善其自然病程者就可认为有效,即历史对照。在对许多病因已知的疾病的暴发(流行)调查中,只要证据确凿也可得出明确结论。但对一些原因不明或比较复杂的问题,为排除偶然机遇造成的假象,常需在叙述性研究的基础上进一步深入的研究。

有人主张的横断面研究设计方案也属叙述性研究的一种,它既非前瞻也非回顾,只对调查当时情况进行描述,适应范围广泛,除用作疾病现况调查外,还可用作带菌率调查、生理健康状况调查与各种正常值调查,即常用于各种情况的本底状态调查。纵向连续性调查,可用于了解某一事件的动态变化,对了解防治方法的效果有帮助,但若病程较短,在发病后不久即可痊愈或死亡者,如不是流行时期,常容易漏诊。从理论上讲,纵向连续调查要求每次调查的间隔期不超过该种疾病的常见病程,这对病程较短的病种就需要在较短的时间内多次重复,工作量必然很大,难以实施;特别是如果人群活动性大,每次检查结果就可能有较大的误差。上述情况就不如用调查发病率的方法来研究更为适宜。

5. 实验处理因素要明确、注意标准与量化　防治研究中的防治措施即实验因素,一般来说可受研究者控制。但是,有些防治论著是过去病例资料的总结,常因没有事先设计而使资料残缺不全、可靠性差,论证强度大大下降,因此只能列入历史前瞻(又名回顾性队列研究),应该在研究中尽量避免。病因研究的致病因素一般不宜用于在人体中进行研究,因而常用客观存在的暴露因素为实验因素来研究,如从HBsAg慢性携带者观察HBV与肝癌的病因联系;从吸烟者观察吸烟与肺癌的关系等。HBsAg携带与吸烟嗜好都是客观存在而不能人为给予,但无论是能人为控制或不能人为控制,均要注意标准与量化,力争有准确的剂量,以便了解剂量效应梯度。处理因素还应该注意单一化,以防发生混杂与交互作用。

6. 结果评定指标要求客观、准确、先进、稳定　一般应注意尽可能采用不受主观因素影响的硬指标,软指标只能作为辅助指标。如有国际或全国的评定标准,则应用作根据,一旦有改动,要做出说明。对指标要有质控措施。

7. 选择正确的数据收集、整理、分析和统计学方法,制定必要的登记,统计表格。

8. 在不违背医学伦理的前提下,尽可能采用盲法处理,以防止主观因素的影响。

(三) 科研课题的可行性

科研课题选择以后必定要用于临床实践,这就不能不考虑可行性问题,这样才不会使所设计的科研课题成为一句空话。

1. 技术上的可行性

(1) 工作基础:主要考察要承担课题所必需的技术力量。是否从事过这个领域或相近领域的科研工作。从事本课题人员的工作经历、学术水平、科研能力。

(2) 对于所研究的课题的技术难点、技术路线是否清楚,解决这些技术难点的思路是否清晰,对于大型课题科研承担人员是否有足够的能力去完成。

2. 时间上的可行性　作为临床研究课题,需要观察临床病例。假定实验组与对照组各有100个病例,完成这些病例的治疗及临床观察时间加上开始准备的时间和最后总结、论文书写及鉴定所要的时间,还要包括一些未曾预见的意外所需要的时间。即整个研究是否能在规定时间内完成。

3. 财力上的可行性　无论何种医学科研,都要有一定的财力支持。对于所从事的科研如果未充分估计,有时会出现因财力窘迫,中途无法继续下去的情况,所以总的预算在原则上要合理,实际操作中精打细算,勤俭支出,力争收支平衡或略有节余。

三、临床科研的基本步骤

正由于临床流行病学与现代临床科研方法学之间存在较大的不同,20世纪80年代初由加拿大McMaster大学的学者提出DME这一概念,用来概括现代临床科研方法。DME是设计(design)、测量(measurement)和评价(evaluation)的缩写。作为一种科学的方法学,DME已被国际上的临床流行病学家所采纳。DME的提出使现代临床科研方法学获得了进一步的发展。当然现代临床科研方法学的内容涉及面广,除了设计、测量和评价之外,还包括怎样阅读临床医学文献,如何进行临床科研论文写作,临床医学伦理问题,临床依从性分析,临床决策分析,疾病诊疗费用-效率分析等。

(一) 设计(D)

科研实施之前必须要有详细的计划即科研设计,正确地进行设计是搞好临床科研的保证。临床科研的设计包括:选题、病例选择、基线确定、分组方法、干预安排、随访观察、表格和数据分析方法的选定、质量控制等等,这些都要有全面系统的计划、安排和管理,以保证研究结果能阐明或解决所提出的问题。不同的研究内容有不同的设计方式和特点。

目前临床上常用的科研设计方法有:特殊病例报告、临床病例分析、现况调查或横断面调查(cross-sectional study)、病例-对照研究(case-control study)、队列研究(cohort study)、随机对照临床试验(randomized clinical trial, RCT)和序贯试验(sequential test)等等。由于临床研究主要是在人体进行,许多研究条件难以严格控制,样本数量往往偏小,偏差和机遇经常存在,所以临床科研设计非常重要。临床科研设计应当包括下列内容。

1. 科研的选题　基于目前的文献和自己的观察,选择科研的课题,试图解决某一临床问题,这就是所谓的选题。所选课题关键点是创新,也就是说立题一定要有新意。同时,所选择的题目一定要具体,目的一定要明确,还必须具有可行性及可试性。

2. 研究对象的选择　在确定研究对象是病人或是健康者时,要明确纳入被研究对象的标准,同时也要有明确的排除标准,并要确定研究对象的人数,通常是根据所拟定研究设计的假定条件计算而得。

3. 确立科研设计方法　各种科研设计方法各有其优缺点。有些科研设计方法如随机对照试验等所获得的结论较为可靠,但执行时却较为困难;有些科研设计方法如病例对照研究等实施虽然较为容易,但其结果的论证强度则较弱。临床上科研设计方法要根据具体情况有针对性地选择。

4. 实验的可行性预计　在确定实验方法和实验对象的同时,要对实验的可行性进行研究,一个好的假设,如果没有能力将其论证,也只是在浪费时间。

5. 选择研究对象分组方法　应尽可能采用随机分配的方法进行分组,以便使研究组与对照组之间具有可比性。

6. 明确研究指标　科研结果是通过各种可观察的指标反映出来的,所以研究指标的确定对保证研究结果的可靠性十分重要。

7. 资料收集和数据的处理方法　为了保证资料收集的客观性,应尽可能应用盲法。所获数据的处理应符合医学统计学的原理和方法。

8. 研究质量的控制　为了使研究结果能真正反映客观事实,在科研设计中需要考虑到应采取什么措施来尽量减少误差。

(二) 测量 (M)

在进行临床科研时,必须有各种测量,以定量描述研究中的现象、规律和结果等。临床科研中,有些数据可通过客观方法或仪器较准确地进行测量,如心率、体重、身高、发病率、死亡率、病死率等,这些都属硬指标。而有些指标目前尚很难量化,如疼痛、恶心、乏力等,这些属于软指标。在进行临床科研时,最好选用硬指标,但不要轻易用不可靠的硬指标来代替软指标。应尽可能地使软指标量化,如采用分级法或评分法等。临床科研中的测量都是在病人或人群中由多人完成,产生误差的因素较多。例如抽样误差、仪器误差、被测者误差以及测量者误差等。为了获得较准确的测量结果,实施严格的质量控制十分必要,其措施包括使测试方法标准化、校正仪器、校验数据等。评估测量的本身好坏有两个重要的概念,即真实度和可靠度。真实度系指测量结果与测定事物的真实情况符合程度;可靠度又称重复性。测量结果的变异一般可分为两类:测量技术性变异和生物学变异。

(三) 评价 (E)

评价指运用科学的手段和公正的态度,全面鉴定各种研究的设计、测量、结论等,确定其真实性、可靠性、实用性和可行性等。概括起来评价主要包括两大方面:一是在临床测量的基础上,运用科学方法对各项诊断方案的准确性以及对各种治疗措施的近期、远期疗效等,作出正确评价,以便总结、改进和提高;二是临床科研报告及发表的文献繁多,对方法的科学性和论据的可靠性应该持分析的态度,认真进行评价。由此可见,评价在现代临床科研方法学中占有很重要的地位。掌握好正确的评价方法,既可较客观地分析别人的研究工作,又可使自己的研究工作少出差错。

(廖利民)

第三节 常用统计学方法

统计学的作用就在于它能帮助人们有计划、有目的地进行调查研究或实验研究,合理地分析和解释实验数据,科学地揭示数据之间隐含的内在规律。很多人觉得统计学是研究者们的学问,与自己无关,或觉得统计学很难掌握,这都是错误的。作为临床工作者,最重要的是要掌握医用统计学的基本概念和原则,将临床实际问题"转换"为统计学问题,换言之,就是在研究开始设计时就要考虑到统计学的方法与原则。至于复杂的计算或大规模的研究所涉及到的更专业、更复杂的统计学处理,则一定要请统计学方面的专业人员来协助。

一、统计学基本概念

(一)定量资料与定性资料

定量资料指对观察对象测量一项或多项指标所得的资料,一般用度量衡单位表示,可精确到小数点后数位,如身高、体重、血压、血白细胞(WBC)等,包括计量资料和计数资料。定性资料指按品质和属性分组计数所得的资料,包括名义变量如血型O、A、B、AB或治疗法甲、乙、丙等;有序变量如尿糖含量分级＋、＋＋、＋＋＋或疗效分为治愈、显效、好转、死亡等。

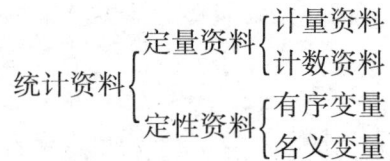

根据分析的需要并结合专业知识定量资料和定性资料之间可以相互转化。

(二)事件

在一定条件下必然发生的事件称为必然事件,而可以发生也可以不发生,可以这样发生也可以那样发生的事件称为随机事件。

(三)变异

客观事物总是千差万别而各不相同,即使是性质相同的事物,就同一观察指标来看,各观察单位之间也有差异,我们把这种现象称为变异(variation)。如同年龄儿童的身长有高有低各不相同,称为身长变异。统计研究的是有变异的事物,变异是由众多的、偶然的、确定的和不确定的因素造成的。

(四)样本与总体

总体(population)是指根据研究目的确定的同质事物中的所有观察单位的全体。我们一般无法研究总体,而是用随机化的方法抽取其中的一部分病例进行研究,统计学上称为抽样研究,所得到的一部分病例称为样本(sample)。

(五)概率

度量某随机事件发生的可能性大小的数据叫概率,常用符号 P(probability)表示。

(六)统计量、参数和自由度

在科研工作中,掌握研究对象的某些性质,对样本做若干次观察,依据观察值算出反映样本分布规律的一些量,称为统计量。如检查一群健康成年男子血液中的白细胞数,由所测得的一系列数值算出一个平均数,这个平均数就是一个"样本统计量"。从这些统计量可以估计总体平均数、标准差和总体率等,这些用来表示总体特征的统计数字称为参数(parameter)。依据这些参数构成的公式来进行统计学分析称为参数法(parametric),否则称为非参数法(nonparametric)。如 t 检验是参数法,而秩和检验则为非参数法。某一统计量中,变量可以自由取值的个数叫自由度,常用 df 表示。设某统计量中变量 x 共有 n 个取值,则 $df = n$;若它们受到 k 个条件的制约,则 $df = n - k$。

(七)均数

算术均数用 $\bar{X}$ 表示,适用于描写对称分布,尤其是正态分布资料的平均水平,$\bar{X} = \frac{\sum fx}{n}$ 适用于原始资料,而 $\bar{X} = \frac{\sum fx}{\sum f}$ 适用于频数分级资料。几何均数用 G 表示,适用于以几何级数形式表现的资料,$G = log^{-1}[\frac{\sum f \log x}{n}]$ 适用于原始资料,而 $G = log^{-1}[\frac{\sum f \log x}{\sum f}]$ 适用于频数分布资料。

(八)变异指标

变异指标是用来反映一群性质相同数据的离散程度大小的指标,常有方差、标准差、标准误和变异系数。

1. 方差 将每个观察值与平均数的差平方后相加叫离均差平方和,即 $\sum(x - \bar{x})^2$,它表示每个观察值与均数的差异程度。离均差平方和与样本含量 N 的商叫平均方差,也叫均方差,简称方差,用 S^2 表示,即 $S^2 = \frac{\sum(x - \bar{x})^2}{N}$。根据数理统计研究结果,将 N 改为 N - 1 可得到总体方差的较好估计值,即 $S^2 = \frac{\sum(x - \bar{x})^2}{N - 1}$。$S^2$ 是样本观察值离开平均值离散程度的一个较好的度量值。

2. 标准差 将方差开方即为标准差,用 S(S.D.) 表示,$S = \sqrt{\frac{\sum(x - \bar{x})^2}{N - 1}}$。标准差表示观察值的变异程度(或离散度)。均数相近的两组资料,量纲和测量条件相同的条件下,S 越大,说明观察值的变异程度较大,即各观察值较分散,均数代表性较差;反之,S 小说明观察值变异程度较小,即观察值较集中在均数周围,均数代表性好。标准差结合均数可以表示正常值范围,即 $\bar{x} \pm S$。

(九)抽样、抽样误差与标准误

从总体中取样本的过程叫抽样(sampling)。一般来说,一个好样本应具有代表性(representative)、随机性(randomization)和可靠性(reliability)。从同一总体中抽取含量相等的若干样本,算得的样本指标往往不一定相等。这种因抽样产生的样本与样本,样本与总体相应统计指标之间的差异,统计学上称为抽样误差(sampling error)。抽样误差决定于变异程度与样本含量的大小。描述抽样误差大小的统计量叫标准误,其中表示样本均数围绕总体均数变异程度的变异指标写作 $S_{\bar{x}}$,$S_{\bar{x}} = \frac{S}{\sqrt{N}}$。

(十)率和比

率为强度相对数,表示在一定范围和时间内,某现象的发生次数(k)与该现象可能发生的次数(n)之比,说明该现象发生的强度,率 = $\frac{k}{n}$100%(1000‰等);比,又称构成比,表示仅具有属性 i 的那一部分个体数目 n_i 占全部个体总数 n 的比重,各部分构成比之和等于100%,故构成比又称百分比。构成比 = $\frac{n_i}{n}$100%(1000‰等)。要注意这两个概念的区别,临床上经常被混淆。

(十一)正态分布

图1-3所示曲线叫正态曲线(normal curve),呈钟形,中间高,两头低,左右对称,以X轴为其渐近线。当观测值(measurements)接近正态曲线时,叫服从正态分布(normal distribution)。

正态分布有两个重要参数:均数 μ 和标准差 σ,这两个参数决定了正态分布的分布特征(图1-4、1-5),正态分布曲线下的面积为1(100%)。

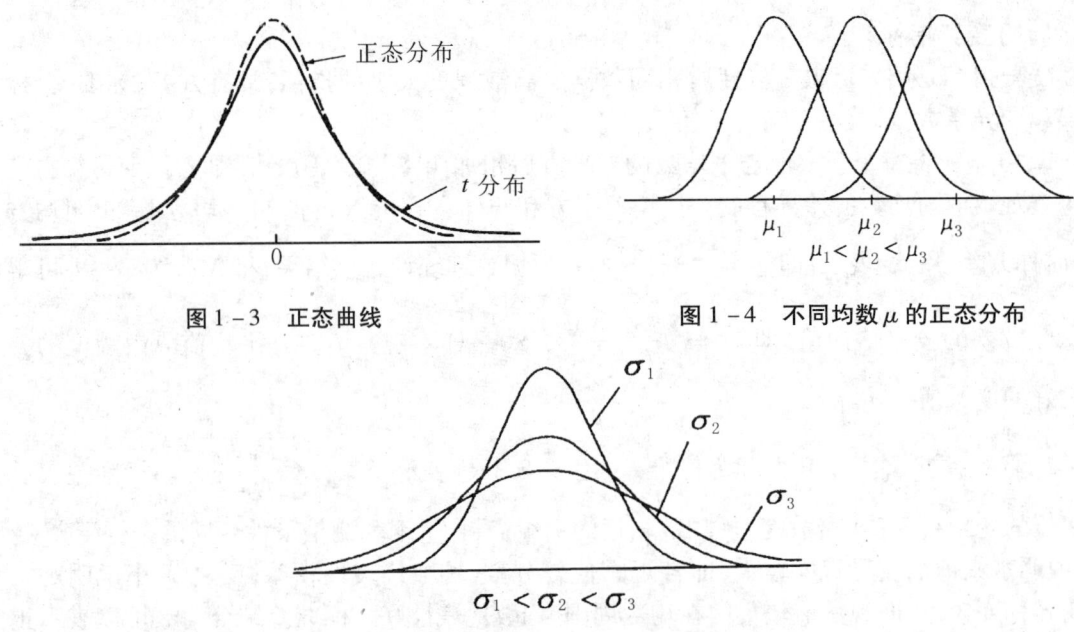

图1-3　正态曲线

图1-4　不同均数 μ 的正态分布

图1-5　不同标准差 σ 的正态分布

理论上可以证明:在区间($\mu-\sigma,\mu+\sigma$)之间的面积为68.3%;在区间($\mu-1.96\sigma,\mu+1.96\sigma$)之间的面积是95%,其外所占的面积为5%,每侧各占2.5%;在区间($\mu-2.58\sigma,\mu+2.58\sigma$)之间的面积为99%,其外面积为1%,每侧各占0.5%(如图1-6)。

医学上95%与99%的对应区间有很重要的用处。在实践中,由于总体的 μ 与 σ 往往很难获得,所掌握的是样本的 $\bar{x}$ 和 S,就用 $\bar{x}$ 和 S 来代替 μ 与 σ,并由此计算其95%或99%的区间。

(十二)假设检验与检验水准

假设检验(hypothesis test),又称显著性检验,用符号 H_0(无效假设)、H_1(备择假设)表示。其含义是假设两样本来自同一总体,在这个无效假设的前提下,进一步研究接受无效假

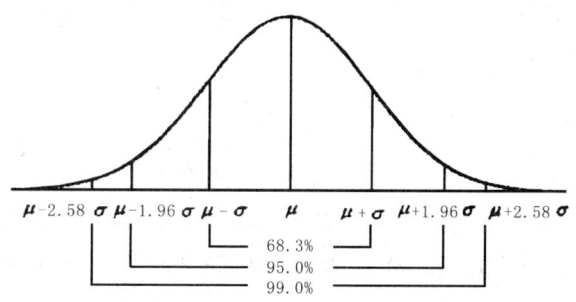

图1-6 正态曲线下的面积分布

设还是拒绝无效假设。若是由抽样误差引起的差异,则差异小,接受 H_0,统计学上称这种差异无统计学意义;反之,若这种差异较大,不能用抽样误差解释,则认为这种差异之间有本质上的不同,那么拒绝 H_0,统计学上称这种差异有统计学意义。这样就产生了在多大的可能性范围内接受或拒绝 H_0 的问题,事先规定拒绝 H_0 的概率被称为置信度。

一般来讲,若这种差异由抽样误差引起的可能性在95%的范围内(记做 $P>0.05$),则接受 H_0,认为这种差异无统计学意义;若这种差异由抽样误差引起的可能性在95%之外,即进入到5%之中(记做 $P\leq0.05$),则该差异不能再被认为是由抽样误差引起的,拒绝 H_0,认为这种差异有统计学意义;若这种差异由抽样误差引起的可能性在99%之外,即进入1%之中,记做 $P\leq0.01$,则同样认为这种差异不再是由抽样误差引起的,拒绝 H_0,认为这种差异有显著的统计学意义。这里的0.05与0.01称为置信度,用 α 表示,分别记为 $\alpha=0.05$,$\alpha=0.01$。

假设检验是统计学上鉴别差异"有"或"无"统计学意义的方法,t 检验、F 检验、X^2 检验和秩和检验都是用这种方法进行的。

二、定量资料的统计分析

对定量资料进行假设检验的方法有很多,可以分为参数检验与非参数检验。若数据服从正态分布,且满足方差齐性,一般优先选用参数检验方法,比如 t 检验、U 检验和 F 检验等。若数据的分布类型不明确,或不满足参数检验的前提条件,可选用非参数检验法,如秩和检验。若资料经某种变量变换后能满足参数检验的前提条件,仍可对变换后的数据进行参数检验。这里必须强调,使用参数检验时,要根据实验设计类型来决定是选择 t 检验还是 F 检验。决定用 t 检验或 F 检验后,还应当根据研究设计类型的不同选择相应设计的 t 检验或 F 检验。

(一)t 检验

t 检验(Student-t test),是比较两样本均数的检验方法,共有三类:第一类是针对单组设计定量资料的;第二类是针对配对设计定量资料的;第三类是针对成组设计定量资料的。后两种设计类型的区别在于事先是否将两组研究对象按某个或几个方面的相似特征配成对子。前两类用 t 检验必须满足正态性,而第三类用 t 检验必须满足正态性和方差齐性这两个前提条件。

1. 单组设计及其资料的统计分析(又称样本均数与总体均数的比较) 总体均数一般指通过多次大量观察研究所获得的数据,通常是公认值或标准值。将样本均数与总体均数进行比较的目的是推断样本所代表的未知总体均数与已知总体均数的差别有无统计学意义。样本较小时用 t 检验。

$$t = \frac{|\bar{x} - \mu_0|}{S/\sqrt{n}}$$

【例 1-1】

已知健康成年男子的脉搏均数为 72 次/分,而在某山区随机抽查 25 名健康男子,求得其脉搏均数为 74.2 次/分,标准差是 6.5 次/分,能否根据此资料认为该山区成年男子的脉搏均数与一般不同?

① H_0:设该山区健康成年男子脉搏均数与一般健康成年男子脉搏均数相同
② 计算 t 值

$$t = \frac{|\bar{x} - \mu_0|}{S/\sqrt{n}} = \frac{|74.2 - 72|}{6.5/\sqrt{25}} = 1.692$$

③ 计算自由度及查 t 界值表

$df = N - 1 = 25 - 1 = 24$,查 t 界值表得 $t_{0.05(24)} = 2.064$

④ 结论:因 $t = 1.692 < t_{0.05(24)} = 2.064$,所以 $P > 0.05$,差异无统计学意义,即尚不能认为该山区健康成年男子脉搏数高于一般地区。

2. 配对设计及其资料的统计分析 为了提高实验效率,可先将条件相同或近似的实验对象搭配成若干对子,然后再将每对中的 2 个实验对象随机地分配至实验组和对照组进行实验,这种实验方法属于配对设计。配对有以下情况:①配成对子的受试对象分别给予不同的处理;②同一检品分别用两种方法检测;③同一受试对象处理前后测出同一指标的两个数值。最后一种情况在临床科研工作中十分常见,叫自身配对。

无论是采取上述 3 种配对设计中的哪一种形式,都可将每对中的 2 个数据相减求出差值 d,若处理的 2 个水平之间本质上没有差别,而且配对的条件又十分严格,由每对数据所算得的差值 d 应接近于零。于是,我们可以把 d 的均数看作样本均数,把零看作理论均数,使配对设计问题转变为单组设计问题,即做 d 的总体均数与零比较的假设检验。

【例 1-2】

分别从 10 例乳腺癌患者化疗前、后一天的尿样中测得尿白蛋白(ALb,mg/L)数据如下表 1-1,试分析化疗是否对 ALb 的含量有显著的影响。

表 1-1 10 例乳腺癌患者化疗前、后一天的尿样中测得 ALb   (mg/L)

患者号	化疗前	化疗后	疗后-疗前(d)
1	3.3	33.0	29.7
2	11.7	30.8	19.1
3	9.4	8.8	-0.6
4	6.8	11.4	4.6
5	2.0	42.6	40.6
6	3.1	5.8	2.7
7	5.3	1.6	-3.7
8	3.7	19.0	15.3
9	21.8	22.4	0.6
10	17.6	30.2	12.6

分析计算如下:
①此属自身配对设计:
$H_0: \mu_d = 0$,
$H_1: \mu_d \neq 0$,
$t = \dfrac{|\bar{d} - \mu_d|}{S_{\bar{d}}}$
$df = n - 1$

式中 $\bar{d}$ 为各对数据差值之均数, $S_{\bar{d}} = \dfrac{S_d}{\sqrt{n}}$, 为 d 的标准差。

②本例的已知条件和中间结果: $n = 10$, $\mu_d = 0$, $\bar{d} = 12.09$, $\sum d = 120.9$, $\sum d^2 = 3330.97$, $S = 14.41176$, $S_{\bar{d}} = 4.557398$, 代入公式, $t = 2.653$
$\alpha = 0.05$

③查 t 临界值表得: $t = 2.653 > t_{0.05(9)} = 2.262$, $P < 0.05$, 拒绝 H_0, 治疗前后 ALb 的取值之间有统计学差异。

3. 两独立样本均数的比较　两独立样本的 t 检验(two independent sample t-test), 也称为成组比较 t 检验。目的是推断两样本分别代表的总体均数 μ_1 和 μ_2 是否相等。该设计中, 因两组受试对象之间未按重要的非处理因素进行两两配对, 无法消除个体差异对观测结果的影响, 因此, 其试验效率低于配对设计。其计算公式如下:

$t = \dfrac{|\bar{X}_1 - \bar{X}_2|}{S_{\bar{x}_1 - \bar{x}_2}}$　而

$\bar{X}_1 = \dfrac{\sum X_1}{N_1}, \bar{X}_2 = \dfrac{\sum X_2}{N_2}$

$S_{\bar{x}_1 - \bar{x}_2} = \sqrt{S_c^2 \left(\dfrac{1}{N_1} + \dfrac{1}{N_2}\right)}$　而

$S_c^2 = \dfrac{\sum X_1^2 - \dfrac{(\sum X_1)^2}{N_1} + \sum X_2^2 - \dfrac{(\sum X_2)^2}{N_2}}{N_1 + N_2 - 2}$

自由度 $df = N_1 + N_2 - 2$

【例 1-3】
将 20 只雌性中年大鼠随机分为甲、乙两组, 甲组大鼠不接受任何处理(空白对照), 乙组大鼠每只接受 $3mg/kg$ 的内毒素注射。分别测得每组大鼠的肌酐($\mu mol/L$)数据, 试检验两总体均数之间的差别是否有统计学意义。

甲组:548.1　512.7　238.7　344.8　539.2　592.3　689.5　335.9　610.0
乙组:601.1　998.9　831.0　822.1　645.3　495.0　698.4　636.5　724.9

用计算机软件进行计算(过程略), 发现该资料满足正态分布和方差齐性(设 $H_0: \mu_1 = \mu_2$, $H_1: \mu_1 \neq \mu_2$, $\alpha = 0.05$), 得 $t = 3.784$, 查 t 临界值表: $t_{0.05(18)} = 2.101$, $t_{0.01(18)} = 2.878$, $t > t_{0.01(18)}$, 故 $P < 0.01$, 拒绝 H_0, 两总体均数之间的差别有统计学意义。

(二) U 检验

U 检验(U-test)又称两大样本均数的比较, 指对于大样本(一般认为 $N > 100$), 此时 t

分布趋于正态分布,可直接用 U 检验法。它不必再查表求界限值,而可直接用 $U_{0.05}=1.96$, $U_{0.01}=2.58$。计算公式为:

$$U = \frac{|\overline{X}_1 - \overline{X}_2|}{\sqrt{\frac{S_1^2}{N_1} + \frac{S_2^2}{N_2}}} = \frac{|\overline{X}_1 - \overline{X}_2|}{\sqrt{S_{\overline{X}_1}^2 + S_{\overline{X}_2}^2}}$$

【例 1-4】

某地抽查 25~29 岁正常人群的红细胞数,其中男性 156 人,得均数为 4.65(10^2/L),标准差为 0.55(10^2/L);女性 104 人,得均数 4.22(10^2/L),标准差为 0.44(10^2/L)。问该人群男、女红细胞数之间差别有无统计学意义。

H_0:设该地男、女红细胞数相同,应用软件计算,过程略,结果:

$$U = 6.96 > U_{0.01}$$

所以 $P<0.01$,差异有统计学意义,故拒绝 H_0,认为该地男女间红细胞数差别有统计学意义,男高于女。

(三) F 检验

F 检验又称方差分析(analysis of variance,简称为 ANOVA)或变异分析。因它是由英国统计学家 Ronald Fisher 首先提出,故也称 Fisher 检验,简称 F 检验。应用 F 检验的前提条件同 t 检验:各组数据服从正态分布,各总体方差齐性,各样本是相互独立的随机样本。这里要特别强调的是不同的实验设计要用不同的方差分析模型去处理。

所谓方差,就是标准差的平方(S^2),亦称均方。它的分子部分是离均差平方和,分母部分是自由度,它和标准差一样是表示变异程度的指标。变异程度可按变异原因分成若干部分,一般单因素的完全随机设计,总变异可分为组间均方,表示均数间的变异程度;组内均方,表示一组内个体间的变异程度,这两个均方的比值称 F 值,F 检验就是根据 F 值的大小,以判断均数间的差异,分析 2 个或多个研究因素的交互作用以及回归方程的线性假设等。

最常用的方差分析方法有两类:一类为完全随机设计的多个样本均数比较,又称单因素多水平(水平数≥3)设计及其数据的分析,仅安排一个实验因素,即只有一个自变量;另一类为配伍组设计的多个样本均数的比较,安排一个实验因素和一个重要的非实验因素,即有两个自变量,又称配伍组设计及其数据的统计分析。

1. 单因素多水平(水平数≥3)设计及其数据的分析　单因素多水平分析又称完全随机设计的方差分析(completely random design)。随机地抽取所需数目的观察对象,再将它们随机地分配为两组或多组,每组接受一种处理,形成两个或多个样本。实验的目的是通过两个或多个样本来推断相应的总体均数是否相等。来自不同总体的样本均数间存在的差异,一方面是随机因素,如抽样误差;另一方面是样本所属的总体可能存在实质性差异。如研究每次只考虑一个定量指标时,可用一元方差分析,考虑两个及以上定量指标时,需用多元方差分析。

(1) 一元分析

【例 1-5】

为了研究轻度和重度再障贫血患者血清中可容性 CD_8 抗原水平(U/ml)与正常人之间的差别有无统计学意义,以反映患者免疫状态紊乱而导致造血功能障碍的程度。从三种人群中分别随机抽取了10人,测得CD_8抗原水平如下表1-2,试分析三个总体均数间的差别有无统计学意义。

表1-2 三组病人的CD_8抗原水平　　　(U/ml)

正常组	轻度组	重度组
234	509	851
318	518	562
402	555	918
382	758	631
621	845	653
408	712	843
243	585	659
141	448	849
42	735	762
98	896	901

因该研究仅有一个自变量"疾病程度或分组变量",而且只考察一个定量指标"CD_8抗原水平",故选用一元方差分析。用计算机软件对该组数据进行正态性和方差齐性检验,结果表明符合要求,直接进行单因素三水平定量资料方差分析,$F=26.48$,$P<0.001$,说明三组资料总体均数之间有非常显著的差异。但这还不能回答各组两两之间是否有差异,尚需选用多重比较中的两两比较的方法。根据专业知识可知,贫血患者的CD_8水平不会低于正常人,检查的目的只是看高的是否有显著性,故本例适合选用"各处理组均数都分别与对照组(正常组)均数比较"的Dunnett-t法的单侧检验。分析结果表明(应用计算机软件计算之过程略),第二组与第一组、第三组与第一组在$\alpha=0.05$水平上均有显著性差异。得出结论:与正常人相比,贫血患者的CD_8水平明显增高。

【例1-6】

在肾缺血再灌流的研究中,将36只雄性大鼠随机等分为3组,给予不同处理后,测得NO数据如表1-3。试问各组NO平均水平是否相等?

表1-3 大鼠肾组织中NO水平　　　($ca/\mu mol \cdot l^{-1}$)

正常对照组	肾缺血60分钟组	肾缺血60分钟再灌注组
437.98	322.75	284.04
285.75	464.51	194.90
369.93	322.34	197.53
344.53	282.52	227.57
378.96	278.47	184.42
300.92	348.47	223.17
271.70	354.10	363.43
417.97	302.21	390.38
287.10	269.65	332.68
363.51	322.98	355.99
309.60	288.76	219.72
338.83	386.67	143.17

该研究仅考察一个因素,即"肾缺血程度",对一个定量指标 NO 的影响,有三个水平。从统计学的概念来讲,该组数据叫做"单因素三个水平设计一元定量数据"。这里略掉计算过程,有兴趣的同学可以自己应用计算机软件来计算。

当数据经检验不满足方差分析的前提条件时,一种方法是找到合适的变量变换方法,使变换后的数据满足条件;另一种方法是选用多组数据比较的秩和检验(非参数方法)。

(2)多元分析:一因素多水平的多元方差分析比较复杂,要用多元分析(简写成 MANOVA),最常用的是 Wilks′λ 检验。

这里只举一个例子来说明多元情形的研究设计,不做计算分析。以后如果在研究中遇到类似问题,希望与统计学专业人员合作。

【例 1-7】

为了探讨不同缺氧方式影响肺泡表面活性物质代谢的规律,用家兔作为受试对象,试验因素为 A(处理组别),其四个水平为 A_1(对照组)、A_2(急性缺氧组)、A_3(间断缺氧 5 天组)、A_4(间断缺氧 15 天组)。

将 36 只健康成年家兔随机地分入 $A_1 \sim A_4$ 四个处理组中,每组 9 只,观测指标是肺泡支气管灌洗液中五种磷脂的相对含量,即 LPC(溶血卵磷脂)、PC(卵磷脂)、PG(磷脂酰甘油)、SPH(神经鞘磷脂)、PE(磷脂酰乙醇胺)。考察不同的试验条件对它们的影响是否有显著性差异(试验数据略)。

该研究考察一个因素 A,有四个水平 $A_1 \sim A_4$;观察五个定量指标,即五种磷脂的相对含量。从统计学的概念来讲,该资料叫做"单因素四水平设计五元定量数据"。

2. 配伍组设计及其数据的统计分析　又称随机区组设计(randomized block design),因其同时包括两个研究因素,也称两因素方差分析。研究的目的常常是想弄清楚某一种因素的作用,而将另一种可能对观察指标有影响的因素通过配伍,使之均衡,以便排除这种因素的干扰,这就是所谓的配伍组设计。它是在单因素设计的基础上,多考虑一个区组因素。这个区组因素的不同水平反映了受试对象在重要的条件上的差异,若不将其排除,必然会影响对试验因素各水平之间差别大小的正确评价,即造成了两个因素效应的混杂。也就是说,配伍组设计比单因素设计具有更高的效率。

值得注意的是:如果两个因素都是试验因素,原则上这两个因素之间应该没有交互作用或交互作用可忽略不计,方可用此设计安排该两因素,否则,两因素各水平组合下必须做重复试验,此时,若两个因素地位平等,同时施加于试验之中,就成了两因素析因设计,因此配伍组设计也叫做双因素无重复试验设计。

配伍组设计是将全部受试对象按某一个重要的属性(即区组因素,如窝别、体重、年龄、性别等)分组,条件最接近的 k 个受试对象(k 为试验因素的水平)分在同一个区组内;然后,用完全随机方法将每个区组中的全部受试对象分配到 k 个组中去。分析方法是将单因素方差分析中的组内变异又分解为配伍组间变异与误差两部分,并用分解出来的误差这部分变异作为分母计算 F 值,通常比原来用组内变异作为分母时计算出的 F 值增大了。F 值增大,P 值就会减少,于是就更容易得出差异有显著性的结论,故配伍组的方差分析可提高试验效率。计算公式如表 1-4。

表1-4　配伍组设计及其数据的统计分析

变异来源	离均差平方和 SS	自由度 df	均方 MS	F
总变异	$\sum X^2 - C$	$n-1$		
处理因素变异	$\sum_{i=1}^{a}\dfrac{(\sum_{j=1}^{b} X_{ij})^2}{b} - c$	$(a-1)$	$\dfrac{SS_{处理}}{a-1}$	$\dfrac{MS_{处理}}{MS_{误差}}$
区组因素变异	$\sum_{j=1}^{b}\dfrac{(\sum_{i=1}^{a} X_{ij})^2}{a} - c$	$(b-1)$	$\dfrac{SS_{配伍}}{b-1}$	$\dfrac{MS_{配伍}}{MS_{误差}}$
误　差	$SS_{总} - SS_{处理} - SS_{配伍}$	$(a-1)(b-1)$	$\dfrac{SS_{误差}}{(a-1)(b-1)}$	

（1）一元分析：

【例1-8】

用中药治疗6例慢性肾炎病人，治疗前及治疗1、2、3周后分别测定血尿素氮含量（mmol/L），结果见表1-5，试检验不同时间血尿素氮含量有无差别？

表1-5　中药治疗6例慢性肾炎病人前后血尿素氮含量　　　　　　　　　　（mmol/L）

病人号	治疗前	治疗后1周	治疗后2周	治疗后3周
1	23.28	17.49	14.71	14.07
2	21.67	15.42	12.92	12.32
3	23.67	18.42	14.46	13.46
4	23.95	17.53	15.46	15.06
5	22.42	15.56	14.32	13.74
6	25.88	18.67	15.92	14.85

该研究有两个因素（或叫自变量）：区组因素为"病人号"，试验因素为"中药治疗前后的时间点"，后者有四个水平，即治疗前和治疗后1、2、3周。结果变量只有一个定量指标"血尿素氮含量"，因此该数据从统计学的概念来讲，叫做"配伍组设计一元定量数据"。

建立假设和确定检验标准：$H_0: \mu_1 = \mu_2 = \mu_3 = \mu_4$，$H_1: \mu_1 \neq \mu_2 \neq \mu_3 \neq \mu_4$。

应用计算机软件计算的结果如表1-6。

表1-6　例1-8的方差分析结果

变异来源	SS	df	MS	F	P
总变异	371.70	23			
处理因素变异	340.52	3113.51	354.72		<0.01
区组因素变异	25.81	5	5.16	16.13	<0.01
误　差	4.74	15	0.32		

处理因素变异的自由度 $df_{处理} = 3$,误差的自由度 $df_{误差} = 15$,查方差分析临界值表得 $F_{0.05(3,15)} = 3.29$,$F_{0.01(3,15)} = 5.42$。本例 $F_{处理} = 354.72 > F_{0.01(3,15)} = 5.42$,得 $P < 0.01$。按 $\alpha = 0.01$ 水准,拒绝 H_0,接受 H_1,可认为中药治疗前后不同时间慢性肾炎病人血尿素氮含量有差别。

以上结果说明从总体上讲各组均数之间的差异有显著性,但不能判断各组两两之间的差异有无显著性,若要对所有均数做互相比较(均数间多重比较,multiple comparison),则需要进一步进行多个样本均数间的两两比较。常用的多个样本均数间的两两比较统计处理方法是 q 检验,也叫 SNK(Student - Newman - Keuls)检验法,有兴趣的同学可利用例 1-8 在计算机软件上进行计算。

像例 1-8 这样的研究设计在统计学上又称为具有重复测量的设计。所谓具有重复测量的设计是指将受试对象随机地分入若干不同的实验组,使之接受特定的处理,然后,按照一定的时间间隔对各处理组中的每一个受试对象进行 k 次重复测量,这种设计在医学研究中被使用的频率很高。例 1-8 又可称为"具有一个重复测量的单因素设计",是重复测量设计中最简单的一种,也是临床研究中最常用的一种,其设计格式如表 1-7,"X"处填写定量的实验数据。

表 1-7 具有一个重复测量的单因素设计

受试对象编号	观测指标(单位)			
	时间 T	T_1	T_2	…	T_k
1		X	X	…	X
2		X	X	…	X
3		X	X	…	X
4		X	X	…	X
…		…	…	…	…
n		X	X	…	X

因为重复测量的数据是测自同一个个体的多个数据,彼此之间的相关性不等,不太符合通常方差分析的要求(数据之间互相独立),因此,重复测量设计资料处理比较麻烦。但在绝大多数场合下,将其视为配伍组设计(同一行上的 k 个数据组成一个特殊的区组),不会出现原则性问题,故在不苛刻的前提下常对此类数据按配伍组设计数据的方差分析予以处理。

下面举一个例子说明典型的配伍组设计:

【例 1-9】

某研究所研究了三种降血脂中药复方制剂,与标准降脂药安妥明的疗效进行比较。取品种相同、健康的雄性家兔 16 只,按其体重大小分为四个配伍组,各药物组均饲以同样的高脂食物,并每日分别灌以不同药物,第 45 天处死动物,观察其冠状动脉根部动脉粥样硬化组织的大小,数据见表 1-8,试分析不同药物的疗效。

该研究设计为典型的配伍组设计,通过配伍消除体重对实验研究的影响。有兴趣的同学可以试着自己来分析。

表1-8 四组动物的冠状动脉硬化斑块面积

配伍组编号	斑块面积（cm²）			
	药物：安妥明组	降脂甲组	降脂乙组	降脂丙组
1	0.000	0.283	0.114	0.094
2	0.009	0.196	0.146	0.131
3	0.003	0.217	0.158	0.065
4	0.001	0.236	0.159	0.087

（2）多元分析：配伍组设计的多元情形是指同时分析两个或两个以上的定量指标。

【例1-10】

用七氟醚对将要接受手术治疗的患者进行麻醉，相同疾病的一组患者术前，术后三天与术后七天的GOT、GPT值如表1-9。假定术前病人的GOT、GPT水平正常，并且手术本身不会引起其值的改变，试分析七氟醚对这两项指标的整体水平有无影响。

表1-9 使用七氟醚前后的指标测定值

患者编号	GPT	GOT	GPT	GOT	GPT	GOT
	T1(0)		T2(3)		T3(7)	
1	10	29	43	38	46	38
2	36	53	113	58	113	58
3	8	30	8	28	10	28
4	8	15	10	32	12	21
5	12	28	10	27	9	31
6	25	27	22	28	17	30
7	12	27	15	28	10	28
8	15	49	26	53	5	53
9	26	23	36	11	32	13
10	19	56	17	30	15	12
11	12	26	13	30	12	23
12	23	15	22	17	24	24
13	31	21	21	19	28	19
14	13	24	7	23	11	25

该研究因为有两个定量指标GPT、GOT，故属于多元分析；又由于观察值是按照一定的时间间隔对每一患者进行3次重复测量，故也可以看作是"具有一个重复测量的单因素设计"，属于配伍设计的特例。（分析与解答略）

（3）析因设计（factorial design）：如果把不同因素间的每一种因素水平组合分别看做是一种处理，应用前述的完全随机设计的方差分析方法只能对各种组合的总体均数进行比较。而析因设计的方差分析不仅可以分析每个因素的单独效应，还可以考察实验因素之间交互作用的效应。最简单的析因设计方案可以考察两个因素，每个因素考察两个水平，共有 $2^2=4$ 种不同的因素水平组合，设计格式如表1-10，"X"处填写定量的实验数据，用SAS软件分析此数据时，数据格式不变。

表 1-10　两因素析因设计格式

因素 A	观察指标（单位）		
	因素 B	B_1	B_2
A_1		X	X
		X	X
A_2		X	X
		X	X

简单效应（simple effect）是指其他因素固定在一个水平时，余下的一个因素不同水平之间均数的差别。交互效应（interaction）是指如果一个处理因素各水平的简单效应随另一因素水平变化而变化，且变化的幅度超出抽样误差可解释的程度，则称两个因素间存在交互效应或交互作用。临床实践中，不同药物间的协同或拮抗作用都可以看成是交互作用的特例。

为了便于分析交互效应，两因素析因设计的方差分析要求各因素水平的每种组合条件下观察的例数一定要相等。

三、定性资料的统计分析

定性指标分为有序（如疗效结果分为"治愈、显效、好转、无效、死亡"）和名义（ABO 血型分为"O、A、B、AB"型）两类。因为无法像处理定量指标那样去直接分析定性指标，所以我们常将这类数据整理成列联表的形式后再进行分析（当两个变量皆为定性指标时，常将数据整理成表格的形式，这种表格被称为列联表，其观察指标一般是频数或百分率）。

当表中只有 2 个定性指标时，称为二维列联表；有 3 个或 3 个以上定性指标时，称为高维列联表。常用 R 和 C 表示二维列联表的行数和列数，并称为 RC 表；当 $R = C = 2$ 时，称为二二表（或四格表）。

临床上常用的四格表试验设计形式有配对设计、队列研究设计和病例-对照研究设计。

配对设计：n 个受试对象（或样品）分别用甲、乙两种方法来测定，并按测定结果分类计数，即按（+,+）、（+,-）、（-,+）、（-,-）四种情况分别计数，则称为配对设计（如表 1-11）。

表 1-11　配对设计四格表

甲法	乙法	例　数		
		+	-	合计
+		a	b	e
-		c	d	f
合计		g	h	n

队列研究设计：先把全体对象按因素 A（是否接触某致病因素）分成两组，再对每组中的个体进行追踪观察，并按因素 B（是否患某病）分成两组，得到相应的列联表（如表 1-12）。根据所收集的数据分析在不同接触状态下的发病水平，并对危险因素的病因学联系及作用强度进行推论，通常把这种研究设计叫做队列研究设计（cohort study），常为前瞻性研究。

表 1-12 队列研究设计四格表（由因索果）

是否暴露于某致病因素	追踪结果	例 数		
		发病	未发病	合计
接触		a	b	e
非接触		c	d	f
合计		g	h	n

病例-对照研究设计：先把全体对象按因素 B（是否患某病）分成两组，患病组称为病例组，非患病组称为对照组。对每组中的个体进行回顾性调查，并按因素 A（是否暴露于某致病因素）分成两组，得到相应的列联表（如表 1-13），进而分析和推论发病与危险因素之间的联系，通常把这种设计称为病例-对照研究设计，常为回顾性研究。

表 1-13 病例-对照研究四格表（由果索因）

回顾暴露于某致病因素历史	事前状态	例 数		
		病例	对照	合计
接触		a	b	e
非接触		c	d	f
合计		g	h	n

当列联表的行数 R 与列数 C 中有一个是 2，另一个大于 2 时，称为 2k 或 k2 表；当 R，C 都大于 2 时，称为 RC 表。设 RC 表中横向、纵向分组变量分别为 X、Y，则根据 X、Y 的不同属性分类并选择相应的统计分析方法（如表 1-14）。

表 1-14 列联表的分类及其适用的统计分析方法

变量的统计性质及其专业属性	RC 表	适用的统计分析方法
X、Y 均为名义变量且属性不同	双向无序	χ^2 检验，Fisher 精确检验
X、Y 之一为名义变量且属性不同	单向有序	秩和检验，Ridit 分析
X、Y 均为有序变量且属性不同	双向有序	相关分析，线性趋势检查
X、Y 均为有序变量且属性相同	双向有序	一致性检验，特殊模型分析

由于篇幅和本教材编写目的所限，本节主要介绍四格表的 χ^2 检验与秩和检验。工作中遇到更为复杂的 RC 表统计分析时，请参考相关的统计学书籍并与统计学专业人员合作。

（一）χ^2 检验

χ^2 检验（chi-square test）又称卡方检验，是一种用途较为广泛的假设检验方法，用于推断两个或两个以上样本率或构成比之间的差别有无统计学意义，在进行这些率的假设检验时，χ^2 检验是行之有效的方法。其公式为：

$$\chi^2 = \sum \frac{(A-T)^2}{T} \quad (A=观察值, T=理论值)$$

自由度 $df = (R-1)(C-1)$，这里的行数（R）与列数（C）是指基本的观察值的行与列。根据实验设计及数据的不同，χ^2 检验的方法也不同。四格表资料也可以直接应用下列公式：

$$\chi^2 = \frac{(ad-bc)^2 N}{(a+b)(c+d)(a+c)(b+d)}$$

在大样本情况下，率的抽样误差服从正态分布，可用 U 检验。

【例 1 - 11】

为观察药物 A、B 治疗某疾病的疗效，将 100 例该病患者随机地分成两组，一组 40 人服 A 药，另一组 60 人服 B 药。结果服 A 药的 40 人中有 30 人治愈；服 B 药的 60 人中有 11 人治愈，资料如表 1 - 15。问 A、B 两药对该疾病的治愈率之间的差异是否有统计学意义。

该研究属于前瞻性队列研究，略去计算过程。$\chi^2 = 31.85 > \chi^2_{0.01(1)} = 6.635$，故 $P < 0.01$，拒绝 H_0，接受 H_1，认为两药疗效有显著性差异。

表 1 - 15　药物 A、B 治疗观察

药物	例数		
	治愈	未愈	合计
A	30	10	40
B	11	49	60
合计	41	59	100

【例 1 - 12】

某医生收集到犯有贪污、受贿罪的官员与廉洁官员之寿命的调查资料如表 1 - 16，以小于平均寿命为短寿，大于平均寿命为长寿，问官员在经济上清白与否与他们寿命的关系。

表 1 - 16　寿命调查结果

廉洁否	人数		
寿命	短寿	长寿	合计
贪官	348	232	580
廉官	93	487	580
合计	441	719	1160

该研究属于大样本，可用 U 检验。计算得 $U = 14.54 > U_{0.01} = 2.576$，故 $P < 0.01$，拒绝 H_0，接受 H_1，认为经济上不清白可缩短寿命。

【例 1 - 13】

120 名可疑乳腺癌的患者分别采用甲、乙两种方法检查，结果如表 1 - 17，试分析两种方法的阳性率是否有差别。

表 1 - 17　配对设计四格表

乙法	例数		
	甲法 +	-	合计
+	45	15	60
-	30	30	60
合计	75	45	120

该研究设计属于配对 χ^2 检验,计算得 $\chi^2 = 5 > \chi^2_{0.05(1)} = 3.84$,故 $P < 0.05$,差异有统计学意义,可认为甲法较乙法的检出阳性率高。

四格表资料的 χ^2 检验通常有3种方法,即一般的 χ^2 检验;连续性矫正的 χ^2 检验;Fisher 的精确检验。以上介绍了一般的 χ^2 检验,其条件是总样本含量 n≥40,且理论频数 T 均大于5;当总样本含量 n≥40,但有理论频数满足 1≤T<5 时,选用连续性矫正的 χ^2 检验;当总样本含量 n<40 或有理论频数 T<1 时,选用 Fisher 的精确检验。在进行 χ^2 值计算时,将直接观察到的例数而不是率或构成比代入公式,当然,实质上还是对率或构成比做假设检验。

(二) 秩和检验

秩和检验(Wilcoxon rank sum test),又称顺序和检验,是不依赖于总体分布类型和分布参数,只对总体分布间进行比较的一种统计分析方法。相对于前面章节介绍的依赖于样本参数分布(如正态分布)的统计推断方法,即参数检验(parametric test),秩和检验属于非参数统计推断(nonparametric test),也称为自由分布检验(distribution - free test)。

非参数检验的主要优点在于它不受总体分布的限制,对数据的要求也不像参数检验那样严格。研究中某些指标不便精确测定,只能以严重程度、好坏优劣等记录的资料,不能用参数检验,此时可选用秩和检验。常用的秩和检验方法及其使用条件如表 1-18。

表 1-18 常用秩和检验

方　　法	条　　件
配对设计的符号秩和检验 (Wilcoxon 符号秩和检验)	主要用于配对设计但不能用配对 t 检验的资料
成组设计两样本比较的秩和检验 (Wilcoxon 两样本比较法)	两独立样本的比较
成组设计多样本比较的秩和检验 (kraskal - wallis 或 K - W 法)	数据不能满足方差分析条件的多个样本比较
配伍组设计的秩和检验 (Friedman 或 M 检验)	不能满足方差分析的随机区组设计资料

例 1-14 和例 1-15 是两个适合于用秩和检验进行分析的实例,有兴趣的同学可以自己去计算。

【例 1-14】

用三种治疗方法 A、B、C 治疗慢性腰痛,观察结果如表 1-19,试分析三种疗法是否有统计学差异。

表 1-19 3 种方法疗效的观察结果

疗效	人数		
疗法	A	B	C
治愈	15	4	1
显效	49	9	15
好转	31	50	45
无效	5	22	24
合计	100	85	85

【例 1-15】

一项研究观察人眼睛的晶状体混浊度与年龄的关系,资料如表 1-20,试对其进行统计学分析。

表 1-20 混浊度与年龄之关系

晶状体混浊程度	眼 睛 数		
年龄	20~	30~	40~
+	215	131	148
++	67	101	128
+++	44	63	132
合计	326	295	408

使用秩和检验的条件是:资料应该有序,也就是说,结果变量能按某种性质进行排序,表 1-19 的资料是单向有序资料,表 1-20 是双向有序资料。无序的资料要用卡方检验。

四、直线相关与回归

在医学研究中,有时需要分析 2 个变量之间的关系。例如,人的身高与体重,体温与脉搏,年龄与血压等。对这类客观事物或现象之间互相关联的程度和相依变动的规律,常用相关与回归方法进行分析。相关分析的目的就是研究两种现象间有无关系,两者关系的密切程度,并用适当的统计指标(相关系数)来表示。若经相关分析证明两种现象确有相关关系,把二者关系用函数形式(又称回归方程)来表示他们相依变动的规律,这就是回归分析所要解决的问题。

(一)直线相关

从理论上讲,直线相关分析适用于 X 与 Y 服从双变量正态分布的资料。当自变量 X 由小到大(或由大到小)变动时,因变量 Y 亦相应地由小到大(或由大到小)发生变化,两变量的散点图呈直线趋势时,这两个变量间就有一定的直线关系。自变量增加或减少时,因变量也增加或减少称为正相关;自变量增加或减少时,因变量反而随之减少或增加,称为负相关。两变量间直线相关的性质和密切程度用直线相关系数 r 表示。

$$r = \frac{\sum(X-\bar{X})(Y-\bar{Y})}{\sqrt{\sum(X-X)^2 \sum(Y-Y)^2}}$$

r 没有单位,其值为 $-1 \leq r \leq 1$。r 为正、负、零时分别表示正相关、负相关和不相关。$|r|=1$ 时为完全相关。注意:相关并不一定是因果关系。

【例 1-16】

某地 12 名妇女的年龄与收缩压数据如表 1-21,试计算年龄与收缩压的相关系数。

表 1-21 12 名妇女年龄(岁)与收缩压(KPa)测量结果

序号	1	2	3	4	5	6	7	8	9	10	11	12
年龄	56	42	72	36	63	47	55	49	38	42	68	60
收缩压	19.6	16.7	21.3	15.7	19.9	17.1	20.0	19.3	15.3	18.7	20.2	20.6

用前述公式计算 $r = 0.894$，查 r 界值表得 $r_{0.05(10)} = 0.497$（自由度 $= n - 2$），$r_{0.01(10)} = 0.658$，本例 $r = 0.894 > r_{0.01(10)} = 0.658$，$P < 0.01$，表明两变量间有相关关系。

(二) 直线回归

直线相关分析可说明两个变量间直线相关的性质和密切程度，而回归分析的主要任务是确定自变量与因变量的依存关系。直线回归方程的一般表达式为：

$$Y = a + bX$$

式中 X 为自变量，Y 为因变量的估计值。a 为样本回归直线在 Y 轴上的截距，b 为样本回归系数，即回归直线的斜率。$b > 0$ 时直线从左下方走向右上方，即 Y 随 X 增大而增大；$b < 0$ 时直线从左上方走向右下方，即 Y 随 X 增大而减少，$b = 0$ 时直线与 X 轴平行，即 Y 与 X 无直线关系。

$$b = \frac{\sum(X - \bar{X})(Y - \bar{Y})}{\sum(X - \bar{X})^2} \qquad a = \bar{Y} - b\bar{X}$$

仍用例 1-16 的资料，计算得 $b = 0.1507$，$a = 10.8139$。对回归系数 b 进行假设检验，也认为年龄与收缩压之间有直线关系。回归方程为：

$$Y = 10.8139 + 0.1507X$$

相关与回归是既有区别又有相互关系的两种统计方法，若是想定量地描述两个变量间相互关系的密切程度，应做相关分析；若想定量地描述两个变量的依存关系，以便由一个变量的数值去推算另一个变量的数值，则应做回归分析。

由样本求得的回归方程也有抽样误差，因此需要判断回归系数 b 的值是否由回归系数 $\beta = 0$ 的总体抽得，常用 t 检验方法来判断。r 和 b 的假设检验是等价的，即对同一样本，二者的 t 值相等。由于 r 的假设检验较简便，常在实际应用中以 r 的假设检验代替 b 的假设检验。

应用相关与回归分析时应注意：

第一，分析要有实际意义，不能对毫无关联的两事物或现象进行相关或回归分析。

第二，相关关系不等于因果关系，也可能仅是表面上的伴随关系。当对现象发生的原因一无所知时，相关分析有助于寻因。

第三，不能仅根据相关系数绝对值的大小来推断两事物现象之间有无相关关系及其密切程度，而必须进行相关系数的显著性检验。另外，不要把相关系数检验的显著性误解为两事物或现象相关的密切程度，例如，对 r 检验的结果 $P < 0.01$ 可比得出 $P < 0.05$ 更有理由认为相关关系成立，但并不能得出相关关系更密切的结论。

第四，回归方程一般只适用于自变量原始数据的范围内，不能随意外推。因为在这些观察值范围以外，两变量间不一定也呈同样的直线关系。

总之，由于计算机统计软件的出现，进行直线相关与回归分析已经非常方便。问题的关键是做直线相关与回归的分析要有实际意义，即资料之间是否存在本质联系要靠专业知识来解释，统计方法只能帮助人们揭示数据之间内在的统计规律，而不能创造规律，这一点要给予充分重视。事实上，在 PT 疗法学临床实践中，很少有具有使用价值的直线回归方程存在，本节就不再进行这方面的实例分析。

（刘克敏）

第四节 医学科研论文写作与交流

一、医学论文的性质与特征

医学论文是指讨论或研究医学范畴中学术问题的议论说理性的文章,即直接阐明论述医药卫生学中客观事物的道理,反映医学事物的本质、规律及特殊现象,以表明作者的见解和学术观点的文章。

运动疗法科研论文属于医学论文,后者又属于科技文献的重要组成部分,是医学交流与发展的重要信息源,也是记录医学进步的历史性文件,在传播科研成果、交流实践经验、启迪学术思想、推动社会进步方面起到了重要作用。科学论文的特征是由科学研究的性质所决定的。科学研究的本质是创造和无止境地探索未知的过程。它的显著特征是系统性、客观性、继承和创造性。医学研究的基本程序:问题的提出—假说的形成—假说的验证—现象事实资料的收集分析—结论的得出—形成科学论文。论文的形成过程也是科学研究基本程序的描述、概括和反映过程。

论文的特征是:高度的科学性,严密的逻辑性,语言文字的准确、客观、概括性,理论性(由感性上升至理性),规范性

二、医学论文的分类

医学论文的种类较多,体裁各异,主要可分为七大类:(1)评论类;(2)论著类;(3)简报类;(4)病例报告类;(5)综述、讲座类;(6)会议纪要类;(7)消息动态类。

(一)评论类

常见栏目:述评、专论、编者的话、编者按、编后语等。

1. 述评和专论述评类文稿是作者或编者针对某一科研项目或研究专题进行较为广泛而深入的阐述和精辟的评论,也可对某一方面进行深入的专论,要求观点鲜明、针对性强。中华医学会系列杂志常见述评类栏目:述评、专家述评、专家专论、专家论坛、焦点论坛等。

2. 编者的话、编者按及编后语三者均是从编者的角度对某一刊物或某一组、某一篇具体文章的某个观点进行评论或阐述。编者的话一般涉及面较广,内容相对较全面。可以是编者在新的一年开始时对刊物的设想、安排,或是对读者、作者的要求与希望;也可以是对一年工作的回顾与总结;或是对某一期文章的内容进行介绍和评论。编者按和编后语的针对性很强。一般针对具体文章或文章中的某个观点或方法,提出编者明确的观点和见解;或者从具体文章引出带有普遍意义的问题,引导读者展开讨论。编者按和编后语要求简明扼要、观点鲜明、语言精练、用词准确而且慎重。

(二)论著类

医学论文的种类和体裁较多,但其中最基本、最具代表性的是论著(original article)或称为原著,医学论著又包括实验研究、临床研究、临床报告、现场调查研究等,均属于一次性文献,是报道基础、临床、预防等研究成果与实践经验的学术性论文,它们构成了各种医学学术性期刊的核心。只要掌握了论著的基本特征和撰写规范,其他医学论文可以举一反三,触类旁通。

1. 论著的基本要求　医学期刊的质量和水平,主要取决于刊载学术论文的质量和水平。一篇高质量和高水平的论著应当符合以下要求:

(1)思想性:要从辩证唯物主义的观点出发,贯彻党和国家对卫生工作的方针和政策,遵守科学道德,防止政治性错误和泄密。

(2)独创性:要求其内容较已发表的文献有新的发现或发明。基础研究要求选题新,方法先进,有新观点;临床研究要求收集的病例数更多,观察研究更深入,诊断和治疗方法有创新,效果更佳,提出新见解等。许多文稿投至期刊后未被采纳,主要是因为作者仅重复了过去的文献或是教科书的内容,而缺乏新意或创见。

(3)科学性:选题要有足够的科学依据;采用的材料和选择的方法要有充分的可比性和必要的随机性;如实反映研究过程,准确提供观察数据,全面分析研究资料;推理具有逻辑性,结论强调严谨性。

(4)实用性:除少量纯理论研究性论文外,大多数医学论著应结合临床、预防工作的实际。论著的实用价值越大,指导作用越强,读者越欢迎。

(5)可读性:医学论著的文字表达要准确、简练、通顺。要使用规范化的科技语体。要使读者用最少的时间,获取最多的知识和信息。

2. 论著的整体结构　多年来,医学论著已形成了一种固定的格式,即:前言(introduction)、材料和方法(materials and methods)、结果(results)、讨论(discussion),国外取其首字母,再加上连词(and),简称为 IMRAD,我们称之为"四段式"。对于大多数医学论著来讲,"四段式"普遍而适用。

(1)前言(或称导言):主要概述研究的背景、目的、研究思路、理论依据、研究方法、预期结果和意义等。某些研究有必要交代研究开始的年月。目的是使读者对本文的主旨和背景有概括的了解,以引出下文。

前言要求点明主题,抓住中心。可以少量引用以往的重要文献并加以分析,但不可长篇幅追溯历史,罗列文献。不要轻易使用"国内外首创"、"文献未见报道"、"前人未曾研究"等提法,防止不恰当的自我评价。前言部分以≤250 字为宜。

(2)方法:主要介绍研究对象(人或实验动物,包括对照组)的选择及研究所采取的方法。常用标题有"材料和方法"、"对象和方法"、"资料和方法"等。

1)治疗性研究要说明是否为前瞻性的随机同期对照研究;诊断性研究则应交代诊断试验的金标准,新试验的理论依据和方法等。临床研究必须介绍病例和对照者来源、选择标准及一般情况等,并应注明参与研究者是否知情同意。

2)实验研究需说明动物的名称、种系、等级、数量、来源、性别、年龄、体重、饲养条件和健康状况等。

3)个人创造的方法应详细说明"方法"的细节,以备他人重复。改进的方法应详述改进之处,并以引用文献的方式给出原方法的出处。直接引用他人的方法,应以引用文献的方式注出方法的出处,不需展开描述。

4)药品、试剂应使用化学名称,并注明剂量、单位、纯度、批号、生产单位及生产时间。

5)仪器、设备应注明名称、型号、规格、生产单位、精密度或误差范围。无须描述其操作原理。

6)应说明具体的统计学处理方法及其选择依据。应注意临床研究方法必须以不损害患者的利益为准则,实验研究方法应对临床工作有实际指导意义。

(3) 结果:这是论著的核心部分。论著的学术价值如何,主要取决于这一部分。结果中不应简单罗列研究过程中所得到的各种原始材料和数据,而必须将其归纳分析,得出相应的结论,然后用文字或图、表进行表达。结果的叙述要求真实和准确。不论结果是阳性还是阴性,肯定还是否定,临床应用是成功还是失败,都应该如实反映。论著中的所有数据都要经过统计学处理。对均数和百分率应进行显著性检验,否则易于造成假象。应注意区别结构指标(比)与强度指标(率)的不同。当统计学的显著性检验显示 P 值 <0.05 或 <0.01 时,应分别写为"差异有显著意义"或"差异有非常显著意义"。

(4) 讨论:此段主要是对本研究结果进行评价、阐明和推论。这一部分的内容因文而异,大致包括:阐述本研究工作的原理和机制;说明研究材料和方法的特点及其得失;比较本结果与他人结果的异同,分析各自的优越性和不足;对本研究结果进行理论概括,提出新观点;对各种不同的观点进行比较和评价、提出今后探索的方向和展望等。当然以上问题不可能在每篇文章中面面俱到,要因文制宜,言之有物。讨论要紧扣本研究结果,突出新发现和新观点,避免重复前述内容和以往文献曾报道的内容,但也不能仅仅描述为与他人的报告"相一致"、"相符合"等。讨论一般不列图和表。

3. 论著的层次布局

(1) 文题:要画龙点睛,高度概括全文主旨。中文文题一般<20个字,英文文题应与中文文题内容一致。

(2) 作者姓名和工作单位名称:作者署名表示对论文内容负责,也是对作者著作权的尊重。作者排序按贡献大小。署名人数按杂志要求各不相同。

(3) 中、英文摘要:摘要位于正文前,包括四大要素,即目的、方法、结果、结论。

(4) 关键词:选取反映文章主题概念的词和词组。杂志不同要求不一,一般3~8个。

(5) 正文:要层次清晰,引言之后为材料与方法、结果、讨论、参考文献。

(6) 参考文献:作者通过引用参考文献反映论文的科学依据,体现尊重他人研究成果的态度。文献著录原则:按杂志要求格式引用,文献应是作者直接阅读的原著,而不是间接转引他人阅读的原文,要以近3~5年的文献为主。

(三) 简报类

常见栏目:论著摘要、简报等。

此类文稿是将论著中重要性相对稍差或同类内容已经报道,但仍有一定学术价值可供借鉴的文稿,以简报或论著摘要形式刊出。要求语言简练,内容高度概括,其中应提供主要研究方法、重要结果数据、新的见解与结论。一般以摘要或简报形式在一种刊物发表后,作者还可以全文在他刊发表。

(四) 病例报告类

常见栏目:病例报告、个案分析、临床病理(例)讨论。

一般是介绍少量而典型的病例诊治经验。这类文稿具有实用价值,很受读者欢迎。特别是对某一疾病的首例报道,在国内外具有重要的影响力。要求内容确切、病例资料完整,诊断有科学依据,讨论有针对性。

(五) 综述和讲座类

常见栏目:综述、讲座、系统教程、继续教育园地等。

（1）综述稿的特点：综述是反映某一领域或某一专题研究进展或动态的文稿。可以是国内或国外文献综述，也可以将国内外文献归纳综述。综述要求尽可能将收集到的最新文献资料介绍给读者。文稿所介绍的内容要尽量适合国内已开展的工作或将要开展工作的需要。综述稿内必须将引用的参考文献逐一列出，文内按顺序以角码标示。

（2）讲座、教程、继续教育园地稿件的特点：讲座、教程及继续教育园地稿件是向读者系统介绍某一专业或专题研究方面的基本知识。要求比教科书的内容更深入、更新颖。内容要深入浅出，必要时配合图、表刊出。此类文稿对基层读者有指导和启迪作用。

（六）会议纪要类

会议纪要是医学期刊一种常见的报道形式。包括全国性编委会纪要、重要学术会议纪要。编委会纪要一般是期刊编辑人员亲自撰写，学术会议纪要可以由编辑或参会人员撰写。基本要求：

(1) 交代会议的基本情况，包括会议召开的具体时间、地点及参会人数。
(2) 描述会议的主要议题、重要实质性内容、讨论结果、会议收获及其总的评价。
(3) 要客观论述参会人员发表的不同意见及其论据。
(4) 会议纪要的字数依内容而定，以简明扼要、客观反映会议主题为准。

（七）消息动态类

常见栏目：国内外学术动态、科研简讯、医学新闻、时讯、信息、消息、会议预告等。

此类文稿要特别强调时间性。具有报道及时、快速、简短扼要等特点。要尽量报告其有关学术内容，表达要完整，注意保密性。

三、医学论文的写作

撰写论文的目的在于发表。初学者应循序渐进，先写病例报告、综述等稿件，待积累经验后，再写论著，这样较易成功。投稿前必须仔细阅读相关期刊的稿约，并严格遵守稿约的规定。初次投稿未被采纳，不要气馁，应再接再厉，反复锻炼提高，终必有成。论文写作是一项严肃、认真、艰苦而有意义的重要工作。

四、医学论文的发表与交流

（一）医学论文发表与交流的形式

1. 公开发表与交流　在国内外公开发行的期刊和国际性期刊上发表，或是在国内的全国性学术会议上宣读，或是在国际性学术会议上交流的论文。

2. 国内发表与交流　只限在国内公开发行的期刊上发表，或在国内学术性会议上交流的论文。

3. 内部发表与交流　发表在未公开发行的内部交流期刊上，或在部门学术性会议上交流的论文。

（二）发表的程序

1. 作者将修订誊写的文稿投交有关期刊杂志编辑部（社），由编务人员进行登记后转交编辑。

2. 由编辑对文稿进行初审，衡量其与编辑方针及期刊性质是否相符，以确定是否有送专家审阅的价值，如无送审价值则退还给作者。目前，国内大部分医学期刊杂志编辑部，在收到稿件后三个月内,即可答复作者稿件刊用与否,也有四个月或半年答复作者的。

3. 对于有送审价值的文稿,为了使两位审稿人同时审稿,来稿需一式两份。其中一份应是原手写稿,另一份可用清晰的复印本,作者自留复印本。如果系电子版稿件,则以电子邮件方式进行传送。

4. 对专家的审稿意见,必要时经过整理,转达作者本人修改,或说明不宜刊用的原因。作者与编辑可面对面进行协商讨论,也可用书信形式转达讨论的意见。审稿人是编辑的顾问,而不是稿件最后的仲裁人。因此,作者认为审查意见有出入时,还可向编辑提出重审的要求。

5. 编辑部或编委会根据稿件审查意见,确定稿件的取舍。对不宜刊用的稿件,应及时退给作者或由作者自行处理。对要刊用的稿件,需认真地进行编辑加工。

6. 送印刷厂付印。包括排版、制版、毛校、作者校样、编者校样、对红、审签付印等。作者在论文发表过程中需配合期刊编辑做一些所要做的事,主要是在定稿前与编辑交换意见、修改文稿、描图制表及校对清样等工作。

(张军卫)

第五节　计算机网络在医学科研中的应用

计算机网络(Internet)上医学信息资源的快速查找与充分利用,不仅能为医学研究者提供有价值的信息和研究手段,而且能提供很好的交流平台。目前人们都在利用其适时性、快捷性、无时空和地域局限性进行学术交流和寻求帮助。通过 Internet 这一高效通道,能以最方便的途径获取知识、传播知识、利用知识,以快捷的方式进行研究成果的交流与合作创新,从而推动医学的快速发展。

一、Internet 网络医学信息资源的检索和利用

(一)网络检索

Internet 上的生物医学信息资源数量大、分布广、离散程度高、组织形式多样、更新速度快、检索方式灵活、规范化程度不高等,均给检索者带来了许多困难。因此,医教研人员有必要学会使用搜索引擎,掌握一定的网络搜索方法和技巧,熟悉医学文献的数据库检索技巧。

1. 搜索引擎查询技巧　搜索引擎一般提供两种查询方法,即简单查询和复杂查询。简单查询是根据输入的关键词或查询语句不加限制地进行查询,这样得到的查询结果非常全面,但不一定准确;复杂查询是根据给出的一些搜索引擎支持的查询条件,让搜索引擎查询出符合查询条件的信息,这样的查询结果一般很准确。不同的搜索引擎,提供的复杂查询功能和实现的方法各有不同,网站中一般都有"帮助"或"说明"解释各自的功能和方法。下面介绍一些常见的功能。

(1)模糊查询:模糊查询又称为智能查询。在查询一些较模糊或就某一课题的网络资源进行调查、摸底、纵览时应使用多元搜索引擎。输入关键词时,搜索引擎可反馈关键词的网址,也可反馈与关键词意义相近的内容。比如,查找"新生物"一词时,模糊查询会包含"肿瘤"、"癌症"等内容的网址。所反馈的网址的排列,一般是关键词排在最前边,其次是相近

词。

(2) 精确查询:精确查询也称细节查询。是指精确地选择某一个关键词或词组,强调获取较为具体、特定的信息时,一般利用关键词进行大范围的快速检索,方便、快捷地查询到针对性较强的检索结果,精确查询一般是在文字框中输入关键词时,要加一对双引号。

(3) 运用逻辑条件限制:通过一次输入多个关键词进行检索,各关键词之间可以是"和"、"或"与"非"的逻辑关系。

(4) 限制查询范围:范围限制的功能可以使人们在某一范围中查询和搜索指定的关键词。查询范围限制有的靠限制符实现,如用"t:"限制查询词必须出现在篇名中;用"u:"限制查询词必须出现在网址中;有些通过下拉式菜单实现。

现有的搜索引擎大都采用自然语言与布尔语言查询并用的查询方法。用自然语言查询一般只能实现简单查询,查准率较低;用布尔语言查询采用 and, or, not 等算符,以及截词、邻近、括号嵌套表达式等限定方法,查准率较高。由于搜索引擎没有统一的建站标准,所以各家所用的查询方式及查询限制也各有不同,在使用时应当先查看每个引擎的帮助文件或有关资料。

(5) 利用搜索引擎准确查询:

1) 要确定查询策略:根据所需要的信息类型选定查询方式、查询范围、查询时间等,并确定采用什么样的限制方法。

2) 选定合适的搜索引擎:如果要想查中文信息最好选用中文站点,查英文信息最好选用英文站点,另外还要根据所需信息内容选定站点。

3) 及时修改查询策略:如果一开始制定的查询策略在某些搜索引擎中没有查到想要的信息,或者在查全和查准方面没有达到预期,那么就要调整查询策略,改换搜索引擎。

2. 医学信息检索入路

(1) 医学专用信息搜索工具:当前,Internet 上可用于医学信息检索的搜索引擎可分为两大类:一类是通用搜索引擎,如 Google、Yahoo、百度、搜狐、新浪等;另一类则是专业搜索引擎,即针对某个专门领域或主题采取自动和人工方式进行资源搜集、整理而成的搜索引擎。一般来说,通用搜索引擎没有针对医学专业的特点进行优化,检索结果不能充分满足医学专业的查询需求,但对了解某一课题在整个科学领域内与其他学科之间的相互关系,制定宏观的检索方针可能有所帮助。用于搜索网络医学信息资源的医学专业引擎把数据库技术、Web 技术、传统医学信息组织的有关理论和方法有机地结合起来,成为目前查询 Internet 医学信息资源的主要工具。如 Medical Matrix,Medscape,Medical World Search,ClinWi eb International,HONcode,HealthWeb,Healthatoz, MedHunt, MedFinder, HealthGate 等。

(2) 通过国内高校或机构网页上提供的电子期刊导航查找:例如中国医科大学图书馆生物医学电子图书馆(http:www.cmu.edu.cn),北京大学医学图书馆(http://library.bjmu.edu.cn)。

(3) 直接进入医学相关数据库进行检索。

3. 医学信息检索途径 医学信息检索通常为字段检索,常用的字段检索方法有自由词检索、主题词检索、分类检索、著者检索、引文检索等多种。

(1) 自由词检索:自由词是作者写作时使用的自然词语,包括标题词、关键词、文摘词、全文词。优点是不受词表约束,缺点是只能检索到与检索提问形式一样的词,但不能检索到表达同一概念的不同形式的同义词。

(2) 主题词检索:主题词是一种规范化的检索语言。主题词的规范作用在于对同义词、近义词、拼写变异词、全称与缩写等进行归并,以保证一词输入,多词命中,避免漏检。主题词检索受主题词表控制,最成熟的医学主题词表是美国国立医学图书馆的医学主题词表(MesH)。

(3) 分类检索:在分类法中,用数字或数字加字母构成的分类号代表相应的概念。这些概念有反映上位类与下位类之间从属关系的,也有反映同位类之间并列关系的。分类检索普遍用于图书馆馆藏目录查询系统以及中文数据库,但西文数据库很少采用。国内最常用的是中国图书馆分类法。

(4) 著者检索:采用文献上署名的作者或编者的姓名作为检索词。其规则是姓在前,名在后。欧美作者在原文署名时,名在姓之前,因此检索时要进行姓与名的转换。

(5) 引文检索:引文检索是以被引用文献(参考文献)为检索起点来查找引用文献的过程。其检索词为被引用文献的作者,或反映被引用文献主题的词,或被引用文献发表的刊物名称。

(二) 常用医学数据库简介

1. 中国万方数据库 Chinainfo (http://www.wanfangdata.com.cn) 是检索中文电子期刊的首选。该网站是由中国科技信息研究所网络中心与万方数据(集团)公司联合推出的,它集纳了我国12大类的50多个类目的1000种学术核心期刊全文内容上网,其中有医药卫生杂志近200种(含中华学会系列刊物63种)。数字化期刊从类目顺级进入各刊主页,继而浏览期刊全文内容,设有检索查询、新闻快递、网上投稿、在线订阅、网上邻刊、数字化论谈等栏目。

2. 中国期刊网(http://www.cnki.net) 中国期刊网(简称CNKI)以中国学术期刊电子杂志社编辑出版的《中国学术期刊(光盘版)》全文数据库为核心,共收录有1994年以后国内6000余种期刊,其中题录、摘要1000余种,期刊全文5000余种,涵盖自然科学、工程技术、人文社科各个领域。自1999年6月正式开通后,每日更新,已经形成世界上最大的中文期刊文献全文数据库。全部期刊分为9个专辑,具有文章篇名、分类、关键词、摘要、作者、机构、引文、基金等十多项检索入口,并具有关联检索、逐项检索、摘录、编辑、下载打印等功能。其突出特点是原版显示、图文混排、公式图表一应俱全。

3. 中国生物医学文献数据库(CBMdisc) 该数据库是中国医学科学院医学信息研究所开发研制的综合性医学文献数据库,收录了1981年以来近千种期刊,以及汇编、会议论文的文献题录,年增长量约20万条,内容涉及基础医学、临床医学、预防医学、药学、中医药学及医院管理等。

4. 中文生物医学期刊数据库(CMCC) 该数据库是由解放军医学图书馆开发的生物医学文献数据库系统,是目前我国医学文献收刊较全(1200多种),更新速度较快(半月更新),信息容量较大的文摘数据库。CMCC创建于1994年,年新增文献量18多万条,内容涵盖了生物医学的各个领域及边缘学科的相关领域。

5. PubMed 是美国国立医学图书馆(National Library of Medicine,NLM)的国家生物技术信息中心(National Cen-ter for Biotechnology Information,NCBI)开发的一个以网络为基础的检索系统,为一官方接点,是NCBI庞大的检索体系Entrez的一部分。其网址为http://www.

ncbi. nlm. nih. gov/PubMed。PubMed 医学文献检索服务系统的检索内容包含 Med－line、Pre-Medline 医学文献数据库及其他电子出版文献。Medline 是美国国家医学图书馆(NLM)最重要的文献目录数据库,内容包括美国和其他 70 多个国家出版的 4000 多种杂志中论文的书目引文和作者摘要。

6. ProQuestt（http://proquest. umi. com/） 是由美国 Bell &Howell Information and Learning 公司(原为 UMI 公司)出版的一种综合性电子数据库资源,它包含各种杂志、报纸和期刊中原始出版的数百万篇文章。常用于查找医学文献的是 ProQuest Health &Medical Bundle 数据库。

7. 免费美国专利数据库(http://www. uspto. gov) 该数据库由美国专利和商标局提供,包括专利全文数据库和文献数据库。它收录了 1976 年 1 月 1 日至今的美国专利。

8. 中国专利文摘数据库(http://www. patent. com. cn) 该数据库包含了中国专利局从 1985 年以来公布的所有发明和实用新型专利(其中含许多医药专利),可用关键词、发明名称、国际专利分类号(IPC)等进行检索。

9. 中国专利信息检索系统(http://www. cnpat. com. cn/search. asp) 该检索系统共提供 18 个检索入口(如:申请号、IPC 分类号、发明人、申请人、发明名称等),用户可以选择其中一个或多个填写相应的检索式,并允许对各个检索式的检索结果进行复杂的逻辑运算。

(三)互联网上的康复医学信息资源

目前,互联网上的康复医学信息资源主要有:康复医学学术会议资源网络、康复医学数据库以及与康复医学有关的网络刊物等。

1. 康复与物理医学文献光盘 该数据库收录了 70 个国家、3600 种生物医学期刊中近十年来有关康复和物理医学的摘要,每 3 个月收录一次最新文献。收录范围包括:康复医学的功能诊断、功能检测和评估,以及社会康复、职业康复和教育康复等。该数据库为目前世界上最大的康复医学专科文献库。

中文"残疾与康复数据库"由中国康复研究中心康复信息研究所承担,国家科技部和财政部项目建设完成,收录了近 40 年来康复医学、康复工程学、康复社会学以及残疾学等方面的论文,并实现了网络化的检索服务,是中国最大且具权威性的专题数据库。

2. 医学康复统一数据库系统 1983 年,美国纽约州立大学的康复医学系在"物理医学和康复学会"及"康复医学会"的支持下,率先开始了医学康复统一数据库系统(uniform data system for medical rehabilitation, UDSmr)的研究工作。该系统的主要目的是使大多数的康复医生能用统一可信的方法来评测残疾的严重程度和医学康复的结果。

3. 功能恢复预测系统 日本东北大学康复医学研究所经过 6 年的努力,于 1993 年研制开发了"功能恢复预测系统"(recovery evaluating system, RES)。该系统将患者入院时的各种资料,通过计算机进行处理,从而对患者的上肢功能、认知功能、社会成熟度及运动年龄等进行预测。

4. 脑卒中统一数据库系统 中山医科大学和广州市残疾人康复中心的学者通过多年的努力,研制并开发了"脑卒中统一数据库系统"(stroke uniform data system, SUDS)。本系统为脑卒中的医疗、教学和科研积累基本数据,能自动对大量的信息和数据进行综合管理和统计分析,并能对脑卒中患者的运动功能、认知功能、日常生活活动能力等进行初步预测,为临床和科研提供帮助。

5. 复康专科资源数据库系统　由香港复康专科资料中心研制并开发了"复康专科资源数据库系统"。该系统建成以来,共收录了残疾人用品用具七千余种,并对其进行整理分类。使用者只要输入相应的主题词或关键词,就可以很方便地查询到有关的残疾辅助用品用具的种类、厂家、产地、用途、价格、代理商等资料。

6. 康复工作运行监测与结果分析系统　康复工作运行监测与结果分析系统(operation monitoring and analysis of results,OMAR)是一个数据库管理系统,是帮助社区康复工作者设计的,对预定的康复目标与康复结果进行追踪、分析、评价的系统,可以提高社区康复的工作效率。

7. 国际功能、残疾和健康分类数据库　由世界卫生组织建立的关于国际功能、残疾和健康分类的专题性数据库,汇集了世界各地有关研究的数据。

二、医学数据库的应用

选择利用在线数据库时,要注意首先阅读不同数据库的用户指南或帮助文件,了解如何进行简单检索、主题检索、限定检索等。有的检索系统还具有分析检索功能,可以帮助检索者找出不准确的检索词,并用适当的检索词代替或增加同义词的检索,以便指定最佳检索路径,提高检索的准确率。

(一)检索的基本过程

1. 主要步骤

(1)明确检索需求及检索目标。

(2)选择数据库。

(3)分析课题,确定检索词。

(4)编制检索式。

(5)调整检索策略。

(6)输出检索结果。

2. 分析课题,确定检索词

(1)在所检数据库主题词与自由词并用时,应首先从相应的主题词表中选择所需的检索词,以便获得最佳检索效果。

(2)没有确切表达课题内容的主题词时,可采用自由词检索,此时应注意以下几点:

1)使用各学科在国际上通用的、文献中出现过的术语,尽量避免选用冷僻词和自选词。

2)对于一些专业性极强的罕见词,确实是课题需要,也可选作检索词。

3)从专业词典、手册、分类表以及期刊中选择检索词或者参考现有的原始文献。

4)考虑同义词、近义词、上位词、下位词等,注意使用缩略语、截词以及西文的不同拼写形式,如"Physical Therapy"缩写为"PT","Occupational Therapy"英文缩写为"OT",都需全面考虑。

(3)分析课题的内容实质,找出隐性的主题概念,将抽象主题转化为具体概念,使用较专指的下位词。

(4)以课题核心概念为主,排除无关概念,把重复概念进行归并,简化检索式,提高检索效果。过多过严的概念组配,很可能导致大量相关文献的漏检,甚至出现检索结果为零的情况。

(5) 初步检索后,浏览检索结果,从记录中重新选择检索词进行检索。这一方法主要适用于检索选词无把握或难以确定恰当检索词的情况。

(二) PubMed 医学文献检索系统应用

该网点免费提供两条 Medline，PubMed 或 Grateful Med 通路,每条通路独具特色。

1. PubMed 基本检索方式(Basic PubMed Search) PubMed 基本检索方式主要对已知作者或杂志或论文名称的情况使用起来比较方便。进入 PubMed 基本检索方式主页后,在检索框(Basic Search)中输入文献作者(Author)、杂志名(Journal Title)等,键入一个或多个检索词(可以为任意词),也可以输入缩略名。输入多个词时,可自动识别成词组。但词数太多时,则以逻辑的方式识别,尤其是出现数字等符号时不易识别成词组。对 PubMed 不能识别检索的词组,需加引号强调。词与词间可用 AND、OR 或 NOT 逻辑进行连词检索。

以文献作者方式检索,作者名的输入格式为"姓+名"。如输入 Freesman DJ,其中"姓"为全称,"名"则为首字母简写形式("名"可以省略)。键入的杂志名称可以是全名,也可以是杂志名的 Medline 缩写格式或 ISSN 杂志号。

键入检索词后,选择检索年限(Limit)及选择文献的页面显示数目。按 Enter 回车键或鼠标激活界面中的"Search"按钮可得到查询文献提要(document summary page)。

2. PubMed 高级检索方式(Advanced Search) PubMed 高级检索方式除了可输入作者名、杂志名和检索词外,还利用下拉式菜单增加了检索范围(Search Fields)和检索模式(Search Mode)的选择框。

(1) 在检索范围 Search Fields 选择条框中,包含如下内容:

1) All fields 指 PubMed 所有检索范围。

2) Affiliation 指联系地址,包含第一作者(主要作者,Primary Author)或其他作者的研究所和联系地址。

3) Author Name,包含论文的所有作者,格式为"姓+名(首字母大写)"。

4) Journal Title 指文献出版杂志的名称。

5) Language 指文献语种。

6) MeSH Major Topic 包含 Medline 检索系统认为最重要的 MeSH 医学主题词表。

7) MeSH Terms,包含所有用来检索 Medline 的医学主题词(Medical Subject Headings)。

8) Modification Date,指文献收入 PubMed 的日期。

9) Page Number (PAGE)指文献在杂志中的起始页。

10) Publication Date,指论文出版日期。

11) Text Words 包括论文标题,摘要中出现的所有述词以及 MeSH 词表和化学物质名称中的个别词。

12) Title Words 仅包括文献记录标题中的词。

13) Volume 指文献所在杂志的出版卷次。

(2) 在检索模式(Search Mode)选择框中,包含自动检索累计(Automatic)和检索词列表(List Terms)检索模式:

1) "Automatic"模式:将对检索框中键入的词按逻辑与(AND)的方式检索,不仅自动显示检索到的符合文献数,而且在"修写当前查询内容(Modify Current Query)"显示框中分别显示单个词的累计文献数。可进行查询修改,以逻辑或(OR)、逻辑否(NOT，BUTNOT)等方式检索。亦可在"添加限制查询述词(Add Terms to Query)"的栏目中键入其他限制述词。

2)"List terms"检索词列表式检索：在检索框中键入一个或多个文本述词(text words)、关键词(key words)或论文作者(Article Author)，将检索到所有的以给定词开头的词或词组的文献。选定其中的词或滚动条框框外词(scroll listup/down)做进一步的检索结果显示，选择多个词的话，则会显示各个词相应的文献数累加结果。显示检索数目后，与"Automatic"模式一样，可做"增添限制述词检索(Add Terms to Query)"或"修改当前检索内容(Modify Current Query)"。

(三) 显示检索文献(Retrieving Documents)

当检索结果的文献数目较少，且能满足需要时，按"Retrieve（检索）"按钮即显示检索到的文献内容列表，包括文献的标题(Title)，作者(Author)及出版杂志、页码及日期(年)，这个列表称为文献摘引列表(Document Summary Page)。可根据需要显示详细内容，每条文献均有好几种显示格式。

查询结果的显示选择：查询结果的显示选择框(Display)中有 8 种显示方式可供选择，可按各自需要获取信息。

（白金柱）

第六节　科研基金申请、成果申报与鉴定

一、科研基金申请

医学科研课题是为探索解决医学研究领域中某一科学技术问题而提出设想及其依据，提出目标并设计实施方案与措施的一个最基本的研究单元，具有拟探索解决医学科技问题的明确而具体的目标。在初步确定了科研选题项目之后，科研人员需向主管部门或资助部门提出申请，要求开题和资助，即进行科研基金申请。

科研经费拨款制度改革以后，国家、有关部门和单位都列入竞争的体制，推行课题招标合同制，故将《科研项目课题基金申请书》，统称为标书(bid sheets, research protocol)。在进行招标时，都要确定重点研究的课题，医药卫生科技人员根据招标部门所规定的范围、内容和要求，结合自己科研工作的优势，选择课题(可以是分解的子课题)，书写标书，进行投标。除国家重点课题外，还有一部分自选课题，完全由科技人员根据自己的特长及实力和本单位的需要自行选定，而后投标竞争。为提高中标的概率，在投标之前，一定要对科研基金申请情况有一个详细的了解。

(一) 课题申报范围和渠道

科研基金的申请有多种渠道，不同的经费渠道各有其性质和特点，熟悉这些性质和特点，可以提高申请科研基金的成功率。一般将医学科研基金类型分为基础研究、应用研究和应用基础研究三大类，另外还有产业化的研究类型。

根据基金来源的不同渠道，一般可划分为国家设立的基金，各部委、省市设立的基金，社会团体、社会名流设立的基金，国际合作项目等。

1. 国家科技部 www.most.gov.cn 代表项目如下：

国家高技术研究计划(863)项目。

国家科技攻关计划项目。

国家重点基础研究计划(973)项目。

科技基础条件平台建设计划。

国际科技合作计划。

2. 国家教育部 www.cscse.edu.cn 代表项目如下：

留学回国人员科研启动基金。

优秀博士论文专项基金。

跨世纪人才基金。

3. 国家人事部 www.chinatalents.gov.cn 留学人员科技活动项目择优资助经费项目。

4. 国家卫生部 www.moh.gov.cn 代表项目如下：

科技攻关支撑计划。

优秀青年科技人才基金。

临床专项。

5. 国家中医药管理局 www.satcm.gov.cn

6. 国家自然科学基金 www.nsfc.gov.cn

项目体系：A、面上项目；B、重点项目；C、重大项目；D、专项基金项目；E、联合基金项目；F、国际（地区）合作与交流项目。

人才体系：A、青年科学基金；B、国家杰出青年科学基金；C、海外青年学者合作研究基金；D、香港、澳门青年学者合作研究基金；E、创新研究群体科学基金；F、国家基础科学人才培养基金。

7. 省市科委或卫生厅局 北京市科委 www.bjkw.gov.cn A、科技计划项目；B、国际合作项目；C、科技新星计划；D、北京市自然科学基金。

8. 本系统基金 如军队医药卫生科研基金项目。

9. 其他基金项目 代表项目如下：

国际合作：美国NIH基金、欧盟第七框架计划等。

学会、基金会、企业：中华医学会、吴阶平医学科研基金等。

(二) 医学科研申请书撰写

申请书既是研究课题的分阶段、分步骤的细化工作，是开题报告，又是研究经费申请所必备的文字材料。申请书是表达申请者思想及科研水平的主要形式。申请者必须通过申请书将自己的工作设想、学术思路及工作能力充分地表达出来，使同行专家和主管部门认可，才有可能得到资助。

完整的医学科研申请书应该包含题目、立题依据、研究目的、设计方案、研究对象、研究方法、统计方法、预期结果、伦理问题、经费预算、进度安排等方面的内容。申请书的4要素（WWWW）：你想做什么（What do you want to do），你为什么要做（Why do you do it），你打算怎么做（What is your plan），你做过什么（What have you done）。

1. 课题名称的拟定 课题名称应简明、具体、新颖、醒目，并能确切反映课题的研究因素、研究对象、研究内容、研究范围及它们之间的联系。课题名称所反映的内容必须与申报内容相符。

科研题目一般不超过 25 个字,应该同时包括处理因素、受试对象(或实验对象)和预期目标(或预期效应)三部分。预期目标越具体,实验对象越清楚,使用方法和指标之间的联系越明确,预期结果就越可信,这样的课题名称也就越有吸引力。如"免疫因子介导的炎症疾病的发病机制研究"、"脊髓损伤后大脑皮质脊髓束神经元的形态学变化和凋亡研究"。

2. 简表的填写　简表的填写非常重要,填写时一定要仔细。简表包括项目的中文名称、研究类型、申报项目类别、申报学科及代码、申请金额、起止年月、所用实验室,申请者的基本情况、隶属关系、地址,项目组成员(每一个成员均由自己签名)的构成及分工,摘要等内容。

摘要包括使用的主要方法、研究内容、预期结果、理论意义及应用前景(或预期的经济效益)等内容。评审专家十分注意阅读摘要,申请人务必认真填写。摘要应能简明扼要地展示本研究课题的立论依据和已有的实验基础,关键词数目不多于 5 个,中英文主题词应一致。

例如 2008 年获得国家自然科学基金的项目"脊髓损伤后大脑皮质脊髓束神经元的形态学变化和凋亡研究"摘要:

目前脊髓损伤的研究热点主要集中在脊髓受损节段局部,而脊髓损伤后大脑皮质的变化尚较少被关注。如果在脊髓损伤中受损皮质脊髓束(corticospinal tract CST)对应的大脑 CST 神经元发生继发性逆行性病理改变,则可能影响到作为其轴突的 CST 再生、重建和功能恢复。本研究建立大鼠脊髓完全性横断损伤模型,通过光镜组织形态学观察、透射电镜神经元超微结构观察、免疫组织化学和荧光定量 RT - PCR 技术检测神经元凋亡,研究脊髓损伤后受损 CST 对应的大脑 CST 神经元形态学变化以及凋亡状况,并初步探讨其发生机制,完善和补充脊髓损伤相关研究。这对全面客观反映脊髓损伤后神经系统的基本状态以及探讨脊髓损伤新的诊疗策略具有一定意义。

主题词:脊髓损伤;皮质脊髓束;脑皮质;神经元;凋亡。

3. 立论依据的撰写　立论依据包括研究目的、研究意义、对国内外研究现状的分析及参考文献等几部分内容。明确地告诉同行专家你想做什么,为什么要这么做,使专家认识到资助该课题的必要性和可行性。

申请者应对申请项目所涉及领域的国内外研究现状、学术前沿、进展程度、发展趋势、同行研究的新动向等加以阐述。在分析存在问题的基础上,找出本课题研究领域中的空白点、未知数、技术关键,从而确立本课题。基础研究项目重在结合国际上的发展动态、科学意义及创新的学术思想;应用基础研究项目重在结合学科发展的同时,围绕我国国民经济和社会发展中的重要科技问题,论述其潜在的应用前景。列出引用的主要文献,一般以 10~20 条为宜(必须是申请人确实阅读过的),也可引用自己的论文,但不宜过多。所以,申请书的撰写质量是课题申报成功的关键。各类科研基金申请书的格式和写法略有不同,建议仔细研读分析相应基金的指南,并参考既往获得资助项目的范例。

4. 研究方案的撰写

(1)研究目标、研究内容和拟解决的关键问题:这一部分的撰写要把握有限目标、抓住关键、重点突破、力求创新。

有限目标,即研究内容要适度,考虑到科学研究无止境,不可能在一个项目或一次研究中将所有或众多的问题都解决,而且科学基金的资助强度也是有限的。抓住关键,即研究内容中所涉及到的科学问题中的关键点,只要关键问题解决了,本研究所涉及的各个问题就可迎刃而解。重点突破,要求在有限目标的基础上,真正解决一个或几个关键的科学问题,取得所期望的进展和成果。力求创新,即研究内容必须在学术上创新,在前人(也包括自己)工作基础上有所发现、有所发明、有所前进,提出或完善新理论、新学说、新方法,解决没有解决的问题。

以2008年获得国家自然科学基金的项目"脊髓损伤后大脑皮质脊髓束神经元的形态学变化和凋亡研究"为例可以说明此类问题。

1)研究目标:

①研究脊髓损伤后,轴突受损的皮质脊髓束神经元是否发生了病理学改变及凋亡相关表达变化。

②将脊髓损伤后大脑皮质神经元的变化与现有的脊髓局部研究结果进行整合,力求更全面地揭示脊髓损伤后神经系统变化的过程。

2)拟解决的关键问题及其解决方法:

①观察脊髓损伤后轴突受损的皮质脊髓束神经元是否发生了逆行性病理改变,是否发生了凋亡。

应用动物脊髓损伤模型,从形态学、免疫组化、基因表达角度研究脊髓损伤后受损的皮质脊髓束相应的神经元的病理以及凋亡表达的变化,并初步探讨其发生机制。

②揭示脊髓损伤后大脑皮质脊髓束神经元的动态变化规律。

在脊髓损伤后各个时间点观察轴突受损的皮质脊髓束神经元的变化规律,并与现有的脊髓局部研究结果进行整合,力求更全面地揭示脊髓损伤后神经系统变化过程。

(2)拟采取的研究对象、技术路线、实验方案及可行性分析:

1)研究对象:写明选取实验动物的种属、品系及来源、性别、体重、月龄,及一般条件要求;分组的原则、名称和方法;造模方法和成功标准,实验给药方法、剂量、疗程、反应处置及记录等。

2)技术路线:指具体实验及观测的程序和操作步骤,可采用流程图或示意图。要求可信、可行、写出本课题的技术关键及其解决的思路,技术路线适宜用图表示,直观,明确,一目了然。研究指标要新,应有内在的联系和一定深度。

以2008年获得国家自然科学基金的项目"脊髓损伤后大脑皮质脊髓束神经元的形态学变化和凋亡研究"为例说明其技术路线:

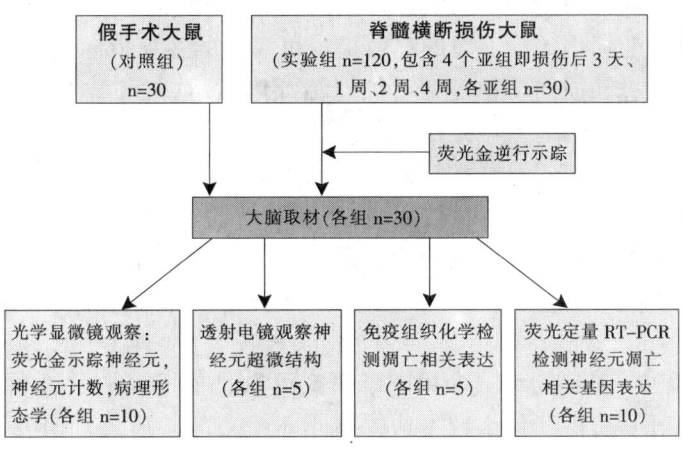

3)实验方案:应写明具体实验方法和操作流程,若由申请人改进或使用创新性的研究方法与手段,一定要详细阐述改进点、改进依据和改动的原因,采用新方法的优势。

4)可行性分析:对技术路线的关键步骤、新的或关键的技术、实验中涉及的实验动物模型的建立等技术问题,以及可能出现的问题的解决措施和实施方案,进行可行性分析或自我评价。分析所提出的研究方法、技术路线、实验方案是否合理、可行,能否通过所提出的研究方法与技术途径获得预期成果。

以 2008 年获得国家自然科学基金的项目"脊髓损伤后大脑皮质脊髓束神经元的形态学变化和凋亡研究"为例说明其可行性分析:

①从立项依据分析:研究背景清晰,脊髓损伤研究的焦点主要集中在脊髓损伤受损节段,而脊髓损伤后脑皮质的变化尚较少关注,少量的研究也存在争议。因此,本课题研究脊髓损伤后受损 CST 对应的 CST 神经元病理以及凋亡表达的变化,并初步探讨其发生机制,完善和补充脊髓损伤相关研究。这对全面客观反映脊髓损伤后神经系统的基本状态以及探讨脊髓损伤新的诊疗策略具有一定意义。理论上是有创新的、可行的。

②从研究内容分析:从脊髓损伤后受损 CST 对应的 CST 神经元计数、病理形态学以及凋亡表达分析,较全面地反映了神经元的变化,可为结果评估提供充分依据。

③从研究方法分析:光镜组织形态学观察、透射电镜神经元超微结构观察、免疫组织化学、荧光定量 RT-PCR 技术检测神经元凋亡表达,方法均较成熟,文献广泛采用,不存在争议,研究结果可信度强。

(3)本项目的创新之处:在书写时应着重于与他人研究的主要不同之处和本项目自身的特点。创新点应具有必要性和可行性。创新点不可过多,一般 2~4 条。

以 2008 年获得国家自然科学基金的项目"脊髓损伤后大脑皮质脊髓束神经元的形态学变化和凋亡研究"为例说明其特色与创新之处。

①关注脊髓损伤后大脑皮质脊髓束神经元的病理变化,目前尚未得到相关领域的足够重视。

脊髓损伤研究的焦点主要集中在脊髓损伤受损节段,而脊髓损伤后脑皮质的变化尚较少关注。本研究应用大鼠脊髓损伤模型,运用病理形态学、免疫组织化学、实时荧光定量 PCR 等技术,研究脊髓损伤后受损 CST 对应的 CST 神经元病理以及凋亡表达的变化,并初步探讨其发生机制,完善和补充脊髓损伤的相关研究。这对全面客观反映脊髓损伤后神经系统的基本状态以及探讨脊髓损伤新的诊疗策略具有一定意义。

②为评价各种脊髓损伤治疗手段的疗效提供可对照的客观指标。

该研究过程中对脊髓损伤动物模型不加以治疗因素,这就使我们的观测结果为评价各种治疗因素(组织工程学方法、基因疗法、细胞移植疗法等)的疗效提供多方位、客观的回零状态值(即未加治疗因素的对照值),从而可以明确对比出这些治疗因素所带来的对大脑皮质神经元的影响,以判定其疗效的可靠性和临床应用前景。

(4)年度研究计划及预期进展:对研究工作做阶段性的安排,如以 3~6 个月为一个工作单元安排计划,应具体、可行,并有明确、具体、客观的进度考核指标,各工作单元之间应具有连续性。

(5)预期研究结果:基础研究或应用基础研究可以是拟发表文章若干篇或获什么专利、成果,预期解决什么问题,得到什么技术成果或学术论点等。应用性研究课题,侧重推广应用前景及其间接的经济效益和社会效益预测。

5. 研究基础的撰写

(1) 研究工作的基础：项目申请者即主持人及主要参加者所做的与本项目有关的研究工作积累和已取得的研究工作成绩要尽可能详细地在申请书中反映。要求研究队伍的组成结构合理，包括职称结构、知识结构等；以往主要的与本项目相关的工作积累和成果，包括必要的预试验、试验方法建立、动物模型建立等工作及取得的初步成绩，附加上相关文章或材料。

(2) 实验条件：介绍基本实验条件，包括仪器设备、关键性的试剂药品、合格的实验动物，已有的协作条件、原材料及加工条件，尚缺少的实验条件和拟解决的途径，包括利用国家重点实验室和部门开放实验室的计划与落实情况。

(3) 负责人及其主要成员的专业水平和能力：介绍主要成员的学历及工作简历，提供近期已发表的与本项目有关的论著目录和获得学术奖励情况及在本项目中承担的任务。论著最好是近3年发表的，要求注明论著中全部作者名单和顺序，论文题目，发表年月，期刊名称，卷、期和起止页。

6. 经费预算　经费预算合理、具体、可信，额度要适中。要根据基金项目的来源、类型和以往项目的资助额度确定经费预算。项目经费预算包括申请资助总金额和年度预算金额，其他经费来源和数额，预算支出科目、金额及支出理由和根据。

(1) 预算支出科目具体包括的内容：

1) 研究经费，实验材料费。

2) 仪器设备费。

3) 实验室改装费和协作费等。

4) 项目经费、国际合作与交流经费。

5) 劳务费。

6) 管理费：管理费一般不超过5%。

(2) 说明：经费预算项目过于简单或不全面，经费安排不当，设备费用占总经费比例过大等会被视为经费预算不合理。

7. 其他内容　在项目申请书的最后，还有一些其他项目，如申请者的承诺、专家推荐意见，以及申请者单位和合作单位审查意见等。

(三) 科研项目申请书中常出现的问题

国家自然科学基金委员会在实际工作中总结出的未能获得资助的项目所存在的主要问题如下：

1. 未能阐明项目所具有的重要的科学意义。

2. 学术思想缺乏创新。

3. 立论依据不充分，或不够清晰，或存在某些错误。

4. 掌握的资料不够全面，不了解国内外最新研究进展情况。

5. 所提出的拟解决的关键问题不合适。

6. 研究方法缺乏科学性或不能解决提出的问题。

7. 实验方案值得怀疑，或有缺陷，或不具体。

8. 研究目标不明确，或太分散、太庞杂。

9. 缺少相关研究工作积累和经验。

10. 缺少必需的实验仪器设备或材料。

11. 研究组成员不熟悉本研究领域,或不能保证充足的研究时间,或组成不合理,或过去承担的项目完成得不好。

二、成果申报与鉴定

(一)科技成果的概念、种类及申报条件

1. 科技成果的概念　科技成果是指某个科学技术课题经过试验、研究、调查、考察之后,得出的具有学术价值或实用价值的结果,包括独创的或经过实验研究改进的科研成果,以及在国外对全部技术资料或关键部分技术资料尚属保密的条件下研制成功的科研成果。对科技成果进行申报和鉴定的目的是对科技成果进行评价、建档、交流和推广。鉴定会对科技成果进行评定后所写的技术文件称为科技成果鉴定证书。

2. 科技成果的种类

(1)科研成果:是指自然科学方面具有创造性的理论研究成果。它可以是认识客观世界方面的新发现、新理论等,它能够阐明自然现象、特征、规律及其内在联系,在学术上具有创新见解,并对科学技术发展有指导意义。

(2)技术成果:主要指能够解决生产建设中科学技术问题的,具有新颖性、先进性和实用价值的应用技术成果,如新技术、新方法、新工艺、新产品、新材料、新设计等。

(3)软科学研究成果:能够推动决策科学化和管理现代化,能够促进科技、经济与社会协调发展的研究成果。

(4)重大科学技术研究项目的阶段性成果:在重大科研项目的某个阶段取得的具有使用价值的,或理论上有突破的成果。

3. 科技成果申报的条件　首先,申报的项目必须是上述提及的科学技术成果。其次,申请的项目还必须具备以下条件:

(1)完成了项目预定的任务,达到了规定的技术指标,对成果的结论没有争议。

(2)学术或技术资料齐全,符合科技档案部门的要求。

(3)应用技术成果应经实践证明其技术上可靠,经济上合理,具备推广的条件。

(4)软科学成果必须已由有关部门采纳或应用。

(二)科技成果鉴定的概念、程序及形式

1. 科技成果鉴定的概念　科研工作结束后,一般都要召开鉴定会,由某部门负责邀请有关研究、设计、试制、使用等单位,根据国家标准,对所取得的科研成果的实际应用意义或学术水平进行实事求是的评价,并提供权威性、结论性意见。其目的在于使广大科技工作者的创造和科技成果及时得到巩固、推广和提高,促进科学技术的发展。这也是对取得成果的研究人员进行奖励的重要依据。

2. 申请鉴定的程序

(1)文件的提交:申请时,必须在鉴定前规定的时间内提交以下文件:①科技成果鉴定申请书;②全套技术资料;③使用单位具有结论性意见的使用报告;④操作规程、说明书等其他相关文件。

(2)鉴定的组织实施:科技成果鉴定实行归口管理。国家科技部负责组织全国性科技成果的鉴定,各地方科委、国务院各部门的科技成果管理机构负责本地区、本部门的科技成果

鉴定工作。

凡是符合鉴定条件的科技成果,均可向上述有关单位申请鉴定。组织鉴定单位在认真审核的基础上,应在一定的时间内(一般为一个月),向申请人作出答复。对需要鉴定的成果,应根据成果的性质确定鉴定形式,聘请专家组成鉴定委员会。

鉴定委员会的成员应具有一定的代表性,一般控制在10~20人。委员会成员应具有该成果相关领域或行业的高、中级专业技术职称,具有较高的学术水平、技术水平和较丰富的实践经验,具有良好的职业道德。

鉴定结论经审核批准后,组织鉴定单位就可以颁发科技成果鉴定证书。

3. 鉴定的主要内容

(1)研究方案、技术路线的理论性。

(2)实验测试、数据处理、结论推断的严密性,科学技术资料的完整性。

(3)达到的指标与预先设计指标的比较。

(4)所达到的学术水平,与国内外同一学科或同类技术相比较所具备的创新点。

(5)实际应用意义和学术水平。

(6)存在的问题和进一步改进的建议。

(7)成果处理意见。

4. 鉴定的形式

(1)会议鉴定:邀请同行专家召开会议,对科技成果进行评价,并作出结论。

(2)检测鉴定:由专业检测机构按国家标准、行业标准或有关技术指标,对成果进行检验、测试和评价,并作出结论。

(3)验收鉴定:由验收单位按照计划任务书所规定的验收标准和验收方法进行测试、评价,并作出结论。

(4)书面鉴定:由同行专家对科技成果的有关技术资料进行审查、评价,然后以书面形式向组织鉴定部门报告,最后由组织鉴定部门汇总,作出鉴定结论。

(三)科技成果鉴定证书的撰写

1. 鉴定证书的主要内容

(1)成果简要说明:

1)成果名称:简要地概括科技成果的内容。

2)任务来源:写明研究任务的来自渠道,是由上级或有关部门下达的,还是接受委托或自选的课题。

3)研究目的和内容、成果的特点及使用:如为应用技术成果,应写明主要技术指标和创新点;如为科学理论成果,应写明基本论点、论据、学术意义及被引用的情况;如为软科学成果,应写明理论依据及应用效果。

(2)技术指标:应是最能代表本成果水平,最能反应本成果技术特征的数据或内容。在简要说明中,应简明、扼要地介绍成果的梗概,以往同类项目的缺陷,本研究的目的及达到的水平。之后,逐条列出主要技术指标。要求纲目清晰。

(3)应用前景和效益预测:这一条的主要内容包括成果推广应用的范围,可能产生的经济效益或社会效益的定量预测,并将这种预测的依据和计算方法附在鉴定证书的最后。

(4)鉴定意见:由鉴定委员会填写,但一般由申请鉴定单位起草稿。本条目是由鉴定委员会对本项科技成果作出的实事求是的评价,是鉴定证书的核心内容。

(5)主持鉴定单位意见:通常为申请鉴定单位的上级部门填写。

(6)组织鉴定单位意见:由负责该项成果鉴定工作的各级科委或国务院各部门科技成果管理机构负责填写,并加盖公章,以示生效。

(7)主要技术文件目录及提供单位:所列文件应是鉴定会确有的文件,每份文件按文件名称、提供单位名称、作者姓名、文件份数依次写出。

(8)主要研究人员名单:包括研究者姓名、年龄、文化程度、所学专业、职务、职称、工作单位、对成果的创造性贡献。按对成果所做出的贡献的大小顺序排名。

(9)鉴定委员会名单:包括鉴定委员会成员的职务、所学专业、现从事专业、工作单位、职务、职称、签名。通常按主任、副主任、委员的顺序排列。

2. 撰写时的注意事项

(1)严守格式,不标新立异。

(2)书写时应力求简洁,避免使用带有鉴定色彩的语句。

(3)成果名称要确切。

(4)起草鉴定意见时,要特别注意客观真实性,对成果评价要恰如其分,既不夸大,也不缩小。在肯定性意见中,要把该成果使用情况、产生的效果充分体现出来;在改进性意见中,要把实验中出现的主要问题或缺陷如实地写出来。要慎用"世界先进水平","国内首创","填补空白"等词。

(5)书写和修订鉴定意见时,应慎重斟酌、用词恰当、评价全面,既不可过高评价,也不能估计不足。如果鉴定委员会内出现不同意见,应予以注明。

3. 鉴定证书初稿常见的问题　鉴定证书初稿对鉴定会能否顺利进行和鉴定意见的形成有直接影响。常见问题有:

(1)项目名称不确切,名称大,内容少;用词含糊不清,易产生歧义。

(2)技术总结和简要说明过长,不得要领。

(3)对成果水平估计不准确,多估计过高。

(4)鉴定意见用词不准确。

(白金柱)

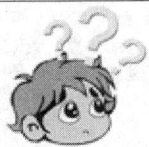

思考题

1. 临床科研的基本流程及方法。
2. DME 的深刻含义。
3. 什么是定量、定性资料?
4. t、F、χ^2 以及秩和检验的适用范围。
5. 医学论文的分类、书写的基本格式及方法。
6. 科研基金申请的基本流程及方法。
7. 在网络上查找感兴趣的文献的技巧。

第二章　物理疗法研究

> **学习目标**
> 1. 掌握科研项目的确立方法以及实验、非实验性研究设计。
> 2. 熟悉抽样与分组和单因素统计分析。
> 3. 了解循证医学方法在 PT 研究中的应用。

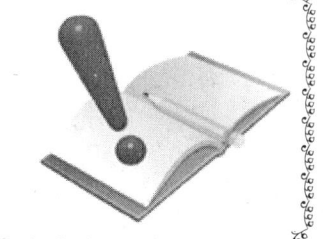

物理疗法研究(research in physical therapy)就是物理治疗师证明自己的日常医疗实践活动是否使病人的生活质量得到改善的过程。康复医学正处在一个发展迅速、对日常医疗活动的责任要求更强的时代,笼统地说"我们的治疗有效或病人对我们的治疗比较满意"已经不符合时代的要求。作为一个物理治疗师必须主动地去寻求能证明自己日常治疗有效的客观证据,并根据这种结果来调整或改善自己的医疗实践活动。物理治疗师,必须面对两方面的挑战:一是循证医学的概念被广泛认同,这就要求物理治疗师考察疗效要注重客观证据而不是"听说、传闻(anecdotal)"如何;二是物理治疗师必须学会亲自去研究物理疗法,而掌握研究设计与分析的实用知识是评价日常临床资料的前提条件。

对于物理治疗师来说,学习研究法是极具挑战性的。首先必须熟悉并掌握与研究设计、统计分析和论文写作相关的知识与技巧;其次是对传统或现行的治疗技术提出疑问,从中发现问题。特别是后一条,对于有些治疗师来讲,怀疑自己以前相信的东西而感到困惑,自己却又无力解决这样的问题时,就会退回到"老师和教科书如何教我就如何做"的状态;而对于另一些治疗师来讲,则乐于接受这样的挑战,投身到"循证医学"的实践中去,他们善于从那些传统认为有效但尚未找到明确科学证据的疗法中发现问题,通过临床研究来证明其有效性或进一步改善治疗技术。

临床研究并不是什么神秘的事情,它可以说是一种态度,一种敢于挑战现状的态度,一种创造性地看待问题的态度,一种客观系统地评价某一种治疗方法的疗效的态度。

第一节　物理疗法的发展与科研

一、科研在物理疗法学发展中的作用

为什么我们必须重视物理疗法研究呢？至少有三个理由。首先是建立并完善物理疗法研究的知识体系,其次是证明物理疗法的有效性,再者就是改善传统治疗或引入新的治疗方法。

(一)建立与完善物理疗法知识体系

任何一种专门学科都必须有它的理论知识体系作为支持。物理疗法的历史并不长,很多人认为这个专业没有自己的理论体系,只不过是借用解剖学、生理学、运动学、心理学和物理学的知识并把它们拼凑在一起而已。另一种观点则认为物理疗法学和其他实用专门学科一样需要以基础科学为根基。Carr指出:多学科交叉在一起形成"运动科学",这就是物理疗法学的基础。Hislop则指出:基础理论的不严谨是物理疗法学被人指责的"软肋(soft underbelly)"。这种指责不仅来自其他专业,而且也来自政府、财政部门和物理疗法的服务对象(consuming public)。

可以肯定的是:无论物理疗法的理论知识基础是病理运动学、运动科学还是其他基础科学的集合物,我们通过系统、科学的研究是可以建立起一个物理疗法的知识体系的。

(二)证明物理疗法的有效性

Hayes曾指出:"我经常听到物理治疗师讲'我们需要进行研究来显示我们所做的工作的有效性',这种思维逻辑使我担忧,因为这不是从事临床研究的正确态度。正确的做法是:必须通过科学的研究去判断所做的是否有效,而不是先认为其有效,再通过'研究'来使其'科学化'。"这段话应该引起从事物理疗法研究人员的足够注意,正确的做法是抛开先入观,以循证医学的态度去从事研究。表2-1是一项对治疗急慢性腰痛方法的有效性进行研究的结果,表2-2是一项对物理疗法治疗慢性腰痛的疗效分析研究(着重分析随机或非随机对照研究文献,以客观的科学证据为判断基础)。从表中可以看出,大部分疗法缺乏科学

表2-1 腰痛治疗方法的有效性调查

治疗方法	急性腰痛	慢性腰痛
卧床休息腰部制动		
支具协助腰部制动		
全身用药减轻痉挛		
热疗止痛		
冷疗减轻炎症反应		
整体疗法或主动增加腰部活动范围		
按摩减轻痉挛		
电刺激镇痛		
肌肉强化训练		■
腰部伸展运动增加活动范围		■
家庭体操运动		
改善运动姿势 (postural inidormation to increase function)		■
腰部功能强化训练		■
关节软组织手术 (surgery to alter joint tissue)		
化学溶核术的方法处理关节软组织 (chemonucleolysis to alter joint tissue)		

注:轻阴影表示禁忌,重阴影表示有效,空白表示无科学证据证明该疗法的有效性(整理自"Treatment of activity-related spinal disorder",Spine. 1987;12, suppl:s22-s36)

证据来证明其有效性。通过这一实例可以充分说明,日常的物理治疗中尚有许多的治疗方法有待更客观、更科学的证据来证明其有效性。

表2-2 物理疗法治疗慢性腰痛疗效分析

疗法		治疗结果			
		有持久疗效	有暂时疗效	无效	不确定
	运动	+			
	激光		+		
	按摩		+		
	脊柱推拿		+		
	综合康复	+			
	水疗			+	
	磁疗			+	
	经皮神经刺激			+	
	牵引			+	
	超声			+	
	针灸				+
	腰痛学校(Back School)				+
	腰部支具(Lumber Supports)				+
	卧床休息				+
其他运动疗法	普拉提斯法(Pilates)				+
	菲登奎斯法(Feldenkrais)				+
	亚历山大法(Alexander technics)				+
	颅骶系统法(Craniosacral therapy)				+

整理自"Effective physical treatment for chronic low back pain",Orthop Cin N Am,35,2004,57-64

(三)对治疗方法选择进行指导

通过研究有助于治疗师明确何时选择何种治疗或更加系统全面地评价新疗法的有效性,这一点可能是临床研究最重要的作用。

对某一治疗方法的临床研究能够提供更客观的证据来帮助治疗师决定针对特定患者的更合适的治疗方法。例如,一组加拿大治疗师希望明确针对"网球肘"这一疾病是否有足够的科学证据来指导人们选择治疗方法。他们综合分析了各种治疗方法的文献报道,包括:药物治疗,如口服非甾体类消炎镇痛剂;局部注射皮质激素进行封闭;物理治疗,如超声波、声波导入(phonophoresis)、离子导入和按摩。他们得出的结论是:由于这些随机对照研究的质量较差,有很多结论是互相矛盾的,尚无足够的科学证据支持上述哪一种疗法对治疗急性网球肘有确切疗效。很显然,对于希望在循证医学基础上进行医疗实践的治疗师来讲,通过临床研究去获得科学的证据是非常必要的。

当然,对一种新疗法的有效性的判断也离不开科学的临床研究,这方面的例子不胜枚举。

二、物理治疗师从事科研的障碍

尽管大部分物理治疗师都认识到了研究的重要性,要想真正地从事研究,在他们面前仍然存在着许多主客观的障碍。Ballian 等 1980 年对加里福尼亚的物理治疗师进行了调查(表 2-3),到目前为止,这些问题仍然是妨碍物理治疗师进行广泛研究的障碍,一直没有得到根本解决。

表 2-3 从事科研的障碍

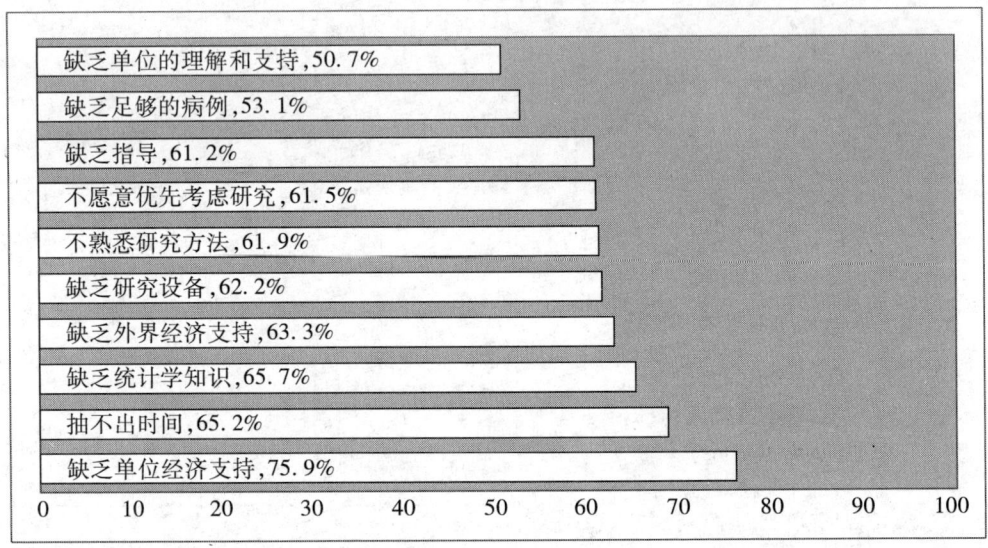

整理自 "Research in physical therapy: philosophy, barriers to involvement, and use among Califomia physical therapis". Phys Ther. 1980, 60: 888-895

在上述问题中主要是人们不懂研究方法,缺乏统计学知识,缺少基金支持和没有时间。在我国也存在同样的问题,并且情况更严重。

1. 长期以来,物理疗法研究被物理治疗师看成是一种"神秘的事情",是少数不直接从事临床治疗的"优秀物理治疗师们"的工作,是那些处在"象牙塔"之中的物理治疗研究者们的工作——这是一种极为错误的观念。临床研究的实质是在临床实践中发现问题,通过研究帮助解决这些问题,其出发点和落脚点都是为了更好地服务于病人。当然,研究和资料分析过程中的一些语言和概念与日常临床活动中的语言和概念的确有不同之处。

2. 从事研究的第二大障碍是缺乏统计学知识。其实只要掌握了常用的统计学方法的基本概念和原则,在研究过程中请统计学专业人员给予协助,就不会被"统计学"吓倒。

3. 第三大障碍是缺乏经济支持。研究并不像日常的临床工作和教学那样即刻产生效益,行政管理方面也发现很难提供专门的时间让治疗师们去从事研究,而且研究需要设备和其他材料,处理资料、参加会议、发表论文等都需要钱。

4. 缺乏时间。临床工作是非常繁重和琐碎的,而完成这些实际工作在很多工作环境中较研究具有更大的优先性,所有这些迫使临床工作者不得不推迟或干脆放弃研究。解决这一问题的首选办法是把研究计划和临床实践结合起来,其次是要有对科研的执着性,才能挤出更多的时间去从事研究。

以上阐述了从事物理疗法研究的主要障碍,要解决这些问题,一方面需要领导部门主动从经济和时间上对那些愿意从事研究的治疗师给予大力支持;另一方面,从事研究者要有共同组成协调性好、分工合理的小组。

三、物理疗法研究的发展历史

(一)国外情况

在美国:物理疗法研究的历史可以追溯到这一专业的协会确立他们的基本目标的时候。1921年美国的妇女物理疗法协会(Women's Physical Therapeutic Association),也就是美国物理疗法协会(American Physical Therapy Association,APTA)的前身,确立了第一部协会章程。在这一章程中提出该协会的主要目的就是:"为那些从事这一职业的人建立并维持专门的科学的标准,通过论文和其他文献的形式来传播和推广专业知识。"而今天,APTA的主要任务之一就是进一步完善包括临床实践、教育和研究在内的物理疗法学的科学体系。

从教育层面讲,为了加强本专业的科学研究,1974年,ATPA规定在物理治疗师的教育培养中要求老师必须能从事学术研究,而学生也应该学会用科研的基本原则批判性地分析已有的科研成果。近来上述程序得到进一步完善,除了希望学生具备批判性地分析评估文献的能力之外,还应该参加相关的学术活动。最近几年又创设了物理疗法学的博士培养课程(doctor of philosophy in physical therapy,PhD),培养物理疗法研究的高层次人才,旨在加强物理疗法研究的科学性和创造性。

从专业学术刊物的发展也可以看出物理疗法研究的发展状况。1915年,英国物理治疗师协会(Chartered Society of Physiotherapy in Great Britain)创刊专业杂志"Physiotherapy",1921年美国APTA发刊"Physical Therapy",这两种杂志推动了物理疗法领域临床和基础科学研究的发展。自20世纪80年代始,更多的专业杂志先后创刊:1979年的"Journal of Orthopaedic and Sports Physical Therapy",1980年的"Physical and Occupational Therapy in Pediatrics"及稍后的"Physical and Occupational Therapy in Geriatrics",1986年的"Journal of Physical Therapy Education",1989年的"Journal of Pediatric Physical Therapy",1992年的"Issues in Aging"。这些都标志着物理疗法学研究发展越来越快,涉及面也越来越广。

近些年来,对物理疗法研究的经济支持也在不断增加。成立于1979年的物理疗法基金(Foundation for Physical Therapy),1989/90年度的研究资助金为350,000美元,而1997年度为800,000美元,有了大幅度增加。而且物理治疗师还可以通过与其他部门合作的方式或从政府基金获得经济支持。

在日本:1963年开始设立培养物理治疗师和作业治疗师的专门学校,1965年正式制定《物理治疗师和作业治疗师法》,从这一年起开始有了物理治疗师(理学疗法士)这一专门职业。从物理治疗研究方面看,这一时期主要是在医生指导下进行临床调查,学术活动也都是以临床大夫为主要参加者。这一时期的物理治疗师主要就职于康复医院或大医院的康复科,他们热心学习,参加各种与评价和治疗有关的研究,为日后亲自从事物理疗法学研究打下了基础,为形成在物理疗法学领域的教育、科研和临床实践三位一体的体制奠定了基础。

近十年来,日本物理疗法学领域发生了质的变化。首先从教育层面来讲,目前日本大约有120所培养物理治疗师和作业治疗师的专门学校,每年培养物理治疗师4000人以上。其次,由于物理治疗师进入与物理疗法学相关的研究生课程学习,与相关学科的指导教师和研究人员一起从事基础研究,并进行有规范实验设计的临床研究,这样做的结果造就了一批有相当科研能力水平的物理疗法学专业人才。这些研究人员既从事临床活动,也从事教学和科研活动。他们不仅组织和参加本专业的学术交流会,也大量参加与本专业相关的其他学术会议。不少物理治疗师除了是本专业协会的会员外,还是其他相关协会的会员。再者,日本对物理疗法学研究的经济资助也加大了力度,物理治疗师可以从数十个政府或民间的科研基金中申请经济支持,在很大程度上解决了物理疗法研究基金缺乏的问题。最近几年,日本出现了物理疗法专业的大学本科和研究生院教育,培养出了物理疗法专业的学士、硕士和博士,本专业人员独立从事科学研究的体系基本建立,由物理疗法专业人员编写的专著不断增加,为追求物理疗法学的科学性提供了保证。可以说,日本的物理疗法学已基本达到欧美水平。

(二)国内情况

在我国:1982年开始引进现代康复医学的概念,并在日常医疗工作中开展了物理疗法和作业疗法等各种康复技术,但康复医学在中国还是一门年轻、新兴的学科。物理疗法学专业无论从专业人才的质量,还是从临床工作的水平,以及教育、科研等方面来讲,与发达国家相比还有相当的差距。

1. 物理疗法专业人才队伍　我国目前的物理治疗师较小部分是本专业毕业的中专或大学生,许多都是从护士、中医等专业转行而来。从学历上看,本科学士学历很少,硕士研究生学历刚刚出现,博士研究生学历极少(留学归国者)。由本专业人员从事科研的基础还很薄弱,学术论文中的相当部分是由相关科室的医师,比如骨科医生、神经内科医生、儿科医生等对本专业疾病康复治疗的研究结果,这与日本康复医学发展初期的状况极为相似。

2. 物理疗法专业人才的教育培养状况　目前,我国只有极少数大学设有物理治疗师本科专业,其余主要是专门学校(职业学校),而且数量也不多。首都医科大学康复医学院正在开办物理疗法和作业疗法本科教育,国内这方面的硕士研究生培养刚刚起步。

3. 专业杂志　目前,我国还没有物理疗法和作业疗法的专门杂志。本来就数量不多的一些由物理治疗师写的与物理治疗技术及其评价有关的论文主要发表在康复医学类杂志上,主要有《中华物理医学与康复杂志》、《中国康复医学杂志》、《中国康复理论与实践》、《中国临床康复杂志》。

4. 经济资助　无论是政府还是民间,我国目前尚未设立专门资助物理治疗师从事科学研究的基金。

5. 专业协会情况　目前,我国还没有物理治疗师自己的专业协会和物理治疗师的专业资格认证制度与机构。

(三)今后的方向

从以上情况可以看出,在我国,由物理治疗师自己从事科学研究还存在很大困难。同时,由于改革开放以来我国经济的发展,国力的增强,人们思想观念的进步,给康复事业的发展提供了前所未有的机会,社会对物理治疗和作业治疗技术人员的需求量很大,特别是在经济发达的大城市和地区十分突出。能够从事临床、科研和教学的高质量物理治疗专业人才更是匮乏。开展物理治疗新技术、新方法的研究,提高我国物理疗法学的理论和实践水平,需要投入更多的人力、物力。

总之,增加和强化物理疗法学的研究需要许多人的共同努力。欧美先进国家都十分注重物理疗法学研究,从他们重视培养物理治疗专业高学历人才、增加专门杂志的发刊、加大经济资助的力度可见一斑。他们认识到,尽管存在着很多困难,但必须去克服,因为一个专业的生存离不开研究和创新,特别是在这个强调循证医学的时代,更要重视高质量的研究。

四、物理疗法学的跨学科性

(一)物理疗法学与其他学科的关系

物理疗法学作为一门独立的学问或学科,其历史并不长,与其他学科的交叉性特别强是其特点。原则上它被分为基础与临床实用知识两大部分,但它主要是以运动学为基础而形成的各种技能、手法或借助于器具的各种训练手段。从这一方面来讲,它表现得丰富多彩,临床应用也相当广泛。对于物理治疗师来讲,只有对这些学科的理论知识有所理解,并将其应用到实际临床操作中去,才能进一步研究和发展物理疗法学这一学科,也才能发展自己独立的基础理论和实用技术体系,使物理疗法学成为一门独立的学科,最终获得其他学科的承认。与其他传统学科相比,以上的诸般不足目前仍是物理疗法学的弱点。

正是由于物理疗法学存在这样的特点,它迫切地需要更多本专业的高层次人才去与其他学科交流,吸取有用的知识,并把这些知识建设性地应用到物理疗法学中,以丰富和发展这一学科。

(二)物理疗法学的细分化

近年来,传统学科的分科越来越细,而且这种发展势头还在加速,物理疗法学也不例外。针对治疗的对象和疾病的不同分出了心血管疾病的物理疗法、呼吸系统疾病的物理疗法、运动损伤的物理疗法、代谢性疾病的物理疗法、脑功能损伤的物理疗法和器官移植后的物理疗法等。也正是由于这种实际需要的多样化,出现了许多单凭医学知识和技能无法解决的问题。除了要借助于理工科和生物医学方面的知识以外,还必须借助于法学、经济学、社会学、心理学、人类学等社会人文科学的知识。

(三)对专业人员的要求

因此,作为一名物理疗法学专业人员,特别是这一专业的高层次人才,只有培养一种科学的态度,面对实际,从病人那里发现问题,形成通过研究解决实际问题的能力,才能不断地丰富和发展物理疗法学。

(刘克敏)

第二节 科研项目的确立

一、文献检索

科学技术的发展具有连续性和可继承性,每一项发明创造都需要借鉴他人的经验。研究者在进行一项科研之前,都需要查阅大量的文献资料,了解和掌握这一领域研究的历史和现状,在掌握大量文献资料的基础上判断科研课题的水平。目前医学论文数量剧增,如何在浩如烟海的科技文献中快速、准确地索取到自己所需的信息和知识,成为非常重要的问题,也是从事科学研究必不可少的步骤。掌握并熟练地使用现代化的文献检索工具有助于解决这一问题,也是研究者必须具备的条件。下面就以全膝关节置换术后连续被动活动(continuous passive motion,CPM)对关节功能恢复的作用为例说明文献检索的方法和意义。

(一)信息的类型

文献检索的基本目的就是了解针对某一问题研究者已经知道多少。要想达到这一目的至少要获得四个层面的信息:理论与概念层面;他人的研究成果;存在的问题和他人的看法;他人测量和分析资料的方式方法。有的文献可以提供一个层面的信息,而有的文献则可以提供几个层面的信息。对 CPM 的康复治疗效果感兴趣的 PT 治疗师可能希望掌握:①有关 CPM 的工作及治疗原理;②临床应用的结果;③其他 PT 治疗师或骨科大夫对 CPM 应用前景的分析;④他人用何种方法来评价 CPM 的疗效。因此,欲对全膝关节置换术后 CPM 疗效进行研究的 PT 治疗师,必须通过掌握上述四个方面的知识对 CPM 的理论概念、疗效评价、尚需解决的问题、现有研究手段等做到心中有数。

(二)文献检索的基本步骤

由于计算机与网络的普及,目前进行文献检索主要是利用数据库。

1. 基本步骤

(1)确定关键词(或标题或杂志名):需要根据研究内容来确定,比如关键词确定为"continuous passive motion"和"total knee arthroplasty"(CPM and TKA)。

(2)确定逻辑词:进行英文检索时,常要把几个关键词用逻辑词连接起来。常用的有"and",表示检索包含这些关键词的内容,如"CPM and TKA"表示检索全膝关节置换术后应用 CPM 进行治疗的文章;"not"表示排除其后连接的内容,比如不需要与类风湿性关节炎有关的全膝关节置换的文章,可写为"total knee arthroplasty not rheumatoid arthritis";"or"表示拓宽检查的范围(and 和 not 是缩窄检查范围),比如"CPM and TKA or anterior cruciate ligament reconstruction"表示包括前交叉韧带重建术后应用 CPM 的文献。

(3)重要的英文数据库:检索者也可以通过增加其他条件进一步缩小检索的范围,提高检索的精确度,以获得确实需要的文献。常用的是限制语言和发表年限。比如一个临床工作者从实际应用出发,常检索 3~5 年内的文献,而一个从事基础研究的人员希望了解某一问题的历史全貌,则要检索 20 年内的文献。对于 PT 治疗师来讲,有两个重要的英文数据库,即 Medline(网址是 http://www.nlm.nih.gov)和 CINAHL(Cumulative Index of Nursing and Allied Health,网址是 http://www.cinahl.com)。这两个数据库包括了 PT 治疗师感兴趣的大部分英文杂志(见附录一)的文章。

(4)学位论文、会议论文:硕士或博士研究论文经常不发表,或在取得学位几年以后才发表,这些论文或研究也可以提供重要的信息。通常通过两种方式可以检索到英文的学位论文,即 World Cat Database 和 Dissertation Abstract。

会议发表文章可以检索 Index of Scientific and Technical Proceeding(ISTP),如检索 ISTP 1994~1998 的 CD-ROM 版,可发现与 CPM 相关的 9 篇大会发言。Science Citation Index(SCI)上可检索到高质量的相关文献,如 Salter RB 提出 CPM 的概念。如果想了解 1995~1998 年间有哪些文章引用了 Salter 的文章,则可以利用计算机进行检索,结果如表 2-4。

表2-4 应用SCI实例

1995～1998发表的文章中引用Salter RB的文章的有
1998:55篇→1篇是关于TKA术后CPM应用的(yashar et al)
1997:43篇→1篇是关于TKA术后CPM应用的(pope et al)
1996:51篇→没有TKA术后CPM应用的文章
1995:57篇→1篇是关于TKA术后CPM应用的(verereli et al)

其他方法,如利用每种杂志年终最后一期的全年发表文章的索引或一篇重要文章的参考文献目录,也可以发现不少自己感兴趣的文献,特别是用一篇关键文章的参考文献目录,找到感兴趣的文章,再利用这些文章的文献目录扩大文献范围,是众多研究者喜欢的文献查找方式。人们称这种方式为"滚雪球式文献查找法"。

(5)现刊杂志的文章目录:阅读能得到的相关现刊杂志,就会发现哪些杂志经常刊登自己感兴趣的文章;利用现刊的光盘或网络检索,如Current Contents每周出一次,收录了许多新期刊的目录,其中Current Contents:Clinical Medicine收录了许多PT治疗师关心的专业杂志,如Physical Therapy,Journal of Orthopaedic and Sports Physical Therapy,Archives of Physical Medicine and Rehabilitation,Journal of Bone and Joints Surgery等;Physical Therapy in Perspective收录多种与治疗师相关杂志的论文摘要,并附有评论,帮助了解该论文的实用价值,一年出版六期(以光盘的形式),每期收录并评论40篇文章,涉及大约1000种杂志;The ACP(American College of Physicians)Journal Club与Physical Therapy in Perspective的形式一样,以杂志或光盘的形式一年出六期,但它的最大特点是选文章非常严格,并定期进行系统的评价以协助临床工作者进行循证医学研究,因此它主要是面对医生,当然也有不少PT治疗师感兴趣的文章。

(6)获取原文:通过以上文献检索确定所需文献的目录后,可以到收藏杂志较全的图书馆去查找原文。目前通过网络也可以免费下载相关的原文,比如通过ATPT的网站(http://www.atpt.org)可以获取Physical Therapy的文章,Medline也与许多能提供原文的网站相链接。国内以北京协和医科大学图书馆和军事医学科学院图书馆两处医学杂志收藏最全。

2.小结 总之,文献检索有多种途径,它们之间有交叉性。如何对自己感兴趣的题目进行全面的检索和快速地得到完整全文,要在实际运作中不断摸索。

以上着重介绍了英文文献的检索,中文文献的检索在许多单位图书馆或大的公用图书馆都可以通过计算机进行,基本方法与上面介绍的一致。

二、题目的确定

说起研究,往往给人一种神秘和高不可攀的感觉,其实,PT治疗师在日常工作中,对患者进行观察、功能评价、提出问题、制订相关的治疗方案这一连串活动就包含了研究的基本要素。临床研究就是把在临床工作中发现的问题通过一定的步骤给予解决的过程。和PT疗法有关的研究范围非常广,不能只把与基础医学有关的研究活动看成是真正的研究。

对于研究者来讲,找到一个问题并不是难事,真正困难的是能够发现一个具有重要性,同时又能够据此制定出一个确实可行的研究计划的问题。一般来讲,要确立一个好的研究计划需要5个步骤(图2-1)。

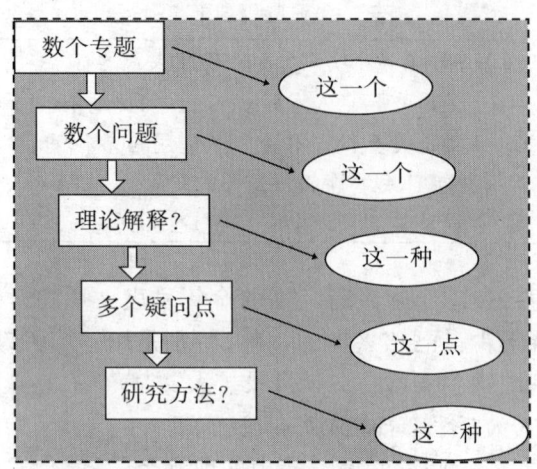

图 2-1 研究课题确立流程

图中的阴影背景表示与题目相关的整个文献和信息,矩形则表示存在的问题,椭圆表示从多个问题中确定一个作为进一步研究的对象。下面对这些步骤进行详细的阐述:

(一) 题目的选择与确立

如前所述,对于许多研究者来讲,选出一些研究题目并不困难。如果在这一步发生困难,就应该广泛地阅读文献并通过参加会议、与同行讨论等方式了解自己感兴趣的专题。比如,一个 PT 治疗师可能同时注意到几个题目:心脏功能康复训练对病人重返工作岗位的重要性、工作中应用背部支持装置(back supports)是否能防止腰痛的发生、如何避免截瘫患者肢体功能训练时骨折的发生。通过初步查阅与每个题目相关的文献,PT 治疗师认定"背部支持装置与腰痛"这一题目更具有研究的可能性和实用性。

(二) 问题点的提出与确立

题目确定之后,接下来就是要找出这个题目中还没有被阐明的点,或者说是尚存在争议的点(perplexing situations)。PT 治疗学研究的目的就是要解决那些尚存争议的问题,提出这种争议点的一种有效逻辑思维是"【已知】(givens)……【然而】(howevers)……【所以】(therefores)……"。一个题目可能有多个问题点,通过查阅大量的专业文献,找出争议点,也就是确定需要研究的问题。以下举例说明:

1.【已知】腰围(back belts)被认为可以预防腰痛,而且市场上成品很多;【然而】尚无科学的研究来确认腰围的这种功能;【所以】还需要做很多工作来研究证实这一方法预防腰痛的科学性。

2.【已知】根据传统的认识,超声治疗不适用于癌症患者,因为这可能会促进肿瘤的生长;【然而】这种想法缺乏科学研究的证实;【所以】研究目的就是要证实连续应用超声治疗是否会促进小鼠肉瘤的生长或扩散。

3.【已知】研究显示颈椎制动可以减少颈性头痛的发生;【然而】几乎没有研究来阐述单纯上位颈椎制动疗法的疗效;【所以】研究目的就是检验固定上位颈椎对颈性头痛的发生频率、轻重程度和持续时间的影响。

4.【已知】人工髋关节置换术后最常见的并发症是脱位、感染和假体松动,很多急诊医院研究报道了髋关节置换术后关节脱位的发生率;【然而】还没有研究来报道康复医院康复训练过程中髋关节的脱位发生率;【所以】本研究旨在初步了解人工髋关节置换术后康复训练过程中髋关节的脱位情况。

(三) 理论框架的选择

有争议的问题确立之后,在一个什么样的理论框架内研究这一问题便成了焦点。比如,是在生物力学理论、分子生物学、还是在解剖学框架内进行研究呢?以前述"腰围预防腰痛"研究为例:Ciriello 和 Snook 选择生物力学理论框架来研究,他们认为腰围主要是通过生物力学的原理起作用的,即戴腰围后腹压增加减少了脊柱的负担,从而减轻了腰背伸肌的负担,结果减少了腰背伸肌的疲劳,预防了腰痛。这样,研究就变成了测量腹压、腰背肌的疲劳性等;有的学者则从行为学理论的角度去研究,测量指标则可以是工人的行为和心理状态。

选择理论框架帮助研究者明确应该去研究哪些指标来阐明有争议的问题。

(四) 问题的进一步具体化(指标化)

一旦确立了问题点后,就要把问题具体化,即通过测量分析哪些具体指标来说明自己的理论假设。比如,前述例子在确立了生物力学的理论框架后就会产生下列问题:

第一,腰围这种支具确实增加腹压吗?

第二,不同种类的腰围对减轻脊柱负担有何差别?

第三,用与不用腰围的工作者腰背肌力量和耐疲劳性有何不同?

第四,腰围确实能够增加腰背伸肌的耐疲劳性吗?

还可以提出其他的具体指标,但如果能回答这些问题,也就可以从生物力学的角度来阐明腰围的作用。Ciriello 和 Snook 研究了上述第四条,认为"该研究分析了腰围是否能增加腰背肌的耐疲劳性,可以间接说明其能否减轻脊柱负担"。

(五) 具体研究方法的选择

只有当上述问题都确定之后,研究者才开始考虑具体的研究方法。如应用定量研究还是应用定性研究;是用实验研究还是用非实验研究;是用前瞻性研究还是用回顾性研究;统计学设计等。

三、评价选题的标准

科研选题必须有科学性,包括实验对象的确定、观察指标的选择、数据的采集与整理,正确的统计分析等都要符合科学原则。在这一前提下,判断所选择的研究课题的优劣主要有可行性(feasible)、有趣性(interesting)、新颖性(novel)、伦理性(ethnical)和相关性(relevant),取每个英文单词的第一个字母可以写为"FINER"。

(一) 可行性

一项科研课题是否具有可行性,主要从实验对象、设备、技术人员、时间和经济这几方面来分析。

例如,PT 治疗师要研究电刺激后功率自行车运动(electrical stimulation bicycle ergometry programs)对脊髓损伤病人的治疗作用,必须首先保证有足够的病人自愿参加这一项目。假如要研究肌肉的迟发性酸痛,必须有足够的人愿意经历这种酸痛。

设备与技术人员也非常重要。如 PT 治疗师想要研究足跟在穿用不同的矫形鞋时的运动特点,就必须有运动分析设备与技术人员,否则只好选其他题目。科研所需时间往往被低估,特别是从事临床工作,缺乏时间是一大障碍,要很好地计划。

财力支持必不可少,要"量体裁衣",有多少钱,干多少事。假如没有足够的经济力量去请统计学专家和工程师协助,最好避免从事设计复杂、技术要求水准高的实验研究。

(二) 有趣性

研究要付出大量的时间,有时也是非常枯燥的,如果是一个能够激起研究者激情的课题,必将有助于研究的顺利进行。

(三) 新颖性

科研课题的新颖性是课题立项的必要条件,但初涉研究领域的 PT 治疗师往往不容易掌握它。PT 治疗学是一门新的学科,未解决的问题很多,从中不难发现具有新意的问题。具体如何去做才能获得有新意的课题呢?不少专家介绍了如下经验:

1. 对工作精益求精,认真负责,通过长时间的思索从而取得新的突破。
2. 对工作既认真又不满足于现状,总想提高工作效率与质量。
3. 除对本职工作认真负责外,兴趣爱好广泛,对新技术、新产品展览会兴趣很大,有时把别的专业,甚至其他行业的一些新思维、新技术引入到本专业的工作中。尤其对现代化的技术感兴趣的学者,往往会发现新的结合点,有新的创造。新技术、现代化、多学科综合研究的协作课题往往由此产生。
4. 工作之余大量阅读本领域的国内外专业期刊,从中寻找线索,得到启发后,结合自己的专业特点,选出新的科研题目。
5. 除了本学术领域的朋友外,尚有许多其他学术领域的朋友,通过各种形式的相互交流获得"灵感"。

(四) 伦理性

简单地说就是所从事的研究不能对病人造成伤害。比如要研究综合康复对脑卒中的治疗作用,把病人分成两组,即治疗组和非治疗组就不合伦理,因为这样做会使对照组的病人并发症加重,违反人道。但是,可以通过考察那些由于各种原因未得到综合康复治疗的院外病人,或比较虽给予康复治疗但治疗程度不同的病人之间的差别,间接地阐明综合康复对脑卒中的治疗意义。

(五) 相关性

课题必须是与 PT 治疗学有关的,这一点无庸置疑。

(刘克敏)

第三节 研究设计概论

尽管有多种多样的研究设计方法,但它们都基于三种基本的研究范式,即定量研究(quantitative paradigms)、质的研究(qualitative paradigms)和个体研究(single – system paradigms)。定量研究在治疗学中占主导地位,它强调测量。

一、概述

研究设计是一个创造性的过程,研究者在此决定如何用最好的方法为他们要研究的问题找出答案。研究设计的前提条件是能够确定最重要的实验影响因素。

(一)因素、水平和效应(factors, levels, effects)

研究中有变量(variable)和常量(constant)。假如研究男性、女性的膝关节活动范围,性别就是一个变量,要分为男、女;如果只研究女性的膝关节活动范围,性别就是一个常量。如果研究只是描述现象(phenomena)或相互联系(relationships)时,就没有必要区分变量的类型。当研究是要分析不同组或不同治疗方法之间的差异时,就必须将变量分为自变量(independent variable)和因变量(dependent variable)。前者往往是原因(presumed cause),后者则是效果(presumed effect),通常又把自变量称为因素(factor)。因素是研究中重点考察的对象,举例说明见表2-5。

表2-5 因素与结果

题目	因素	效果
超声波治疗足跟痛的效果(例2-1)	超声波	跟痛变化
高压脉冲电流和普通电流对仓鼠面颊囊微循环的影响(例2-2)	电流	微循环病理改变
外科重症监护病房病人体位和肢体活动对颅内压的影响(例2-3)	体位和肢体活动	颅内压变化

因素的水平就是研究中的一个因素所取的不同形式,对一个因素的完整描述应包括其水平,仍用上述例子来说明:

【例2-1】如表2-6,该研究中有一个因素,即区组因素;该因素有两个水平,即超声治疗组和超声对照组,也称实验治疗组和实验对照组,后者除了实际不发出声波外,其他操作均与治疗组相同。用VAS(visual analogue scale)法测定"治疗"前后两组病人足跟痛变化,该研究也可叫做"单因素两水平设计"。

表2-6 实例2-1分解说明

	因素(区组)	效应(疗效)
两个水平	超声波治疗(治疗组)	疼痛减轻?加重?不变?
	假超声波治疗(对照组)	

【例2-2】此课题是研究不同的电流刺激对仓鼠面颊囊微循环的影响,较例2-1要复杂得多(表2-7),有两个因素,即治疗因素和时间因素。前者有7个水平,称为组间变异;后者有3个水平,称为组内变异。这样的研究设计叫"两因素多水平设计"。

表2-7 例2-2分解说明

		时间因素(3个水平)			效果(击穿数目部位和程度)
		3分钟	4分钟	5分钟	
治疗因素(7个水平)	对照组				
	90% VMT 阴极高压脉冲电流				
	50% VMT 阴极高压脉冲电流				
	10% VMT 阴极高压脉冲电流	测量数据			
	90% VMT 阳极高压脉冲电流				
	50% VMT 阳极高压脉冲电流				
	10% VMT 阳极高压脉冲电流				

VMT:可视阈值(visible motor threshold)

自变量又可称为"区组因素"(grouping factors),它可以有不同的水平(levels);因变量又可称为"测量因素"(measured factors)或结果,它随区组因素的不同水平而变化,但因变量的不同数值不能被称为"水平"。

(二)研究设计的层面(design dimensions)

因素确定以后,研究设计可以从三个基本层面进行考虑,即研究的目的、收集资料的时间、对研究对象的控制程度(对非实验因素的控制程度)。根据研究目的不同可有描述性研究(description)、分析相互联系的研究(analysis of relationship)和分析相互差异的研究(analysis of difference);根据收集资料的时间特点,可有前瞻性研究和回顾性研究;根据对非实验因素的控制程度有实验性研究和非实验性研究。这三个基本层面之间的相互关系见表2-8。

表2-8 不同研究类型的相互关联

		收集资料时间特点	
		回顾性	前瞻性
研究目的	描述性	非实验性	非实验性
	分析联系	非实验性	非实验性
	分析差异	非实验性	非实验性 实验性
		控制程度	

从表中可以看出,只有分析差异的前瞻性研究,当非实验因素控制严格时(设立严格的对照组)才称为实验性研究,这种研究结果的可信程度较高。其他形式的研究均为非实验性研究。

1. 实例说明

(1)研究目的:以研究全膝关节置换术(TKA)后关节功能恢复的课题为例。一种目的就是描述TKA术后不同时间的关节功能状况,这种研究可以使PT治疗师明白病人标准的关节功能恢复模式;另一种目的是研究术前各种因素(如步行速度、股四头肌肌力)对TKA术后关节功能恢复的影响,这类研究结果可以使PT治疗师获得推测哪种病人有术后功能恢复差的危险性经验;第三种目的分析术后采取不同的康复模式(如单独指导、集体指导)的病人功能恢复有何不同,这种研究结果可以帮助PT治疗师有针对性地选择康复训练模式。

(2)收集资料的时间:前述三种研究目的均可用前瞻性或回顾性研究完成,关键是由因推果还是由果推因进行分析,而实际研究中同一课题可能同时使用前瞻性和回顾性研究两种方式。

(3)条件控制:任何一种研究都需要通过一定水平的控制和对照来消除其他因素对研究结果的影响。一般体现在六个方面:确定研究因素;研究对象的选择与分配;影响研究环境的外部因素;影响研究对象的外部因素;结果测量;研究者及研究对象的知情程度。

1)研究因素:进行研究时必须对观察或研究因素的内涵有清楚的规定,并对这种规定的执行情况进行监控。比如一项研究为"热疗和运动对腰部活动范围ROM的影响",这里必须对热疗以及运动的形式和量有明确的规定,即热疗是指超声波、热疗袋(hot pack)还是透热法。如果是热疗袋,是所有病人都用同样大小的热疗袋还是根据病人的体格与体重进行调节,热疗时间是统一规定一个时限还是以达到一定的皮肤温度为准等。因为这些因素都会影响研究结果的分析和可信度。

2）研究对象的选择与分配：选择研究对象的条件必须明确，如前述腰围预防腰痛研究举例：男、女性都选吗？什么样的年龄段合适？选择第一次出现腰痛的病人还是原有慢性腰痛近来突然加重的病人？标准确定后，实际选择病人的方式最好是从一个具有一定数量的群体中随机抽取一定数量的研究对象，这样会使样本有更好的代表性，可以减少外部因素（非实验因素）对研究的影响。

3）影响研究环境的因素：指那些影响测量结果的非实验因素，如温度、光亮、哪一日中的哪一时间测量等。

4）影响研究对象的外部因素：影响研究对象的一些非研究因素也要考虑到，这是在实际研究中非常难以控制的一方面，对研究设计均衡性影响较大。如前述"热疗和运动对腰部活动范围的影响"，病人是否用镇静剂、抗生素或解痉剂，对研究均有影响。设置随机对照组是平衡这类外部因素的一个有效方法，因为通过随机分组，服用药物这一因素对治疗组和对照组的影响是平衡的，增强了结果的可比性。假如研究对象只有一组，就不能用对照的方法来解决这类不均衡问题，而是应用均数法（means）。例如研究使用负重式步行器对一组脑卒中病人迈步频率的影响，就必须排除自然恢复过程对结果的影响。因为即使不用辅助装置，自然恢复过程中，病人的迈步频率也会越来越快。解决这一问题的方法就是连续测定病人的迈步频率，选择那些迈步频率连续数周都稳定在一定水平的病人为研究对象，才能说明他们的病情稳定，频率改变主要是因使用辅助器而引起的，这叫均数法。另一种控制外部因素的方法就是重复测量，这只适用于那种治疗时间较短、容易反复操作与测量的研究。如研究电刺激对股四头肌扭力矩（torque）的影响，就可以通过反复刺激、重复测量来消除操作误差对测量的影响。

5）观察指标的测量：观察指标测量的准确性直接影响结果的可靠性。要对测量设备的精确性、适用性进行考虑，同时培养训练从事测量的人员，使他们掌握正确的测量方法，保证测量结果的准确性，必要时做预试验来保证测量的可重复性。

6）研究者和研究对象的知情程度：根据研究者和研究对象的知情程度可将研究设计分为单盲、双盲和三盲，详见第一章第一节，这样可以消除诱导等因素引起的偏向误差（bias）。

2. 小结　总之，对非研究因素的控制要辩证地看待，要求完全严格地进行控制的"理想主义者"和对控制并不太注意的"实用主义者"都是不正确的。应该根据临床实践中的具体情况进行把握，并在结果分析和讨论时充分、客观地考虑到非研究因素对研究结果的影响。

二、研究效度

一般情况是把影响一项研究效度（research validity）的因素分三方面考虑，即内在效度（internal validity）、结构效度（construct validity）和外在效度（external validity）。内在效度关系到观察结果是否真的是治疗所致；结构效度关系到研究中所用的一系列概念的内涵和外延是否准确；外在效度则关系到研究结果是否具有一般性或推广价值。

（一）内在效度

内在效度是衡量治疗因素与治疗结果之间必然程度的一个概念。对于实验研究来讲，它指治疗结果是否全是治疗因素的作用，换言之，是否有其他因素的作用；对于非实验研究来讲，则指治疗结果的不同是否能由治疗因素给予合理的解释。对于 PT 治疗师来讲，影响研究内在效度的有以下几个方面：

1. 意外事件（history） 在研究过程中，出现了与原来研究设计的治疗因素无关的事件。如有学者研究"集体体育活动对住在高层建筑里的老年女性耗氧能力的影响"，将研究对象随机分成两组，即实验组和对照组。实验组参加集体体育训练，对照组不参加。假如在研究过程中由于电梯发生故障，所有研究对象在研究的最后三周都必须至少登两层楼梯才能到家，这个假设的突发事件就会成为研究设计中没有的另一项耗氧训练，在分析研究结果时就需要把这一因素分析进去。将研究对象随机分组是减少这种突发事件影响的最好办法，因为各组均有相同的机会受到突发事件的影响，所以便于分析。如果无法控制突发事件的影响，比如对于回顾性研究，著者就有责任提供这些影响的相关信息，以便读者自己分析。

2. 适应程度（maturation） 这一概念有两层意思：一是被研究者在研究过程中逐渐熟悉测量的方法与目的，出现了主动迎合或厌恶的问题；二是疾病本身的自然愈合过程，即随时间的推移逐渐好转。研究某治疗的效果必须排除上述两种影响，比较有效的方法之一是做预试验，待研究对象已完全熟悉测量方式或疾病的自然恢复已进入稳定期后再开始研究治疗的作用。

3. 设备和人的状态 测量器械是否被校准并处于最佳状态，研究者自身的状态，这些因素都会影响到结果的准确性。

4. 数据的趋中性（statistical regression to the mean） 当要把从研究对象测得的某一数据（而此数据固有一定的变动范围）指标作为分组的依据时，这一数据最好是每一个研究对象在一定时间内反复测量的均值，即稳定值。只测一次的数据往往不能代表其应有的水平，而可能是一个极端值，以这样的值分组将严重影响研究的内在效度。换言之，分组的真实性将受到质疑。

5. 分组方法（assignment） 不能随机分组将严重影响研究的内在效度，造成研究结果的偏差甚至错误，这主要是因为组间差异不平衡。例如，有一项回顾性非实验性研究考察管型石膏、石膏后托和支具三种保守治疗法治疗髌骨脱位的疗效。因为用哪种方法主要依据大夫的喜好，受到治疗的三组患者未按照随机处理的原则进行分组，结果，支具治疗组女性患者的比例明显高于其他两组。众所周知，女性病人从解剖结构来讲更容易出现髌骨脱位，因此，此组病人治疗后脱位复发率高可能与女性比例高有关。当一项研究中无法实现随机分组时，可以应用统计学的方法去"均衡"（equalize）组间差异。

6. 研究对象丢失率（mortality or drop outs） 如果研究中由于各种原因各组的研究对象不同程度地退出（drop outs），造成组间差异严重不平衡，将影响研究的内在效度。比如在肌力强化训练中，如果训练强度高的组不能耐受的患者大多数退出，仅剩下能耐受的患者，结果得出训练强度高的组肌力明显高于其他组，这样的结论就要受到质疑，因为组间差异大而使可比性下降。

7. 治疗方法的相互渗透（diffusion of treatments） 当治疗组病人与对照组病人私下交换治疗信息，使两组病人互相尝试对方的治疗方法时，就会形成不同治疗相互渗透或混杂的问题，这将影响研究结果的分析。比如某研究考察开链（open-chain）和闭链（closed-chain）运动疗法对膝关节前交叉韧带重建术后股四头肌扭力矩的影响。试想两组病人中的甲和乙获得相互交流的机会，结果使开链训练组的甲认为攀登楼梯（闭合训练）正是自己需要改善的功能，而闭链训练组的乙认为增加小腿运动时的阻抗，增强小腿肌力（开链训练）是自己所需要的。结果两病人除完成了指定的训练外,还分别用对方的方法进行训练,导致不同治疗因素相互混杂的问题,使判断某治疗方法的疗效的可靠性丧失。减少这种干扰的方法就是控制病人不得互相接触或采用盲法。

(二) 结构效度

结构效度指研究中的各种变量(因素)的含义。很多研究设计中的概念(construct as labled)往往与实际操作中的含义(construct as implemented)不同。比如用关节活动范围ROM来研究肩关节的功能,研究的概念是关节功能,而实际测量的是关节ROM。一些学者认为ROM能很好地代表关节功能,而另一些学者则认为这很不准确,这就是结构效度的问题。影响结构效度的因素主要有以下三点:

1. 概念表达不足(construct underrepresentation) 比如在一项研究护踝、弹力绷带对预防运动中踝关节扭伤的课题中,研究因素"运动"仅取两个水平,即运动前和运动40分钟后。对这篇论文的评论指出:实际情况中不仅关心运动后40分钟,也关心运动后5分钟、10分钟、20分钟、30分钟时护踝是否起保护作用。该研究缺乏开始运动到运动40分钟之间的观察。这种情况被称为"运动"这一研究概念表达不足。类似的情况在发表的论文中还可以发现很多。

2. 研究者的意图(experimenter expectancies) 例如一组双侧膝关节以下截肢并安装假肢的病人在一个康复中心完成康复训练后出院。为随访研究康复训练后病人在家中或社区日常生活中的双下肢功能,PT治疗师前往病人家中考察。可以这样认为:这种情况下病人很清楚PT治疗师的意图——希望病人能够很好地表现。这时,"患者于家中或社区生活中的双下肢功能状态"这一研究概念在实际操作中就可能变成了"明白PT治疗师意图的患者特意表演出来的双下肢功能"这样一种概念,可能包含了患者夸张表现的因素。这种情况就叫做研究的意图对结构效度的影响。解决这一问题的方法就是采用盲法或其他不让病人猜到你真实意图的方法。

3. 不同治疗的相互作用 这种情况在临床上常见。比如一项门诊研究分析膝关节支具对膝关节骨性关节炎的治疗作用,实际状况是门诊患者除了用支具外还服用消炎镇痛剂、进行理疗、外用膏药等,这时就不能简单地把所有的疗效都归功于"膝关节支具",而是多种治疗同时作用的结果。解决这种问题的方法就是设立一组不用支具的对照组,该组病人除不用支具外,其他情况均与实验组相同,这时再分析两组的疗效来明确支具的治疗作用。

(三) 外在效度

外在效度主要涉及到研究结果是针对什么样的对象,在什么样的条件下于何时进行的。

如果是在一定时间和条件下针对特定几组病人的研究结果,只能把这种结果推论到和上述条件相同的病人身上,而不能超越这些条件任意推广。比如一项研究渐进阻抗运动(progressive resistive exercise)对老年妇女肱二头肌肌力的影响,研究结果只能推广到老年妇女。假如同样的研究是以多组平均年龄为35岁的男性和女性为对象,结果也只能推广到条件相同的35岁男性、女性。决定外在效度的主要因素是对象、条件和时间。

三、抽样与分组

医学研究的对象,一般都是数量非常大的群体(population),比如北京地区膝关节置换术后人群或华北地区脑瘫儿童人群等。其实研究者不可能去研究整个群体,因为人力、财力和时间上都不允许。研究者只能从总体中抽出一部分去研究,这种从总体中抽取部分个体的过程称为抽样(sampling),所抽得的部分称为样本(sample),这个样本所包含的个体数目叫样本含量。一般讲,从总体中抽取样本,要遵循一定的科学原则,即代表性(representive)、随机性(randomization)和可靠性(reliability)。按一定的方法把样本分成不同的组称为分组(assignment)。抽样与分组的方法直接影响到研究的内在效度、外在效度和统计结论的可靠性。

(一)抽样

抽样有两种基本方法,即概率性(probabilistic)抽样和非概率性(nonprobabilistic)抽样。概率性抽样主要是应用随机抽样的原则,这样获得的样本抽样误差小,有较好的代表性。但在实际临床工作中很难应用这种方法获得样本,因此临床上常用非概率性抽样。

1. 概率性抽样(probability sampling) 根据随机程度的不同有四种情况

(1)单纯随机抽样(simple random sampling) 是最简单的随机抽样方法,其原则是使总体的每个个体都有同等机会被选入样本。如从2000例病人的病历中随机抽取100份,具体方法是将2000份病历编号,用计算机产生100个大小在1~2000之间,无重复的随机数,这些随机数所对应的病历就是要调查的样本。这种方法抽取的样本一般随机性比较好,但总体观察数很大时,实施起来会很困难。

(2)系统抽样(systematic sampling) 又称为机械抽样或等距离抽样。先将调查总体中的每个观察对象进行编号,再按抽样比例等间隔抽取观察对象或样本。仍取上例,每20份病历抽取一份。取一个随机数除以20取出余数,如余数为3,则依次抽取第3、23、43、63……1993;如余数为11,则依次抽出第11、31、51、71……1991。此法简便易行,选入样本在总体中的分布均匀。但如果编号带有一定的周期性或趋势,则系统抽样得到的样本含有一定的偏性。为避免这种偏性,可分段选取不同的随机数。

(3)分层抽样(straitiffed sampling) 按总体的某特征指标将总体分成若干层,再在每层中分别随机抽取一定比例的个体构成样本。比如有3000例TKA术后病人,我们可以根据置入假体类型或手术医院的不同进行分层。如果能够确定度量病人进行PT康复训练程度的指标,比如低、中、高三层,再在各层中随机按一定比例抽取样本。分层抽样要注意选择分层用的特征指标与分层标志,减少各层内的差异,这样可使分层抽样的误差较小,对总体的代表性好。在分层抽样时,各层也可以分别得到独立的样本进行分析。

(4)整群抽样(cluster sampling) 将总体中的所有观察对象按某种属性分成若干群体,再从所有的群体中随机抽选一部分群体构成样本。本法常用于大规模调查,比如美国的PT协会要调查全国范围内TKA术后康复治疗对关节功能恢复的影响,不可能研究全国的每一个TKA术后病人。采取整群抽样,先从50个州中随机抽6个州,每个州中随机选两个城市,每个城市中随机选两家医院,最后选择这两家医院的病人。结果这项调查研究就成了6个州的12个城市中24家医院的所有TKA术后病人的调查。当然,如何制定随机选择的标准要根据实际情况和专业知识来确定。整群抽样可以使大规模的调查研究可行,便于实施,涉及面较小,并可节省人力、财力和时间。但是,当群体间差异较大时会扩大抽样误差或产生偏性,所以在实际操作过程中要考虑如何减少这些误差和偏性。

2. 非概率性抽样(nonprobability sampling) 非概率性抽样的特点是缺乏随机性,但实际情况是该方法在PT疗法学研究中较概率法应用广泛。其中一个重要原因是这一学科缺乏研究基金的支持,另外,缺乏高层次的研究人才也是不可忽视的原因。以下主要介绍三种形式的非概率性抽样法。

(1)简便抽样(convenience sampling)　指研究某一群体中那些容易获得的样本。PT治疗师一般研究的某一门诊符合某种诊断的患者群就叫简便样本。比如研究PT康复训练对某医院1995～1999年间的TKA术后病人的作用就属于简便抽样。在这里应注意的问题是,如果这一群体与总体有明显差异,研究结果就不具备普遍性。

(2)连续抽样(consective sampling)　又称为最省抽样。指事前并不存在一个现成的样本,从某一时点开始选择符合某一个或几个标准的患者,直到能得出结论为止的抽样方法。这种方法往往用于前瞻性研究,可以避免盲目加大样本造成浪费,也不至于样本过小而得不到应有的结论。比如计划从某一日开始研究CPM对某指定医院TKA术后病人的关节功能的康复效果,为期两年,研究对象包括这一医院这两年间所有的TKA术后病人。该法非常适合于临床研究,因为病人是陆续就诊的,可以陆续分析,对单因素研究尤其适用。

(3)目的性抽样(purposive sampling)　指仅选择那些符合研究者要求的样本,这与随机和简便研究不同。假设要研究不同的教育模式对某地区小学生体能的影响,而该地区有30所小学。若随机抽取两所小学的学生为研究对象,这无疑是随机抽样;若只选择离研究者工作较近的两所小学的学生为研究对象,就是简便抽样;若研究者选择一所小学是因为学校规模大,学生主要来源于中等以上收入的家庭,选择另一所小学主要是因为其规模小,学生主要来源于低收入家庭,这样的选择法就叫目的性抽样。目的性抽样多被用于定性研究。

(二)分组(assignment to groups)

临床科研经常需要把患者分成一个以上的组,无论抽样随机与否,随机分组法都是首选。PT疗法研究很多都是采取简便抽样与随机分组相结合的方法。分组方法的优劣主要决定于按其分组后各组的齐同性如何。换言之,能够最大可能减少组间、组内差异的方法就是好方法。因为很多统计分析方法还要求各组样本数相同,分组时也要考虑这一因素。PT疗法学临床研究中随机分组有三种常用的基本方法:完全随机均匀分组、系统性分组和配伍分组。下面用一实例来分别说明。

【例2-3】为32名TKA术后病人,基本情况见表2-9。

表2-9　32名TKA术后患者

1. F,70	9. F,62	17. M,70	25. M,76
2. M,60	10. F,78	18. F,63	26. F,72
3. M,71	11. F,68	19. M,71	27. F,77
4. F,64	12. M,81	20. F,76	28. F,67
5. F,65	13. F,69	21. F,61	29. F,69
6. F,68	14. F,60	22. M,67	30. M,67
7. M,68	15. M,66	23. M,65	31. M,65
8. M,69	16. M,66	24. M,63	32. M,62

＊平均年龄68岁,男女各占50%

该研究设计分四组,每组接受不同的康复治疗。康复治疗的目的:一是为了增加关节活动范围的训练,包括 CPM 和 PT 手法;二是为增强肌力的训练,包括开链和闭链训练法。

1. **分层随机分组**(random assignment by block) 这种方法主要是利用随机数字表,随机数字表的全部数字无论纵、横、斜方向等各种顺序均是随机状态,因此使用时可以从任何一点开始。该实例使用附录三的随机数据表进行分组,从第 71 行开始,自左向右,阅读最后两位,数字 01~32 标有下横线,舍弃重复数字(比如前面已选择"22",后面又出现"22"时则舍弃不用)。头八个数对应的患者为第一组,依次类推分出第二、第三组,剩余的则为第四组,分组结果见表 2-10。

表 2-10 32 名 TKA 术后患者完全随机均匀分组

A/开链+手法	B/开链+CPM	C/闭链+手法	D/闭链+CPM
1. F,70	2. M,60	8. M,69	10. F,78
3. M,71	4. F,64	11. F,68	12. M,81
7. M,68	5. F,68	15. M,66	13. F,69
16. M,66	6. F,68	18. F,63	14. F,60
21. F,61	9. F,62	19. M,71	20. F,76
22. M,67	17. M,70	23. F,65	26. F,72
24. M,63	25. M,76	30. M,67	28. F,67
27. F,77	31. M,65	32. M,62	29. F,69

2. **系统性分组**(systematic assignment) 该法主要是利用样本中个体的排列顺序依次将研究对象分组,如本例中,分别将编号为 1、2、3、4 的患者顺序编入 A、B、C、D 组,依次类推再分别将编号为 5、6、7、8 的患者顺序编入 A、B、C、D 组,直到全部编完,结果见表 2-11。

表 2-11 32 名 TKA 术后患者系统性分组

A/开链+手法	B/开链+CPM	C/闭链+手法	D/闭链+CPM
1. F,70	2. M,60	3. M,71	4. F,64
5. F,68	6. F,68	7. M,68	8. M,69
9. F,62	10. F,78	11. F,68	12. M,81
13. F,69	14. F,60	15. M,66	16. M,66
17. M,70	18. F,63	19. M,71	20. F,76
21. F,61	22. M,67	23. F,65	24. M,63
25. M,76	26. F,72	27. F,77	28. F,67
29. F,69	30. M,67	31. M,65	32. M,62

3. **配伍分组**(matched assignment) 此法是依据研究对象的某种特征来进行"配伍",然后把这种由配伍而形成的亚组(subgroups)中的个体随机分配到研究组中。本例按年龄和性别配伍,首先将 4 名年龄最小的女性配成一组,将她们随机分到 4 个研究组中;再将 4 名年

龄最小的男性配成一组,将他们随机分到4个研究组中。依次类推,直到将全部研究对象按同样的配伍方法分组,结果见表2-12。

表2-12　32名TKA术后患者配伍分组

A/开链+手法	B/开链+CPM	C/闭链+手法	D/闭链+CPM
14. F,60	21. F,61	9. F,62	18. F,63
31. M,65	24. M,63	32. M,62	2. M,60
28. F,67	4. F,64	5. F,68	6. F,68
15. M,66	22. M,67	16. M,66	23. M,65
1. F,70	29. F,69	11. F,68	13. F,69
30. M,67	7. M,68	17. M,70	8. M,69
10. F,78	27. F,77	20. F,76	26. F,72
3. M,71	19. M,71	25. M,76	12. M,81

上述三种配伍法,无论从经济上和时间上都要求较高,特别是样本量大时,去收集配伍的信息将十分繁杂。分层随机分组和系统分组相对简单实用,但前提条件是样本个体没有规律性排列。本例中随机均匀法是最合适的选择;当样本量小,个体又不存在规律性排列时,系统分组是经济实用的方法。

(三)样本含量(sample size)

在科研设计中重复原则是消除非处理因素影响的重要手段。重复程度表现为样本含量的大小和重复次数的多少,样本含量越大或重复次数越多,结果就越能反映随机变异的客观真实性。样本含量与科研结论的可靠性有密切关系,样本含量小,可因资料的局限性而把个别情况误认为普遍情况,把偶然性或巧合当做必然规律。但也不能认为观察例数越多越好,样本含量过大或实验次数过多,实验条件就越难保持一致,同时也会造成人力物力不必要的浪费。因此,在保证研究结果具有一定可靠性的条件下,约定适当的样本含量,以节省人力和财力是非常必要的。一般原则是研究要求精确度高时,样本含量多一些,反之应少一些。研究所需时间越长,就越要考虑样本的丢失率。

在统计学处理中,一般将计量资料样本含量小于30或计数资料样本含量小于50称为小样本,大于30或50者称为大样本。样本含量的多少是以研究结束后能获得最低限度的统计学上的显著性差异确定的,可以在一定前提下通过公式计算或查表计算。

四、研究的基本流程

物理疗法研究一般来讲可分为创新研究和现有技术与概念的临床验证研究。这两者往往是相辅相成的,这里主要概括地阐述这两种研究的基本过程。

(一)产生新疗法、新领域的条件及过程

以末梢性前庭功能障碍的PT治疗为例(表2-13)来说明这一研究的流程。

表 2-13 新疗法产生的过程

基本过程		举例说明
客观需要	在临床实践中发现问题并具有解决问题的强烈愿望和自身素质	末梢性前庭功能障碍主要表现为眩晕、平衡功能失调,导致患者不能像正常人一样自由地运动
研究目的	根据问题的特点制定长期或短期研究计划,寻找治疗的新方法	其他原因引起的姿势调节功能障碍,除药物疗法外,运动疗法亦有实效,因此认为前庭刺激和运动疗法对末梢性前庭功能障碍也应该有疗效,应进行研究
研究设计	根据研究的特点制定切实可行的科学的研究计划	分阶段导入促进前庭代偿的刺激疗法和促进中枢代偿的运动疗法。为此,必须有评价眩晕和平衡功能障碍程度的客观指标。高龄患者也能采用运动疗法,并且可以在家中进行。最终以患者的生活自理能力和自信心的程度为标准评价疗效
临床研究	根据具体实际情况进行多种形式的临床研究,积累临床资料	诱发性眩晕并不会因为开始接受运动疗法而加重,对处于慢性期的双侧前庭运动功能障碍运动疗法也有显著疗效,重心摇摆试验是判断疗效的有用指标
实验研究	所谓实验研究就是包含对照组的研究,分为动物实验和临床实验,RCT* 为最佳选择	动物实验研究证明药物和运动疗法结合疗效最佳,该疾病急性期和慢性期的代偿机制不同
全面评价	在以上研究的基础上,通过大或较大规模的临床研究来进一步证明新技术的可信度与特异性,最好采用多中心协助研究的方法,研究设计仍以 RCT 为最佳选择	证实了和单独药物治疗相比,药物与运动疗法相结合更有效。PT 疗法师的参与保证了运动疗法的正确执行和疗效的即时评价以及治疗方案的调整
综合评价	对其安全性、有效性、社会效益的综合评价。如果结论是肯定的,可以说研究取得了成功	恶性眩晕除外,对于诱发性眩晕,从自发性眼振颤期分阶段进行运动刺激疗法可以减轻眩晕,即通过适当的运动疗法,患者的日常运动功能改善,生活质量提高
社会承认	进一步获得社会的认可,使该疗法能合法收费并被列入医疗保险,在社会上得到普及	前庭疾病的平衡功能评价方法——中心摇摆法和末梢性前庭功能障碍的运动疗法可合法收费,并属于医疗保险支付范畴

*RCT(randomized controlled trial):随机对照实验研究

(二) 一般的研究过程

为了使初学者对临床研究有一个更加明晰的思路,以下用框图来进一步说明一项临床研究的完整步骤(图 2-2)。

需要说明的是,无论从(1)、(18)、(19)、(21)哪一点出发均可以到达(13)结题。因为对于 PT 疗法,很多手法是否有效,还缺乏明确的证据,在这方面,如果研究方法妥当,可产生很多的研究课题。刚开始涉足研究领域的 PT 治疗师可以通过此流程表对研究的基本思路有所了解。

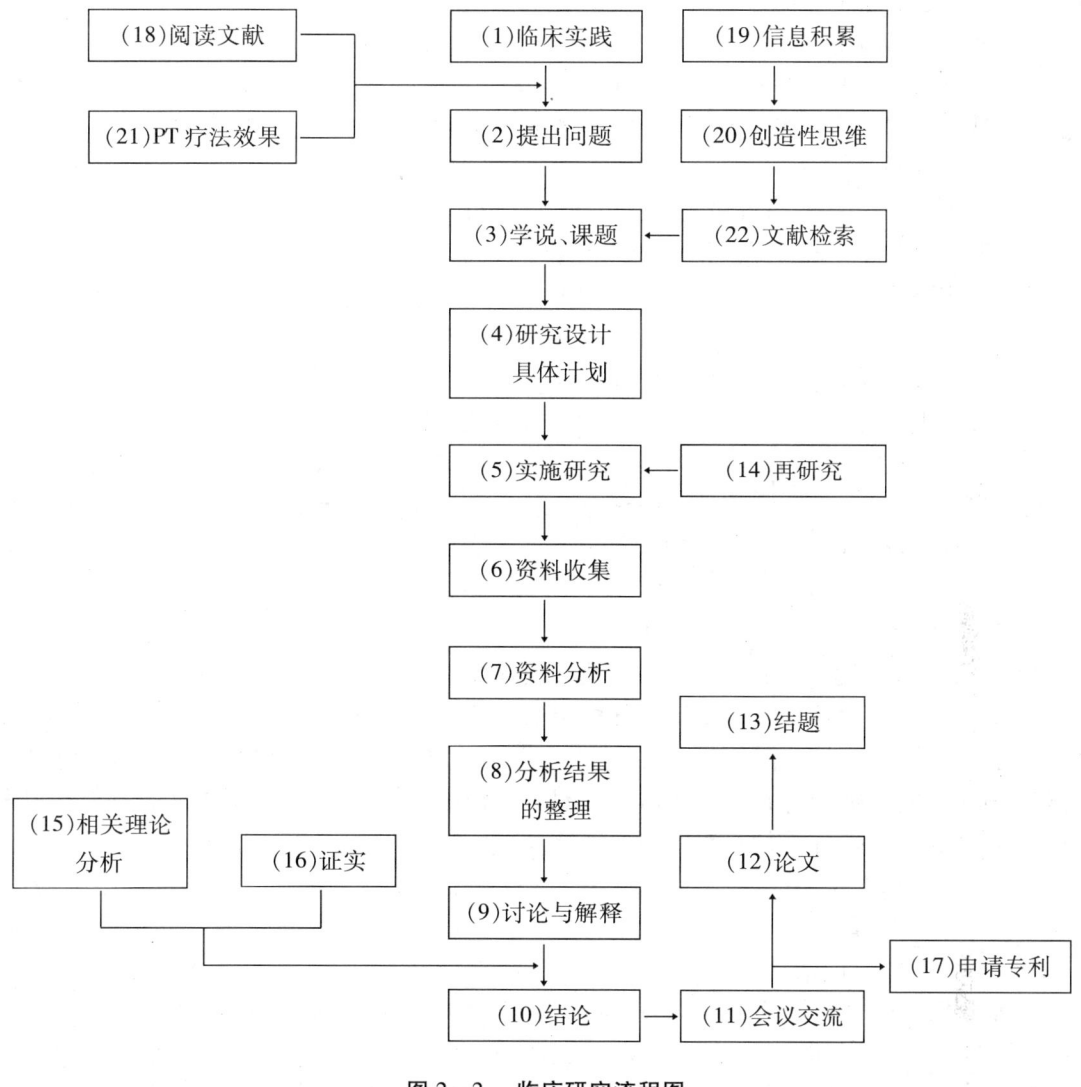

图 2-2 临床研究流程图

(刘克敏)

第四节 实验性研究设计

实验性研究的特点就是设有对照组(controlled manipulation)的前瞻性研究,通过对照来鉴别处理因素与非处理因素之间的差异,抵消或减少实验误差。实验性研究又分为群组设计(groups of subjects)和个体研究设计(individuals)两大类。

一、群组设计

群组设计,即以多个研究对象构成研究组,是实验性研究设计的主要形式。根据处理因素的多少又分为单因素实验设计(single factor experimental design)和多因素实验设计(multiple-factor experimental design)。

(一) 单因素实验设计

该设计仅有一个自变量(independent variable)，又称独立变量或处理因素，临床研究则指治疗方法。这种研究的论文在整个 PT 疗法研究文献中占有相当大的比例。以下介绍几种常用的单因素设计。

1. 治疗前后的对照组设计(pretest-posttest control-group design) 又叫做随机临床研究(randomized clinical trial)或随机对照研究(randomized controlled trial)，这一方法最常用。可以表达为以下形式。

$$R_{(治疗)} \quad O_{(治前)} \quad X \quad O_{(治后)}$$
$$R_{(对照)} \quad O_{(治前)} \quad \quad O_{(治后)}$$

"O"表示观察值，"X"表示治疗方法，"R"表示研究对象被随机分组。在实际临床工作中，研究对象是病人，有时很难针对病人设立不采用任何治疗的对照组，因为这涉及到医疗伦理的问题。因此，上述设计形式常表现为一组采用传统疗法(typical treatment)，另一组采用新疗法(experimental treatment)，即：

$$R_{(治疗)} \quad O_{(治前)} \quad X_{(传统疗法)} \quad O_{(治后)}$$
$$R_{(对照)} \quad O_{(治前)} \quad X_{(新疗法)} \quad O_{(治后)}$$

为了更加科学缜密，一个数据的测量往往要做两次或两次以上。比如一项治疗手外伤后慢性水肿的研究，治疗方法有高压脉冲电流和间歇式充气压迫两种，并设立实验对照组。病人被随机分为三组，即电流治疗组、压迫治疗组和对照组。当病人来到门诊时即刻测量手的体积，让病人把手放在与心脏平齐水平休息 10 分钟后再测量第二次，目的是为了鉴别来院前肢体位置对手肿胀的影响，然后进行治疗，治疗后再测量。可以表达为以下形式：

$$R_{(电流)} \quad O_{(治前)1} \quad O_{(治前)2} \quad X_{(电流)} \quad O_{(治后)}$$
$$R_{(压迫)} \quad O_{(治前)1} \quad O_{(治前)2} \quad X_{(压迫)} \quad O_{(治后)}$$
$$R_{(对照)} \quad O_{(治前)1} \quad O_{(治前)2} \quad \quad O_{(治后)}$$

2. 治疗后对照设计(posttest-only control-group design) 由于种种原因不能进行或不能准确进行处理前测量时，就只能设立对照组，根据处理后的测量来判断。比如一项研究前交叉韧带重建术中使用气囊止血带与否对股四头肌、腘绳肌以及膝关节弹跳试验(hopping test)的影响。术前因为前交叉韧带的损伤，关节功能不同程度的障碍以及术后因手术创伤所引起的疼痛等，使术前测量和术后即刻测量均不准确，只有在手术结束一定时间，病情稳定后测量上述三个指标。因为分组是随机的，可以认为组间差异被平衡。研究设计的形式可以表达为：

$$R_{(实验)} \quad X_{(止血带)} \quad O_{(治后)}$$
$$R_{(对照)} \quad \quad O_{(治后)}$$

3. 单组处理前后测量设计(single-group pretest-posttest design) 一项研究考察个体化的 PT 康复训练对老年人的平衡功能及步行速度的影响。30 个有平衡功能障碍的老年病人均接受 4~5 周的 PT 康复训练。在治疗前、治疗后即刻和治疗后一个月分别测量平衡功能和行走速度，结果表明治疗后较治疗前平衡功能有明显改善。这是典型的单组处理前后测量设计，这样的文献报道并不少见，其设计形式可表达为：

$$O \quad X \quad O_1 \quad O_2$$

这种研究设计的不足之处是没有对照组,不能排除不经过正规的康复治疗也可以获得类似改善这一可能性。

(二)多因素实验设计

多因素实验设计又称为析因设计(factorial design)或交叉分组设计。不同实验因素及不同水平间往往是相互联系、相互制约的,有的因素的改变不影响其他因素的改变,而有些因素的质或量发生改变时,另一因素的质或量也发生变化,这叫交互作用(interaction)。把2个或2个以上因素的不同水平结合起来,用以探讨不同因素间、同一因素不同水平间交互作用的效果,这种设计称为析因设计,其总的试验次数是各因素水平的乘积。例如,4个因素同时进行试验,每个因素取2个水平,则实验条件组合为2222 = 16种;若每个因素取3个水平,则实验条件组合为3333 = 81种。因此,析因设计的因素和水平不能太多,否则将出现大量的条件组合,从而使实验次数非常大而难以实施。PT疗法研究中最常用的是两因素多水平析因设计,下面举例说明。

【例2-4】两位PT治疗师(A和B)分别用三种不同的PT疗法:热疗+运动疗法(H)、PT手法(M)、家庭体操(P)治疗60名腰痛患者,试分析不同治疗师用不同方法治疗对腰部活动范围ROM的影响。

分析:该研究有两个因素:一是治疗师,有两个水平A和B;另一个是治疗方法,有三个水平H、M和P。将60名患者随机分为6组,每组接受一种疗法,由两个治疗师分别治疗。这样,每位患者都会有同等的机会接受两位治疗师应用每一种方法的治疗,从而分析不同的疗法治疗效果是否不同;同一种疗法会不会因为治疗师的不同而疗效不同;它们之间有什么样的关系。研究设计用表格表示如表2-14。

表2-14 例2-4析因设计

治疗方法 (区组因素)	治疗师	观测指标	
		A	B
热疗+运动(H)			
1		X	X
2		X	X
……		……	……
10		X	X
PT手法(M)			
1		X	X
2		X	X
……		……	……
10		X	X
家庭体操(P)			
1		X	X
2		X	X
……		……	……
10		X	X

将表2-14简化后可表现为以下形式:

		治疗师	
		A	B
治疗方法	H	HA	HB
	M	MA	MB
	P	PA	PB

这样的研究设计又称为"两因素三二析因设计"。

二、个体研究设计

(一)个体研究设计提出的原因

在实际临床工作中,从事 PT 疗法研究遇到的最大问题就是每一个病人均有其特殊情况,而且很多 PT 技法都因为 PT 治疗师的不同而操作差异很大,缺乏标准的衡量方法。这些都对应用成组设计来进行 PT 疗法临床研究提出了挑战,主要表现在以下方面:

1. 在一般的康复科室,进行充足的成组设计通常是非常困难的,比如要在一个骨科门诊研究单纯体育运动疗法和体育运动疗法加 PT 手法治疗肩周炎的效果。若要进行标准的成组设计研究,每组至少要有 30 名病人,两组共 60 名病人。假如每周在门诊诊断一个肩周炎患者,其中一半适合进行关节功能评分,符合列入为研究对象,要想得到两组共 60 个病人就需要 120 周,近两年的时间;而且有相当部分病人由于种种原因将很难参加完整个研究过程,中途可能退出,使标准成组研究更加困难。为了解决这种困境,有学者提出了"个体研究设计(single – system design)"这一概念。他们认为当无法进行标准的成组设计研究时,个体研究也能提供有效的信息。

2. 群组设计往往在整个研究过程中做少数几次测量,当对研究对象只进行治疗前、治疗开始时和治疗结束时等几次测量时,若没有对照组,研究者很难发现结果值的固有波动(typical fluctuation)形式,而个体研究设计在某种程度上可以解决这一问题。

3. 群组设计研究的结果可以推广到被抽样的群体(sample – to – population generalizability),但并不一定就适合于某一个体,而个体研究设计的对象是单个病人,其结论可以推广到相同的病例(case – to – case generalizability),并且认为这种个例的经验对于 PT 治疗师在从事临床治疗时进行循证判断(evidence – based judgment)更为重要。

(二)个体研究设计的含义

那么,个体研究设计是一个什么样的概念呢?它是指仅包含一个研究对象(病人)的"准实验性、前瞻性(quasi – experimental and prospective)研究设计",其基本特点是连续地引入和停止治疗,并在整个治疗过程中连续测量得到一系列结果来判断某一疗法的效果。这种研究有三大特征,即实验性、前瞻性和连续测量。有人经常将个体研究设计与个案报道相混淆。其实个案报道是回顾性研究,缺乏对照控制,是非实验性的。

(三)个体研究设计的几种形式

1. A – B 设计(A – B design) 这是个体研究设计的基础,A 代表基准值测量期(baseline phase),B 代表治疗效果测量期(treatment phase)。研究者在治疗之前,通过重复测量获得多个值来说明病人的状态(status),治疗开始后,再进行重复测量,然后比较这两组数据,这就是 A – B 研究设计,其弱点是无法控制外来因素或突发事件的影响。

【例2-5】某研究者为了研究拇对掌支具对一名4岁的脑瘫女患儿的手功能的治疗作用,先于治疗前4周每周2次测量患儿手功能,然后患儿每天戴支具治疗6小时,持续4周,每周2次测量患者手功能。这样就于治疗前后分别得到8个时点的测量值,对比两组数据发现手功能在治疗后有明显改善。该研究的缺点是没有停用支具后的观察,并且没有排除其他因素,如解痉药的服用等因素可能造成的影响。

【例2-6】为了研究OT功能训练对脊髓损伤所致四肢瘫患儿手部肌腱移植术后手功能的改善作用,某医生选择一名患儿,治疗前(A阶段)进行了10项以上的手功能测量,手术后(B阶段)对病人实施标准的术后护理,同时进行OT功能训练共4周。研究者把B阶段分为三个随访时期,分别是术后2.5个月、6个月和12个月,每个随访时期至少利用两周以上的时间获取9个测量数据。通过这样的研究设计,研究者不仅可以对治疗的短期效果,也可以对治疗的长期效果作出结论。

2. A_1-B-A_2 设计 与 A-B 设计相比,增加在适当时期停止治疗,并进行测量研究。研究者通过这种设计来观察疗效改变是否受其他因素的影响。换言之,如果停止治疗后疗效丧失,说明观察到的结果是由治疗引起而不是其他的偶然因素(外部因素)所致。

进行 A_1-B-A_2 设计有两个问题:第一是在治疗阶段突然停止治疗涉及到医疗伦理问题,第二是只有治疗结果可逆时这种设计才有说服力。比如研究踝足支具对步态的影响,步态在穿用支具时有明显改善(B阶段改善),而在治疗前(A_1阶段)和停用支具后(A_2阶段)步态表现为同样的步态水平,这可以充分说明支具有改善步态的作用。应用这种研究设计有时也会遇到解释上的困难,比如研究PT康复训练对大腿截肢后穿假肢患者步态的影响,如果 A_2 阶段的步态较 A_1 阶段有明显改善,换言之,与B(治疗阶段)的步态改善一样,则会有两种解释:一种是其他因素导致的这种改变于治疗后仍然持续存在;另一种则认为这恰恰证明了B阶段治疗的有效性。

【例2-7】某研究考察应用部分免负荷结合步行器训练(treadmill locomotion)对不完全脊髓损伤病人步态的影响。首先测量评估病人步态,每周1次持续6周(A_1阶段);然后进行上述康复训练,每周3次,持续6周,步态测量评估每周1次(B阶段);停止治疗后连续3周每周1次测量评估步态(A_2阶段)。结果步态从 A_1 到B有明显改善,但从B到 A_2 无明显变化,即B的结果持续到 A_2,因此研究者就需要有其他证据来说明这是治疗结果而不是其他外来因素的作用。

3. 多基准设计(multiple-baseline designs) 该设计的基本思路是采用几个个体研究,设定不同的A、B时限,并将几个个体研究随机采用不同的A、B时限,这样来消除其他因素对研究内在效度的影响。

【例2-8】一项研究考察关节内药物注射对偏瘫病人肩关节功能的影响(以疼痛和活动范围为观察指标)。根据临床观察,偏瘫病人四肢功能恢复有一个自然过程,一般认为是2周。如果把A期设为2周,就无法区分是治疗的影响还是自然恢复过程的影响。因此,选择4名患者,随机分为两组,两名患者(患者1和患者2)的A期定为2周,两名患者(患者3和患者4)的A期定为3周,结果如图2-3。从图可以看出,无论注射与否,病人均从第二周开始肩关节疼痛减轻,说明这是自然恢复的作用而不是注射的作用。

(四)个体研究设计被批评的原因

尽管有的研究者认为通过仔细的设计,个体研究不失为一种有效的研究方法,但也有不

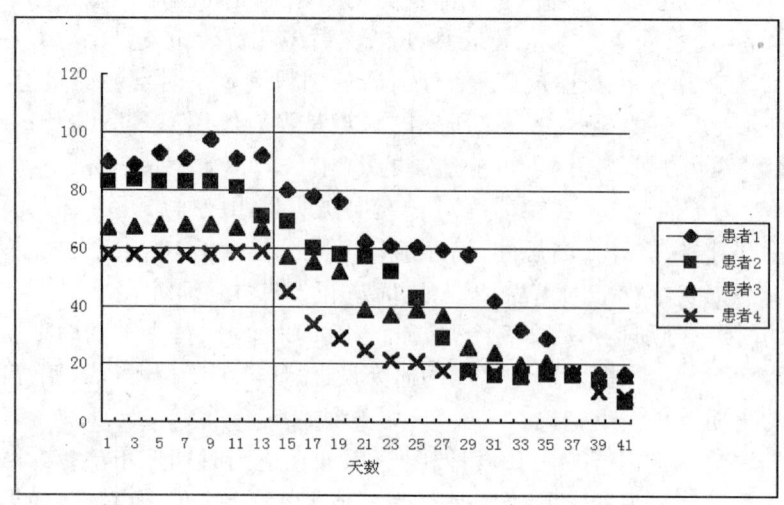

图 2-3　多基准研究实例

少学者对此提出尖锐的批评,主要基于以下四点:

(1) 基准测量需要较长时间,会耽误治疗,且 A_1-B-A_2 形式的设计需要中途中断治疗,涉及到医学伦理问题。研究周期长又增加了单位研究成本。

(2) 对外部因素的对照控制相对弱,降低了研究的内在效度。

(3) 病例的多样性,使得研究结果在病例间的推广(case-to-case generalizability)很不确定。相比较而言,群组设计研究结论的推广(sample-to-population generalizability)更科学。

(4) 分析个体研究设计的统计学理论建设才刚刚开始,实际经验也不多。有的学者认为现有文献报道的个体研究分析违背了统计学原则。

总之,个体研究的统计学分析尚需进一步讨论研究,这一部分仅作为了解的内容。

(刘克敏)

第五节　非实验性研究设计

与实验性研究设计相比较,非实验性研究设计不设立严格的对照和外部条件控制,因此其设计形式较实验性研究更多,PT 疗法学文献中非实验性研究类文献占大部分。有学者统计了 1984 年至 1995 年 12 年间 Physical Therapy 刊登的文章,其中 50% 以上是非实验性研究论文。

非实验性临床研究的设计方法根据研究目的可分为描述性研究和分析性研究两大类。描述性的研究主要用于临床现象的描述,是临床研究的初级阶段。分析性研究则可用于分析推论,有助于病因的研究和对某一结论的论证。根据观察研究的时间顺序又可将非实验性研究分为前瞻性研究和回顾性研究两大类。从现在调查以前发生的情况称为回顾性研究,从现在随访到将来某一点的研究称为前瞻性研究。所有病例分析、病例对照研究都是回顾性研究,大部分队列研究是前瞻性研究。一般前瞻性研究的结论比较可靠,论证强度比较大,而回顾性研究比较容易产生各种偏差(偏倚)。非实验性临床研究的基本类型如图2-4。

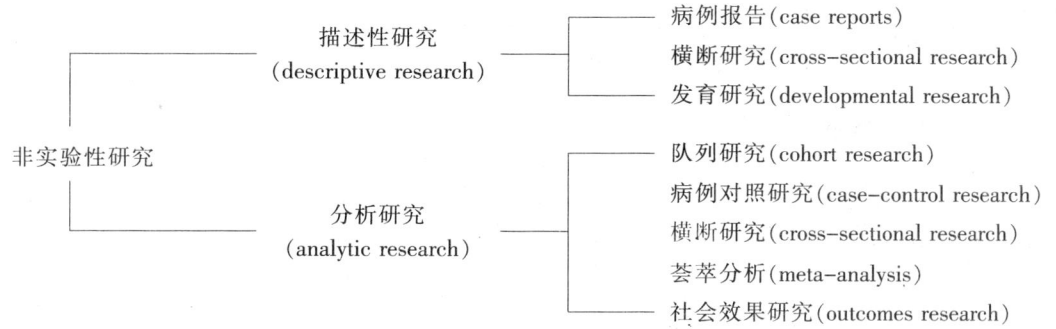

图2-4 非实验性研究基本类型

Domholdt则认为非实验性研究包括下列研究方法(表2-15):

表2-15 Domholdt分类

名 称	定 义
个案报道 (case report)	系统描述一个非常明确的事例,对象经常是一个患者的诊治
相关研究 (correlational R.)	研究阐明变量之间的关系
发育研究 (developmental R.)	在一定的时间跨度内描述一种现象的自然发展史的研究
流行病学研究 (epidimiological R.)	描述疾病或损伤的发生率,或其发生原因,或控制发生发展的方法的研究
评价研究 (evaluation R.)	评价一种疗法或政策有效性的研究
事件研究 (historical R.)	研究过去发生的事件,为现在的决策提供依据
荟萃分析 (meta-analysis)	将多个独立研究的结果进行汇总分析的过程,是定量研究
方法学研究 (methodological R.)	决定临床或实验研究所用的测量方法的有效性和可靠性的研究
正态研究 (normative R.)	利用有代表性的大样本确定感兴趣的测量值的正常范围的研究
政策研究 (policy R.)	为政策的制定与执行提供信息的研究
质的研究 (qualitative R.)	应用会面(interview)或观察(observation)的方法对某一特殊事件进行的深入研究
二次分析 (secondary A.)	为了回答研究中的新问题对已收集到的资料进行再次分析的研究
现场调查 (survey R.)	分析通过调查表或会面调查所获得的资料、信息而进行的研究

R. research, A. analysis(整理自 Domholdt E. Physical therapy research: principles and application, W. B. Saunders Company. 2000, P139)

总之,对非实验性研究的诸多形式叫法比较多,有时也容易混淆,但从事研究设计或阅读文献时要首先搞清楚此研究是描述性的还是分析性的研究,进而确定是前瞻性的研究还是回顾性的研究。上图和表中的英文名称在阅读英文文献时经常会遇到,希望能记住并明白其含义。下面介绍几种常用的非实验性研究方法。

一、临床个案报道

临床个案报道(clinical case reports)是指临床医生通过新颖的思考并分析一例或几例有特点的患者来探索临床实践的理论基础的一种方法。有许多学者认为"个案报道不是研究",在我国大部分医疗机构也不把个案报道"算做"论文,这是错误的,"个案报道"也是医学论文的一个重要部分。1993 年,Rothstein 在发表于 Physical Therapy 的一篇编者按中指出:"总的来讲,在本杂志和其他 PT 疗法学文献中,个案报道极少"。他认为个案报道对于阐明一些临床术语、概念和实际解决问题的方法都是非常有用的。因此,不应该认为个案报道是无关紧要的。

英语中的"case report"和"case study"经常被混淆为一体都叫"个案报道",其实两者之间是有区别的。"case report"可称为个案报道;而"case study"则要更复杂一些,往往指把一个极具特点和复杂性的个例连同其所处的组织、社会或其他环境实体一起进行分析描述,本节所指的个案报道为"case report"。

(一)个案报道对临床理论与实践的贡献

个案报道与其他研究一样可以在临床实践中对理论起证实作用,反过来再指导临床实践,同时也为进一步的研究提出启示。当然,并非所有学者都同意这种观点,有的学者认为个案报道的原始价值(primary value)在于其对理论和研究的贡献,而不是对临床实践的贡献。图 2-5 说明了个案报道的作用。

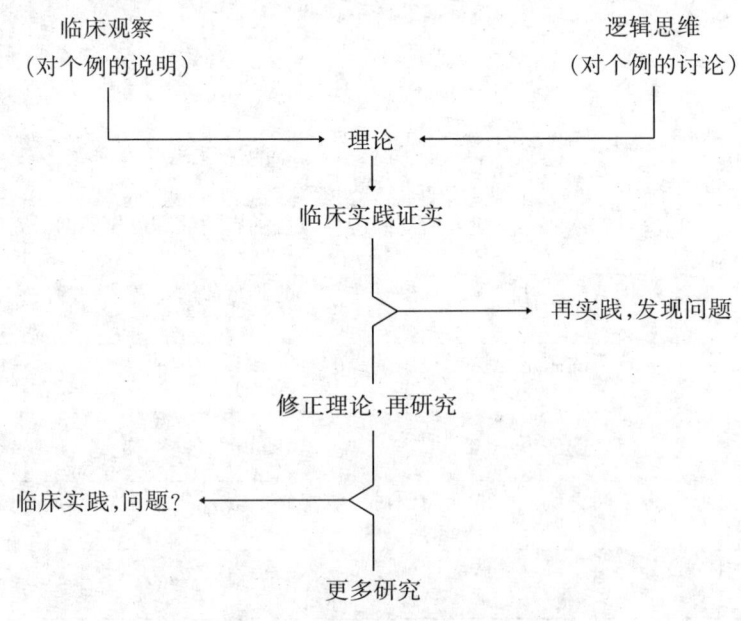

图 2-5　个案报道与理论和实践的关系

(二)个案报道的目的

1. 共享临床经验　个案报道的特点之一是疑难病例。如 Jones 报道了一例大转子滑囊炎疼痛病人同时患有股骨颈应力性骨折;Law 报道了一例以肩、髋、膝疼痛为主诉的青少年患者,最终诊断为青少年型强直性脊柱炎;Ferraro-Herrera 报道了一例以自主神经功能紊乱为主要表现的患者,结果是患了格林-巴利综合征。类似的例子不胜枚举,这都有利于丰富读者的临床经验。个案报道的另一个特点是病例的特殊性,如 Manktelow 报道了一例前交叉韧带重建术后 2 年股骨髁迟发骨折;Simonian 报道了膝关节慢性脱位;Young 等报道了应用一套 PT 手法治疗慢性肩关节后脱位的成功经验。

2. 产生进一步研究的提示点　McCulloch 报道了一例用真空负压(vacuum-compression therapy,VCT)治疗筋膜切开术后伤口不愈合的病患。在用传统方法治疗 2 周无效后,改用 VCT 法治疗取得成功,接着进一步指出"本例的成功经验显示了 VCT 法的潜在治疗价值,即可以帮助伤口愈合,因此建议用更多的病例进行临床实验研究"。

3. 提供解决问题的实用技巧　特别是一些疑难病例的诊断。

4. 验证理论　例如,Ford-Smith 的个案报道,他诊断并治疗了一例具有 17 年病史的良性阵发性体位性眩晕(benign paroxysmal positional vertigo)的病人,这之前已有解释该疾病发生机理的理论存在,作者就是根据该理论建立了治疗方法。该例的治疗成功为上述理论提供了原始支持。

总之,个案报道也是一种不可忽视的临床科研设计方法,主要为回顾性描述性研究,其论文的写作格式与一般论文的格式相似,包括前言、方法、结果和讨论。

二、社会效果研究

在 20 世纪 90 年代,注重治疗的社会效果这一提法在医学界得到广泛认同,并对医疗政策、临床实践和研究都产生了极大的影响。尽管对"社会效果"这一概念的解释还很不一致,但共同的一点是从以往强调对个体治疗的生物效应(biological effects)转向在更大的范围内(社区、社会)评价治疗的生物心理效应和社会效应(biopsychosocial impact)。这种潮流的出现主要是因为:① 医学模式由单纯的生物模式向生物-心理-社会模式的转变;②医疗费用的效果评价;③从单纯的治疗疾病到提高人的生活质量的观念转变,特别是社会老龄化的加速使这一点更为突出。"社会效果研究"(outcomes research)这一概念的提出不仅强调注重临床实验研究,也强调对临床实践中的实际状况有组织地进行分析研究,同时对疾病和损伤概念本身的认识范围也被拓宽,表现为四个层面:细胞水平、组织水平、个体水平和社会水平。例如,一名骨性关节炎患者,关节存在炎症为细胞水平;出现关节畸形,肌肉力量减弱为组织器官水平;因疼痛行走困难,不能登楼梯为个体水平;因该疾病患者必须辞掉原来的工作,选择行走和登楼梯少的工作,这是社会水平。英文中的"Disease"、"Impairment"、"Disability"和"Handicap"分别对应这 4 个水平。进行社会效果研究时,评分和收集资料要考虑到上述 4 个层面,尤其是残疾,是康复医学的重要内容。

(一)几种评分方法

临床医生习惯于根据临床查体(如肌力、关节活动范围)和辅助检查(如实验室检查、影像学检查)等来判断疾病,而社会效果研究除上述资料外,也要求对功能障碍和残疾进行评价和分析。在这里,生活质量(QOL)成为一个非常重要的概念,包括健康状态、对工作环境的满意度、家庭和社会关系的质量、对学校和邻居的满意度、精神状态和经济状态等诸多与生活质量密切相关的因素。为了在如此广泛的范围内对资料进行科学的收集,有许多评分表被设计出来。下面简单介绍几种,感兴趣者请阅读相关文献。

1. QOL 评分

(1) SF-36 和 SF-12 表:SF-36 为"Short Form-36"的缩写,是一种病人自己填报的表格,包括 8 个方面 36 条目,每方面记分为 0~100 分,10 分钟填完,分数高者健康状态好。后来在改进 SF-36 的基础上,产生了 SF-12 表。

(2) SIP 表:是"Sickness Impact Profile"的缩写,为包括 136 条目的病人自己填报的表格,要求 30 分钟内填完。该表常用于评价糖尿病、足截肢病人,分数越高,功能障碍越严重。

(3) FSQ 表:是"Functional State Questionnare"的缩写,含 34 条目,与 SF-36 表相似,10 分钟完成,主要用于评价类风湿病人。

2. 特殊疾病评分表

(1) Oswestry 腰痛评分表(Oswestry Low Back Pain Disability Index):包括 10 个方面,记分为 0~100 分,分数越高疼痛越严重。

(2) Lysholm 膝关节评分表(The Lysholm Knee Rating Scale):包括 8 个方面,满分 100 分,分数越高关节功能越好。

3. 满足度评价　关于满足度评价,目前尚没有大家公认的表格,但对这一问题已有详细的阐述。

(二) 其他资料库

进行社会效果研究的资料还可以从其他资料库获得。

1. 现有的医疗记录　从这些资料可以获得大量的信息,但也存在两个不利点。一是分析每份医疗记录提取所需信息需要大量时间;二是所获信息经常是不一致或不完整的。

2. 病例总结表格或申报卡。

3. 医疗保险申请资料(insurance claims databases)。

4. 内部的信息网络　这里主要指那些大的教学医院或医科大学附属医院等建立的自己的数据库。

(三) 资料分析

1. 资料分析需要解决的问题　社会效果研究的统计分析是很复杂的,经常需要解决以下问题。

(1) 病例混杂(case mix adjustments):因为社会效果研究是非实验研究,缺乏对照,不同的病例混杂在一起,组间差异较大,一般来讲有两种方法解决这一问题。一是把各组再按一定的标准分层,形成亚组,比如按年龄相同、同一疾病或疾病的严重程度相似等,然后再在这些分组因素相同的亚组间进行比较;二是通过一些统计学技巧来使比较各组间尽可能均衡(参考有关统计学书籍或请统计学专家协助)。

(2) 处理丢失的资料(missing date):资料缺失的问题在实际研究中经常遇到,一般有两种解决方法。一是简单地舍弃不完整的资料;二是用统计的方法"估计"或"替代"缺失部分。优先选择第二种方法,这样可以尽可能地保证样本含量足够大。

(3) 生存分析(survival analysis):由于社会效果研究经常涉及到某些因素随时间改变而改变的问题,就需要用生存分析的方法。如一项研究考察分析手术疗法加康复疗法治疗髋部骨折的疗效,大部分病人在治疗中恢复了髋关节活动功能,研究者把相对于时间来讲髋关节恢复运动功能的速度(比率)作为分析指标,分别分析不同的治疗组合:早手术+高强度PT/OT、晚手术+高强度PT/OT、早手术+低强度PT/OT、晚手术+低强度PT/OT的效果,这种考察治疗效果与时间推移之间关系的研究离不开生存分析。

(4)多因素统计分析(详见本章第四节)。

2. 资料分析评价　总之,社会效果研究包括多种研究设计方法,目的在于全面评价临床治疗的多方面影响,强调尊重客观的实际状态,不去人为地控制外部因素的影响,测量的范围包括功能受限、功能障碍和残疾。基本概念是分析与健康有关的生活质量,通过对各种评分表资料进行的分析,包括心理和社会因素在内的各种因素对患者的影响,这样的研究方法越来越受到人们的重视。

三、其他研究方法

(一)流行病学调查

流行病学研究方法(epidemiology)是集描述与分析于一体的方法,着眼于进行大样本研究,在西方国家该方法开始越来越多地被应用于PT疗法学研究中,常用的有三种方法:

1. 横断研究(cross-sectional studies)　描述和分析某一时间的特定疾病群体的特征。

2. 病例对照研究(case-control studies)　是一种通过结果(effects)寻找原因(cause)的研究。首先确定患某种疾病的群体,然后确定不患该疾病但其他条件均相同的群体作为对照,最后分析哪些因素存在于患病群体而不存在于非患病群体,找出可能的致病原因,又称为由果及因的研究。

3. 队列研究(cohort studies)　基本思想是将被研究人员按照他们是否暴露于某一因素而分为两组,好比排成两个队列,然后随访若干年。比较暴露组与非暴露组特定疾病的发生率,是由因及果的研究。有两种设计方法:①队列现在组合,向将来追踪观察,称为前瞻性队列研究;②从过去的记录中根据是否暴露于某一因素而确定队列,然后追索到现在,称为回顾性队列研究。临床医生熟悉这种研究方法,即给病人某种治疗,经过一段时间的观察,追踪到结果,最后分析这种处理措施的价值,因此,队列研究又称为追踪研究(follow-up studies),是临床上常用的研究方法。

(二)现状调查研究(survey research)

该方法主要是描述和分析用前瞻性手法收集的原始填表资料。用同样的资料进行回顾性或实验性研究不属于此范畴。收集资料的方式主要有三种:与研究对象面谈、电话采访和邮寄调查表。

(三)质的研究(qualitative research)

1. 质的研究的特点　最近,物理疗法领域的研究也开始采用质的研究方法,相关的文章报道不断增加,这主要是因为物理治疗师对残疾人的人文方面的问题,诸如精神、心理等问题,越来越感兴趣。那么,什么是质的研究呢?质的研究是以研究者本人作为研究工具,在自然情境下采用多种资料收集方法对社会现象进行整体研究,使用归纳法分析资料和形成理论,通过与研究对象互动对其行为和意义建构获得解释性理解的一种活动。与量化研究相比,质的研究有如下特点:

(1)研究环境:在自然环境而非人工控制环境中进行研究。

(2) 研究者的角色：研究者本人是研究工具，通过长期深入实地体验生活从事研究，研究者本人的素质对研究的实施十分重要。

(3) 收集资料的方法：采用多种方法，如开放型访谈、参与型和非参与型观察、实物分析等收集资料，一般不使用量表或其他测量工具。

(4) 结论和/或理论的形成方式：归纳法，自下而上在资料的基础上提升出分析类别和理论假设。

(5) 理解的视角：主体间性的角度，通过研究者与被研究者之间的互动理解后者的行为及其意义。

(6) 研究者与被研究者之间的关系：互动的关系，在研究中要考虑研究者个人及其与被研究者的关系对研究的影响，要反思有关的伦理道德问题和权力关系。

2. 与量化研究的比较　总的来说，量化研究依靠对事物可以量化的部分及其相关关系进行测量、计算和分析，以达到对事物"本质"的一定把握。而质的研究是通过研究者和被研究者之间的互动对事物进行深入、细致、长期的体验，然后对事物的"质"得到一个比较全面的解释性理解。在研究设计上，量化研究走的是实验的路子，而质的研究则强调尽可能在自然情境下收集原始资料进行分析。如果说量化研究是"硬科学"(hard science)，质的研究就是"软科学"(soft science)。后者包括人种学、现象学、民族志、调查新闻学、哲学、观察研究、会话分析等多种研究方法。

限于篇幅和本书的编写目的，这里不做详述，有兴趣者可阅读质的研究方法专著。

(刘克敏)

第六节　物理疗法学中的统计学

我们在第一章里介绍了正态分布，但在实际工作中很难得到纯正态分布的资料，只能得到近似或类似正态分布的资料。由正态分布派生出三个著名分布，即 t、F 和 χ^2 分布，t 检验、F 检验和 χ^2 检验均以其对应的分布为基础。以这些分布为基础并应用样本统计资料，像均数、方差、标准差等来进行统计分析叫做参数检验(parametric tests)，t 检验和 F 检验是其代表。不以正态分布为基础，而依靠资料的顺序(rank)和频数(frequency)信息进行统计分析则叫做非参数检验(nonparametric tests)，秩和检验是其代表。原则上参数检验法较非参数检验法精确。选择哪种统计方法主要与以下三个方面有关：

第一，样本的独立性(independent)，当两个样本来自不同的总体，一个样本的数据与另一个样本的数据无关时，我们称这样的样本为独立样本，所获得的资料叫成组设计资料。

【例2-9】：30名TKA术后患者由三组来自不同医院，即医院甲、乙、丙的病人组成，每组10名，分别在各自的医院进行术后康复治疗，测量指标是3周、6周、6个月的膝关节活动范围ROM值(见附录二)，那么，甲组病人3周时的ROM值并不含乙、丙组病人3周时的治疗信息，同理乙组也不包含甲、丙组，丙组也不包含甲、乙组，这样我们称医院甲、乙、丙组的病人3周时的ROM值是3个独立样本。但是，当资料是来自同一个体的重复测量(如甲组病人3周、6周、6个月时的ROM值)，或配对设计资料，或配伍组设计资料时，我们称这些样本是非独立的，具体称为重复测量资料、配对设计资料、配伍组设计资料。这里需要注意的问题是:资料的独立性不同,所用的统计方法也有所不同。

第二,统计资料的类型也与统计方法的选择密切相关,正确区分统计资料的类型是正确选用统计分析方法的前提。统计资料有两大类四种类型,举例说明如表2-16。

表2-16 资料类型

No.	定量指标				定性指标			
	计量资料 (ratio scales)		计数资料 (interval scales)		名义资料 (nominal scales)		有序资料 (ordinal scales)	
	年龄	血胆固醇(mmol/L)	脉搏(次/min)	门诊量(人/日)	职业	血型	疗效	尿糖
1	35	5.12	80	321	工人	A	治愈	-
2	40	4.23	67	367	农民	O	好转	+
3	21	7.07	73	301	商人	AB	无效	+ +
4	53	4.71	90	387	军人	B	恶化	+ + +
…	…	…	…	…	…	…	…	…

计量资料的具体值通常是正实数(零、正整数和小数);计数资料通常是零和正整数;名义资料通常是文字、字母或代号,即使是用数字表示也只是一种分组标志,并不代表数量大小;有序资料的取值与名义资料相同,只是不同值之间有半定量关系,可以按数量的相对大小或程度的高低排出顺序,故这种资料又称为等级资料。一般来讲,名义和有序资料的统计方法选用卡方或秩和检验。

第三,样本是否为来自正态分布的随机抽样,具备不具备方差齐性是选择 t 检验和 F 检验必须满足的两点。

一般来讲,做差异的统计分析时有10个步骤:

步骤一:做无效假设(null hypothesis),详见第一章第三节。

步骤二:确定 α 水平(检验水准)。

步骤三:确定样本是否独立。

步骤四:确定是用参数还是非参数方法。

步骤五:确定具体统计分析方法,比如是用 t、F 还是 χ^2。

步骤六:计算统计量。

步骤七:确定自由度。

步骤八:根据自由度确定统计量的概率(查相应的统计量表)。

步骤九:将步骤8所获"P"与步骤2所确定"α"相比,如果 $P \leq \alpha$,则拒绝无效假设,统计分析有显著性差异;若 $P > \alpha$,则接受假设,统计分析无显著性差异。

步骤十:用专业知识评价解释统计结论。这一步非常重要,很多论文都缺乏充分的讨论。

一、单因素统计分析

因素指研究中重点考察的对象,往往是治疗方法,当考察对象只有一个时,这样的统计分析叫单因素统计分析。在假设检验中,设每次所分析的指标个数为K,不管考察的影响因素(即分类变量)有多少个,只要 K=1,都称为一元检验;若 K≥2,就称为多元检验。常见的一元检验方法如表2-17。

表2-17 单因素一元检验法

设计	独立样本		非独立样本	
	参数法	非参数法	参数法	非参数法
单因素一元两水平	两独立样本 t 检验	Mann-Whitney 秩和检验 Wilcoxon rank sum(秩和检验) Chi-square(卡方率检验)	配对 t 检验	Wilcoxon signed rank(秩和检验) McNemar 卡方率检验
单因素一元多水平	一元方差分析	Kruskal-Wallis 秩和检验 Chi-square(卡方率检验)	重复测量的方差分析	Friedman's ANOVA(Friedman 方差分析)

(一)独立样本的两水平比较

1. 两独立样本的均数比较的 t 检验　仍以前述例 2-9 来说明,以分析医院甲和医院乙的第三周关节活动范围 ROM 为例,参数如表 2-18。

表2-18 三周时 ROM 值 t 检验

医院	甲	乙
均数	$\bar{x}_1 = 77.6$	$\bar{x}_2 = 49.1$
方差	$s_1^2 = 393.62$	$s_2^2 = 212.58$
标准差	$s_1 = 19.84$	$s_2 = 14.58$
	$t = \dfrac{\bar{x}_1 - \bar{x}_2}{\left(\sqrt{\dfrac{(n_1-1)s_1^2 + (n_2-1)s_2^2}{n_1 + n_2 - 2}}\right)\left(\sqrt{\dfrac{1}{n_1} + \dfrac{1}{n_2}}\right)} = 3.66$	

结果解释:t 检验的结果分析必须考虑用单侧还是双侧概率。当两个样本均数的大小顺序不确定,即一个样本均数可能比另一个样本均数大或小时,用双侧概率,方向确定时用单侧概率。本例中,三周时医院甲的 ROM 值均数可能比医院乙的大也可能比医院乙的小,因此选用双侧概率,$P = 0.002$。双侧概率是单侧的 2 倍,用双侧概率还是用单侧概率在实验设计时就要确定。有的人计算出的双侧概率值比较大,如 $P = 0.08$,为了得到显著性概率值,不顾实验设计应采用双侧概率的情况,而随意取单侧概率,即 $P = 0.04$,最后得出结论"统计分析有显著性"是错误的。论文报道中这样的错误并不少见,这种错误叫"滥用单侧检验"。本例无论双侧还是单侧均有显著性,在写论文时可叙述如下:

资料分析:应用两独立样本的 t 检验来分析医院甲和医院乙的 TKA 术后病人第三周关节 ROM 均数是否具有显著性,取双侧检验,$\alpha = 0.05$,统计分析结果如下:

医院	N	$X_{平均}$	s	t	P
甲	10	77.6°	19.84	3.66	0.002
乙	10	49.1°	14.58		

$P = 0.002 < 0.05$,两组均数统计学分析有显著性差异,说明两医院的疗效有差别。

2. Mann – Whitney 或 Wilcoxon 秩和检验　又称两独立样本的秩和检验,如果不清楚资料是否符合正态分布,资料又可排序,可选用该检验。仍以分析例 2 – 9 医院甲和医院乙的术后第三周关节活动范围 ROM 为例,医院甲的资料为非正态分布,选用非参数法 Mann – Whitney 秩和检验,根据附录二提供的资料,整理后如表 2 – 19:

表 2 – 19　术后三周时 ROM 值的秩和检验

医院甲		医院乙	
ROM	秩次	ROM	秩次
32	2	27	1
58	10	34	3
67	11.5	40	4
81	14	45	5
84	15	47	6
87	16	49	7
88	17	50	8
92	18.5	56	9
92	18.5	67	11.5
95	20	76	13
秩和	142.5		67.5

写成论文时,可叙述如下:

资料分析:因为医院甲的资料 ROM 值为非正态分布,我们选用非参数法 Mann – Whitney 秩和检验,统计量计算结果如下表,假设检验水平 $a = 0.05$。

医院	中位数	$X_{平均}$	s	秩和
甲	85.5°	77.6°	19.84°	142.5°
乙	48.0°	49.1°	14.58°	67.5°

计算机计算结果 $P = 0.0046 < 0.05$,说明两组的 ROM 值有显著性差异。

3. χ^2 检验(chi – square test)　如果我们感兴趣的是术后三周时关节 ROM 值最少是否达到 90°,则可以把 90° 作为一个判断标准来对甲、乙两医院的疗效进行分析。这时我们将判断小于 90° 的人数与大于等于 90° 的人数,然后选择 χ^2 检验。如果是两个独立样本,则选择四格表资料的 χ^2 检验;如果是配对设计,则选择配对资料的 χ^2 检验(McNemar 卡方检验),见表 2 – 21 的例子。

(二)独立样本的多水平比较

1. 一元多水平方差分析(one – way ANOVA)　一元就是指仅有一种观察指标,比如要分析比较三个医院的三组病人术后三周时的 ROM 值,观察指标是关节活动范围"度",有三个水平,即医院甲、乙、丙。要进行三个水平的 ANOVA 分析,必须求出其总变异(total sum of squares,SST)、组内变异(within – group sum of square,SSW)和组间变异(between – groups sum of square,SSB),通过计算机软件计算,结果为:

$$SST = 13303.40$$
$$SSW = 8671.70$$
$$SSB = 4631.7$$

进一步计算组间变异均方差(mean square between groups, MSB)和组内变异均方差(mean square within each group, MSW)得:

$$MSB = 2315.85$$
$$MSW = 321.17$$

统计量 $F = MSB/MSW = 2315.85/321.17 = 7.21$,查 F 值表自由度 $df(2,27)$,$P = 0.0031 < 0.05$。以上只能说明三组间总体差异有显著性,如果要分析差别究竟存在于那两组样本之间,还需要进行均数间的多重比较(multiple-comparison),又称为多个样本均数的两两比较。最常用的方法是 Newman-Keuls 法,简称 NK 法或 q 检验法,用这一方法分析的结果表明(计算过程略):医院甲与丙之间无显著性差别,医院乙与医院甲和丙比较都有显著性差异。如果将上述分析写成论文,可叙述如下:

资料分析:本研究应用一元方差分析研究了分别来自医院甲、乙、丙的三组 TKA 术后病人第三周膝关节 ROM 值之间的差异,a 水平取 0.05,并用 Newman-Keuls 法进行多重比较分析,结果见表1、2。

表1　三组资料一元方差分析结果

变异来源	离均差平方和 SS	自由度 df	均方 MS	F
组间变异	4631.7	2	2315.8	7.21*
组内变异	8671.7	27	321.2	
总变异	13303.4	29		

* $P = 0.0031$

表2　三组资料的一般统计量

医院	N	X 均数	s
甲	10	77.6°	19.8°
乙	10	49.1°	14.6°
丙	10	72.6°	18.9°

从表1可以看出三组间总体差异有统计学显著性,$P = 0.0031 < 0.05$。多重比较(表2)显示医院乙与医院甲和医院丙之间的均数差异在20°以上,有显著性;而医院甲、丙之间的差异仅有5°,无统计学显著性,说明医院乙与医院甲和医院丙之间的疗效有显著性差别,而医院甲、丙之间没有。

2. 多个样本比较的秩和检验　如果资料不能满足参数分析的条件,也不明白其属于什么分布类型,可选用多样本比较的秩和检验(Kruskal-Wallis test),简称 KW 法。前述资料应用该法检验的结果:

$$H = 11.10$$

查表得 $P = 0.0039 < 0.05$。也可以进行多重比较,即多样本间两两比较的秩和检验,常用的有 Mann-Whitney 法,计算结果医院甲和乙之间比较 $P = 0.0046$,医院甲和丙之间 $P = $

0.2237，医院乙和丙之间 $P = 0.0072$。写成论文，可描述如下：

资料分析：用 KW 法分析三组病人第三周时 ROM 值的差异，取 α 水平为 0.05。因为医院甲和医院乙的资料不是正态分布，选择非参数法。组之间两两比较用 Mann – Whitretney 法，为了消除多重比较时 α 水平的"假性膨胀（alpha level inflation）"，用 Bonferroni 调节法将 α 定为 0.017（0.05/3 = 0.017）。三组间总体差异显著，$H = 11.10$，$P = 0.0039 < 0.05$；医院甲、丙间 $P = 0.2237$，无显著性差异；医院乙、丙间 $P = 0.0072$，甲、乙间 $P = 0.0046$，均有显著性差异（专业解释留在讨论中）。

3. χ^2 检验　如果要分析三组之间术后第三周时 ROM 小于 90°和大于 90°的分类之间有无差异，则整个资料变成样本率资料，如表 2 – 20。

表 2 – 20　第 3 周时 ROM 分类

医院	<90°	≥90°	合计
甲	7(8.67)	3(1.33)	10
乙	10(8.67)	0(1.33)	10
丙	9(8.67)	1(1.33)	10
合计	26	4	30

表中括号内为理论频数，括号外为实际观察频数。计算机软件计算得 $\chi^2 = 4.04$，自由度 =（行数 – 1）（列数 – 1）= 2，查表得 $P = 0.1327 > 0.05$，总体无差异，这与前面的方差分析和秩和检验结果相背。解释是这样的：χ^2 检验仅应用名义变量，原始资料中的许多信息被丢失，没有能够发现总体差异。因此，定量资料如果不是存在确实的理由，不要采用非参数方法处理。

（三）非独立样本的两水平比较

配对有多种形式，如自身配对、同源配对、条件相近配对，临床上较常用自身配对。以分析前述 30 个病人术后第三周与第六周时 ROM 值均数的差异为例，是一种典型的自身配对。

1. 配对资料的 t 检验（paired – t test）　将附录二第三周、第六周的相应 ROM 值输入到计算机程序，算得 $t = 3.82$，自由度 $df = N – 1 = 30 – 1 = 29$，查表 $P = 0.001 < 0.05$，术后第三周和第六周时的关节活动范围有显著性差异。

2. 配对比较的秩和检验（Wilcoxon signed rank test）　同样将附录二第三周、第六周的相应 ROM 值输入到计算机程序，计算得 $z = 3.298$，查表 $P = 0.001 < 0.05$，第三周和第六周时的关节活动范围有显著性差异。

3. 配对资料的卡方检验（McNemar test）　将附录二第三周、第六周的相应 ROM 值资料整理成为下面的 2 – 21 表格形式：

表 2 – 21　术后第三周、第六周时 ROM 分类

3 周时 ROM	6 周时 ROM	
	<90°	≥90°
<90°	20	6
≥90°	1	3

从表中可以看出,第三周和第六周时 ROM 都小于 90°的共 20 例,第三周时小于 90°而第六周时大于 90°的有 6 例,第三周时大于 90°而第六周时小于 90°的有 1 例,第三周时大于 90°到第六周时也大于 90°的有 3 例。用计算机程序计算得 $P = 0.1250 > 0.05$,治疗第三周和第六周时的关节活动范围以是否超过 90°为判断指标时,无显著性差异。

(四)非独立样本的多水平比较

以分析前述实例中 30 个病人术后第三周、第六周、第六个月时膝关节 ROM 测量值为例。

1. 重复测量的方差分析(repeated measures ANOVA) 事实上,随着计算机的普及,各种统计软件的出现,繁杂的统计计算已不是问题,最重要的是要搞清楚所选择的统计分析属于哪一类、哪一种。把研究设计中统计设计的概念弄准确,正确地收集资料并进行统计,单纯地运用软件进行计算并非难事。本例的统计分析的准确名称应该是"具有一个重复测量的单因素设计的方差分析"。将 30 个病人术后第三周、第六周、第六个月时膝关节 ROM 测量值应用相应计算机软件计算的结果如表 2-22。

表 2-22 重复测量的方差分析结果

变异来源	离均差平方和 (SS)	自由度 (df)	均方 (MS)	F 值	P
配伍组间	20710.46	29	714.15	2.23	0.0047
处理组间	14709.42	2	7354.71	94.06	0.0001
误差	4535.24	58	78.19		
总变异	39955.12	89			

其中 $F_{(2,58)} = 94.06, P = 0.0001$,各处理组间均数比较有显著性差异,也就是说术后第三周、第六周、第六个月时膝关节活动范围有明显不同。继续进行各组两两之间的多重比较,采用三次配对 t 检验的方法,α 水平采用 Bonferroni 校正概率法,$\alpha = 0.05/3 = 0.017$。计算结果如下:

$$3 周、6 周之间\ t_{29} = 3.83, P = 0.001$$
$$3 周、6 个月之间\ t_{29} = 10.38, P = 0.000$$
$$6 周、6 个月之间\ t_{29} = 11.51, P = 0.000$$

可以看出 P 值均小于 0.017,各组两两之间比较均有显著性差异,说明关节活动范围 ROM 不断得到改善。

2. Friedman's 方差分析(Friedman's ANOVA) 该法是重复测量资料方差分析的非参数法,其计算是在每个重复测量的秩次的基础上进行的,可以求出 Friedman's F 或 Friedman's 卡方。计算机软件的计算结果是 $\chi^2 = 48.75, P = 0.000 < 0.05$。结论:三组总体差异有显著性。进一步用 Wilcoxon 秩和检验 + Bonferroni 校正概率进行多重比较,结果如下:

$$3 周、6 周之间\ P = 0.001$$
$$3 周、6 个月之间\ P = 0.000$$
$$6 周、6 个月之间\ P = 0.000$$

与参数分析法的结果一致。

二、两因素统计分析

多因素分析是指所考察的因素(临床上常为治疗方法的种类和时间等)不止一个时间的检验,临床常用的方法是析因方差分析(factorial ANOVA),这里着重论述 PT 研究中最常用的两因素分析方法。仍以附录二的 TKA 术后资料为例,分析术后三周时关节 ROM 值在组之间、性别之间、组与性别之间的关系,资料整理后如表 2-23。

表 2-23 不同医院、不同性别的患者术后三周时 ROM 值

医院	性别	
	男	女
甲	32、67、92、87、58 M = 67.2	95、92、88、84、81 M = 88.0
乙	34、56、45、27、40 M = 40.4	76、49、47、50、67 M = 57.8
丙	32、50、60、84、81 M = 61.4	81、84、81、82、91 83.8

其中性别因素有两水平,即男、女;分组因素有三水平,即医院甲、乙、丙。因此统计学上把这样的资料分析叫做"三二析因方差分析",明白这一点非常重要。应用相应的软件计算的结果见表 2-24。

表 2-24 析因方差分析结果

变异来源	离均差平方和(SS)	自由度(df)	均方(MS)	F 值	P
治疗组间	4631.667	2	2315.833	9.963	0.001
性别组间	3060.300	1	3060.300	13.165	0.001
治疗组性别组	32.600	2	16.300	0.070	0.932
误差	5578.500	24	232.450		
总变异	13303.367	29			

从表 2-24 中可以看出,治疗组和性别之间无交互作用,$F = 0.070$,$P = 0.932 > 0.05$。也就是说,不同医院的治疗效果,并没有因为性别的不同出现明显的差别,从表 2-23 的均数 M 也可以看出,在每个医院,要不男女两组疗效都好,要不疗效都差,并没有出现总体上某一医院对某一性别治疗效果好,而对另一性别治疗效果差的现象,这就是治疗组和性别之间无交互作用的实际含义。

"重复测量"在统计学中是一个十分重要的概念,指给予某种处理后,在几个不同的时间点上从同一个受试对象(或样品)重复获得指标的观察值,有时是从同一个个体的不同部位(或组织)重复获得指标的观察值。由于这种设计符合许多医学实验本身的特点,在医学科研,特别是临床科研中应用的频率相当高。如果实验中共有 K 个实验因素,其中只有 M 个因素与重复测量有关,则称为"具有 M 个重复测量的 K 因素设计"。因为重复测量数据来自同一受试对象,它们之间往往有较高的相关性,也正因为如此,在统计分析中专门为这种重复测量设计的资料提供了一元和多元方差分析的方法。如表 2-25 的资料(整理自附录二)就是"具有一个重复测量的两因素设计"资料:

表 2-25 不同医院、治疗不同时间的 ROM 平均值

医院	3 周	6 周	6 个月
甲	77.6°	78.9°	100.0°
乙	49.1°	58.6°	85.8°
丙	72.6°	82.8°	103.3°

这里有两个因素,即医院与时间($K = 2$),其中只有时间与重复测量有关($M = 1$),即在三个不同的时间点上对同一个病人的同一膝关节的 ROM 值进行测量。软件计算的结果如表 2-26,结果表明组与时间之间无交互作用,$F = 2.05$,$P = 0.1 > 0.05$,即随时间的推移,康复效果的趋势均相同。但不同组之间($F = 10.66$,$P = 0.000 < 0.05$)、不同时间点之间($F = 100.89$,$P = 0.000 < 0.05$)的疗效有显著性差异。

表 2-26 析因方差分析结果

变异来源	离均差平方和(SS)	自由度(df)	均方(MS)	F 值	P
治疗组间	9138.76	2	4569.38	10.66	0.000
误差	11571.70	27	428.58		
时间组间	10709.42	2	7354.71	100.89	0.000
治疗组时间组	598.64	4	149.66	2.05	0.100
误差	3936.60	54	72.90		

当每次考虑两个或两个以上的定量指标时,需用多元方差分析(multivariate analysis of variance,MANOVA),注意不要把多元分析与多因素分析混淆。多元分析(multivariate analysis)指同时分析多个因变量即考察指标,而多因素分析(multifactor analysis)指同时分析多个自变量(independent variables)即处理手段。最常用的 MANOVA 是 Wilk's lamda 法。比如仍利用附录二的资料来分析术后六个月时三家医院的患者膝关节功能的几项观察指标是否有总体差异,这些观察指标分别是关节活动度 ROM、伸膝力量(伸膝扭力矩)、屈膝力量(屈膝扭力矩)和行走速度,就是典型的多元方差分析。

三、个体研究的统计分析

到目前为止,已介绍的统计方法都是检验分析不同群体样本之间的差异,这些方法不适合对个体研究进行分析,因为个体研究设计的指导思想主要是分析一名患者(单个个体)的资料。比如一名 TKA 术后第十周关节 ROM 严重受限的病人,经过十周的 PT 治疗后,治疗师认为应该增加治疗的强度,同时添加新的治疗方法,继续治疗十周,治疗结果如图 2-6。从图中可以看出后十周的疗效(第二治疗阶段,Intervention,又称 I 阶段)与前十周(第一治疗阶段,Baseline,又称 B 阶段)相比有明显改善。那么,有无统计分析的方法对这样的资料进行定量分析呢?回答是肯定的,有多种分析技巧,Ottenbacher 对此有详细论述,本节只介绍两种较常用的方法,作为了解的内容。

(一)celeration 线分析法

这种方法首先是要对 B 阶段的资料画出一条 celeration 线。具体做法是先将图 2-6 中

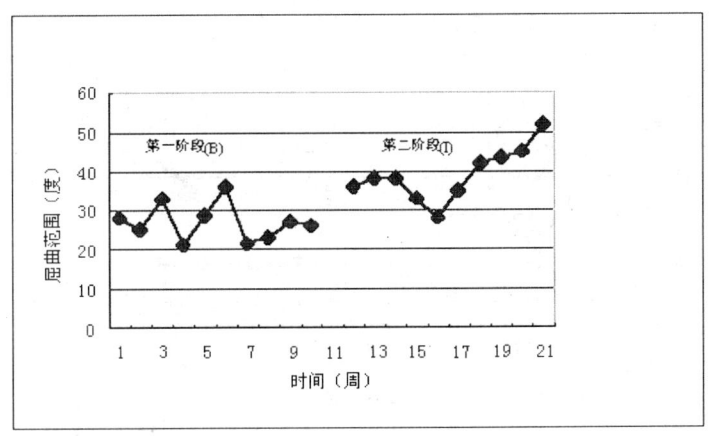

图2-6　个体研究资料

B阶段的资料等分为二(粗线),再将每一半等分(细线),将被粗线分为两部分的资料的平均数(算术平均数)在两条细线上标出两点,用直线连接两点并延伸到 I 阶段,如图2-7。

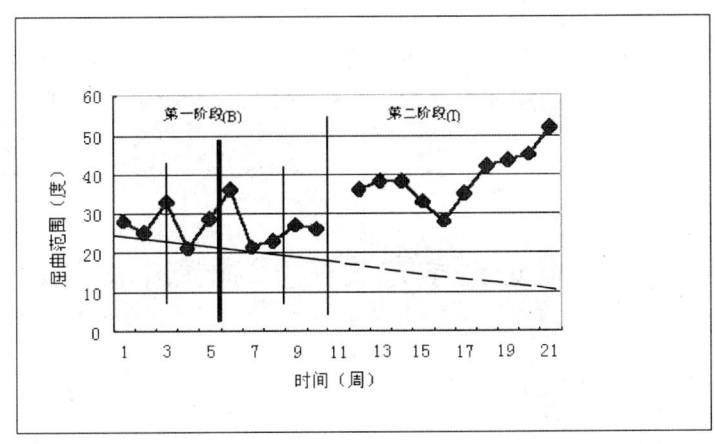

图2-7　个体研究资料 celeration 线

这条线就叫做 celeration 线,B阶段用实线表示,I 阶段用虚线表示。通过二项分布法(binomial distribution)可以证明,如果 $\alpha = 0.05$,两阶段单侧检验有显著性差异的前提是 I 阶段的数据点必须有9个或10个在 celeration 线上方,图2-7可以看出,全部10个测量点均在线上方,可以得出结论:两治疗阶段疗效的统计学检验有显著性差异。

celeration 线分析法的基本前提是B阶段的数据资料不存在连续依赖性(serial dependency),换言之,就是不存在用前面的数据推测出后面的数据的现象。

(二)2-SD 标准差法

仍举上面的例子,该方法就是计算B阶段的均数与标准差。画出一条与X轴平行的代表均数的线通过B、I两阶段,分别于其上下方画出代表均数 ±2SD 的平行线(图2-8的两条粗线),"形成两标准差区(two standard deviation band,2SD 区)"。该分析法的指导思想是如果治疗无效,I 阶段测量值应该落在2SD 区内;如果治疗有效,I 阶段测量值点应该有一定数量落在2SD 区外。Ottenbacher 通过研究得出一个初步的结论:当 I 阶段测量值有连续

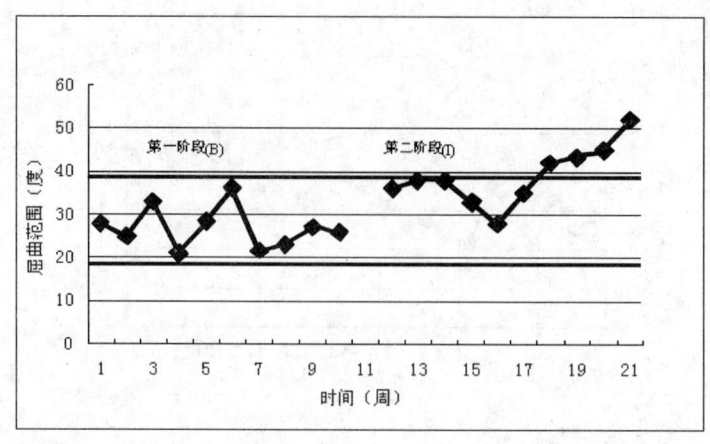

图 2-8　个体研究资料 2-SD 标准差分析法

两个点落在 2SD 区外时,可以获得 α=0.05 时的统计学显著差异。图 2-8 显示 I 阶段测量值有两个以上的点落在 2SD 区以外上方,因此得出结论:两阶段的疗效有统计学差异,I 阶段的疗效优于 B 阶段。

Mulcahey 等用该法进行了"肌腱移植术+OT 疗法治疗一例脊髓损伤性手功能障碍"的临床研究,结果显示治疗前后的疗效有显著的统计学差异,治疗后手功能有明显改善。

(刘克敏)

第七节　循证医学方法在 PT 研究中的应用

一、循证医学的基本概念

(一)循证医学的概念

循证医学(evidence-based medicine,EBM)是近十余年来在临床医学实践中发展起来的一门新兴临床学科,旨在将医学研究的最佳成果应用于临床医疗实践,推动医疗质量的提高和临床医学的进步。循证医学是遵循证据的医学,是指临床医生在获得了患者准确的临床依据的前提下,根据自己纯熟的临床经验和知识技能,分析并找出患者的主要临床问题(诊断、治疗、预后、康复……),应用最佳、最新的科学证据作出对患者的诊治决策。所以,这种决策是建立在科学证据的基础之上的,同时在患者的合作下接受和执行这种诊治决策,从而尽可能地取得最好的临床效果。依据上述原则进行的医疗实践,就称为循证医学。

1. 循证医学实践包括的三个组成部分　三方面的有机结合方能对患者的诊治作出正确的决策从而取得临床的最佳效果(图 2-9)。

(1)患者:人患病就医,期望能获得最好的医疗服务而恢复健康。

(2)医生:医生要正确地诊疗患者,首先要正确、完善地了解与掌握病史和体征以及相关的临床资料,然后充分地应用自己的临床经验和医学理论知识,卓有成效地解决患者的问题,为弥补自己的不足之处,还需要不断地更新与丰富自己的知识以及掌握新技能。

(3)证据:要去发掘和掌握当前的医学研究成果并精选出最佳证据。

2. 循证医学的性质 从图2-9中可以清楚地看到,循证医学实际上是临床医生诊治患者的一个临床实践过程,是一种精益求精的认识患者及其所患疾病的本质,从疑难乏知的临床问题中去求知和理解新知(寻找最佳证据),然后应用真知(最佳证据)去联系患者的实际并卓有成效地解决患者的问题,以力争取得最佳效果的过程。因此,循证医学也可以认作是属于临床医生从事临床医疗实践的行为科学范畴。

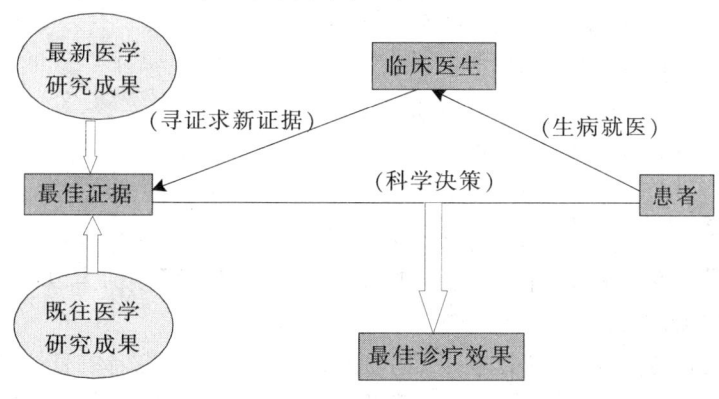

图2-9 循证医学实践示意图

(二)循环医学发展的背景

就临床医学而言,它是一门实践科学,总是随着自然科学、社会科学和临床科学的发展而不断发展和丰富。临床医生要使自己的临床工作做得更好,就必须不断地更新知识,掌握和应用先进的技能和理论以指导临床实践。据统计,国际范围内有生物医学杂志25000余种,年论著发表达2百余万篇,加上不完整的统计达千余家的网络系统,发表的信息资料难以计数!任何人都不可能全面阅读如此浩瀚的文献,更何况其中良莠并存,精华与糟粕互混。

20世纪80年代初期,国际临床流行病学的发源地之一的McMaster大学,以临床流行病学创始人之一、国际著名的内科学专家David L. Sackett为首的一批临床流行病学家,在该医学中心的临床流行病学系和内科系率先为年轻的住院医师举办了"如何阅读医学文献的学习班",他们联系患者的临床实际问题,检索与评价医学文献,并把新近成果应用于自己的临床实践,如此在学习应用临床流行病学原理与方法的基础上,进行循证医学培训,取得了很好的效果。他们经过反复实践,作为对临床医生一种新型培训措施——"循证医学",于1992年起相继在JAMA等杂志上总结发表了系列性文献,受到了临床医学界的广泛关注。又经多年实践,由B. Haynes和Sackett发起,在美国内科医师学院(American College of Physicians)组织了一个杂志俱乐部(Journal Club),即ACPJC。为了促进循证医学的发展,自1991年起,对国际上著名的30多种医学杂志发表的论著,由临床流行病学专家、临床有关学科及方法学专家,有选择地、系统地进行分析与评价,将最佳的研究论文,以精练的摘要加专家评述的形式,作为Annals of Internal Medicine的副刊发表,目的在于向临床医生推荐,供循证医学实践之用。1995年Sackett医生受聘于英国牛津大学,建立了英国循证医学中心(Evidence-Based Medicine Center),相继出版了循证医学专著以及由英国医学杂志和美国内科医师学院联合主办的循证医学杂志。为了全面地推荐国际上经过严格评价的最佳研究证据,自 1999 年起,他们还整理编辑并出版了 clinical evidence 专集,每年两期并公开发行,以促进临床医生将经过专家筛选、严格评价及评论后的最佳研究成果应用于临床医疗实践。此外,1993 年国际上还成立了 Cochrane 协作网(Cochrane collaboration),广泛地收集临床随机对照试验(RCT)的研究结果,在严格的质量评价的基础上,进行系统评价(systematic review)以及 Meta 分析(meta-analysis),将有价值的研究成果推荐给临床医生以及相关专业的实践者。

在我国,于 1996 年在国家卫生部的领导与支持下,正式成立了中国循证医学中心及 Cochrane 中心,组织了对全国临床医生和相关专业人员的培训,开展了广泛的国际国内合作。

总之,人们对循证医学投以极大的关注,可以预料它将日臻完善,并为临床决策的科学性和临床医学的现代化作出更大贡献。

二、循证医学实践的基础

循证医学并非抽象的概念,它有自己的学术及实践基础,可概括为以下几个方面:

(一)高素质的临床医生

临床医生是实践循证医学的主体,因为对疾病的诊断和对患者的任何处理都是通过医生去实施的。因此,医生的水平,包括医学理论知识、临床技能以及临床经验尤为重要,而且还必须不断更新和丰富新理论和新知识。此外,还必须具备崇高的医德和全心全意为患者服务的精神,这些都是临床医生实践循证医学的必备条件。如果临床医生素质不高,即使有最佳的证据和条件,他们也是不可能真正地实践循证医学的。

(二)最佳的研究证据

最佳的临床研究证据是指对临床研究的文献,应用临床流行病学的原则和方法以及有关质量评价的标准,经过认真分析与评价获得的新近最真实可靠,且有临床重要应用价值的研究成果或称证据(current best evidence)。应用这些证据指导临床医疗实践,将有助于取得更好的临床效果。

当前,经过专家严格筛选和评价的新近最佳证据,国际上主要有四大来源。

这四大最佳证据资源,是经过不同学科专家从国际著名杂志的文献库以及若干研究成果中严格精选,并精加工再生产出来的,质量高而且真实可靠,是具有临床重要实用价值的证据资源,是实践循证医学的重要武器。

1. 美国内科学杂志(Annals of Internal Medicine)发表的 ACPJC 附刊,主要提供临床科研最佳研究成果的二次摘要并加专家简评。但是因为近年来与英国循证医学杂志合并故停刊,然此前的证据仍很有价值。网址:http://www.acponline.org。

2. 循证医学杂志(Evidence-Based Medicine)为英国医学杂志社主编出版,系双月刊,主要提供临床医学研究的最佳证据,为二次发表的摘要文献加专家评述。网址:http://cebm.jr2.ox.ac.uk。

3. Cochrane 图书馆(Cochrane Library)当前主要提供有关临床随机对照治疗性研究证据,以及高质量的系统评价(Systematic review)等,而且这些数据都会随着研究而不断深化,将所获得的新成果每年更新。网址:http://www.cochranelibrary.org。

4. 临床证据(Clinical Evidence, A compendium of the best available evidence for effective health care)这是由美国内科学会和英国医学杂志联合主编的最佳研究证据集,每年出两集,

为综合性简明文献摘要及分析评价资料,内容颇为丰富,涉及到临床有关学科和某些对人类健康危害颇重的疾病之病因、诊断、防治、预后以及卫生经济评价等研究成果,对指导循证医学的临床实践有着十分重要的应用价值。网址:www.clinicalevidence.org。

(三)临床流行病学的基本方法和知识

临床流行病学的基本理论和临床研究的方法学是实践循证医学的学术基础。因为要想筛选最佳的证据,必然要看其研究的设计是否科学合理;要严格地评价文献的质量,务必掌握临床流行病学对研究质量严格评价的学术标准;要分析医学文献所报道的研究结果的真实性,就务必分析在研究中和文献里是否存在有关偏倚(bias)和混杂因素(confounder)的影响及其可被接受的程度;要想评价医学文献的临床重要意义,也必然涉及终点指标的意义、定量测试指标的准确程度及其临床价值;对研究中涉及的各种类型的资料做科学分析、整理及评价,还必须正确应用统计学方法。此外,还会涉及研究的证据(成果)卫生经济学的分析与评价,以及被采用或推广的适用意义。

上述诸方面因素是临床流行病学研究的核心内容,自然也是循证医学所必备的基本理论、基本知识和基本方法,否则就很难卓有成效地实践循证医学。因此,掌握和应用临床流行病学研究的方法学是成功实践循证医学的前提。

(四)患者的参与

人患病之后会就医,而且对自己所患的疾病及健康问题极也为关注,因此对医生必寄以重望;医生的任何诊治决策的实施,都必须患者接受和合作,才会取得相应的效果,于是医患间平等友好的合作关系和医生诊治决策的正确与否,是成功实践循证医学的又一关键。任何科学的医疗决策,如果患者不予合作和接受则不可能奏效。所以,循证医学的实施要求医生充分关爱患者,尊重患者的人权及其他正当的权益,获得患者的友好合作,唯此才可能保证有效的诊治措施取得患者的高度依从性(compliance),从而产生最佳效果。

上述四大因素为实践循证医学的基础(图2-10),有机结合、缺一不可,构成循证医学的整体框架。从中也可以清晰地看出,实践循证医学是临床医学领域里的一个庞大的系统工程,所涉及的专业范围较广,是众多学者共同劳动的总体结晶。

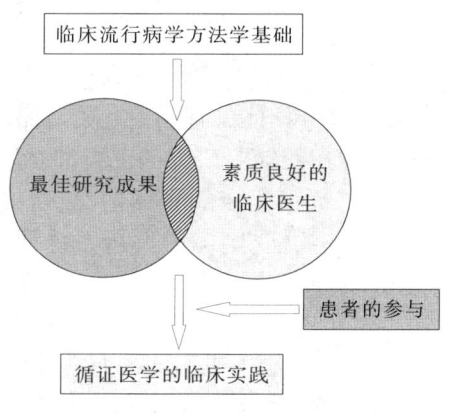

图2-10 循证医学实践的基础

三、循证医学实践的方法

根据国外实践循证医学的教学培训与临床经验,将循证医学实践归纳成为"五步曲"(表2-27),其中每个步骤都具有丰富的内涵和科学的方法,它们之间是相互联系的整体,如果在任何方面存在着缺陷或不足,都会影响循证医学实践的质量。

表2-27 实践循证医学"五步曲"

1. 确定拟弄清的临床问题	●疑难 ●重要 ●发展 ●提高
2. 检索有关的医学文献	●关键词 ●期刊检索系统 ●电子检索系统
3. 严格的文献评价	●真实性 ●重要性 ●实用性
4. 应用最佳成果于临床决策	●肯定最佳证据:个体化的临床应用● 无效或有害:停止/废弃● 难定的证据:提供进一步研究
5. 总结经验与评价能力	●终身继续教育 ●前后比较评价自身的临床能力和水平 ●提高临床水平

1. 找准应解决的重要临床问题 在循证医学的临床实践中,首先应该找准自己的患者究竟存在什么重要的临床问题。用现有的理论知识和临床技能是否可以有效地解决。如果棘手,这就是循证医学应该回答与解决的问题了。

找准患者存在的需要回答和解决的临床问题,是实践循证医学的首要环节,如果找不准或者找到的根本不是什么重要的问题,那么就会造成误导。这就像一个临床科研选题的差误必然会造成研究的结果毫无价值一样。

为了找准重要的临床问题,临床医生就必须准确地采集病史、查体及收集有关实验结果,占有可靠的一手资料,继而充分应用自己的理论、临床技能和经验、思维性以及判断力,经仔细分析论证后,方可准确地找出临床存在而需解决且必须回答的疑难问题。

2. 检索有关医学文献 根据第一步提出来的临床问题,确定有关"关键词",应用电子检索系统和期刊检索系统,检索相关文献,从这些文献中找出与拟弄清和回答的、与临床问题关系密切的资料,作为分析评价之用。

3. 严格评价文献 将收集的有关文献,应用临床流行病学及 EBM 质量评价的标准,按证据的真实性、重要性以及实用性作出具体的评价,并得到确切的结论。这里将有三种结果:其一,质量不高的文献,当弃之勿用;其二,研究的证据尚难定论,当作为参考或待进一步研究和探讨;其三,属最佳证据,则可根据临床的具体情况,解决患者的问题,用以指导临床决策。如果收集的合格的文献有多篇的话,则可以进行系统评价(systematic review)和 Meta 分析。这样的评价结论则更为可靠。

4. 应用最佳证据指导临床决策 通过分析严格评价的文献,获得真实可靠并有重要临床应用价值之最佳证据,用于指导临床决策。反之,对于经过严格评价为无效甚至有害的治疗措施则予以否定;对于尚难定论并有期望的治疗措施,则可为进一步研究提供信息。

将最佳证据用于对自己的患者作相关决策时,务必遵循个体化的原则,具体情况具体分析,切忌生搬硬套。此外,还要涉及到患者接受相关诊治决策的价值取向和具体的医疗环境及条件,只有三者的统一,才可能使最佳决策得以实施(图2-11)。

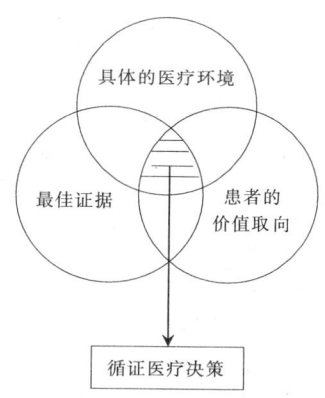

图 2-11 循证医疗决策

5. 总结经验与评价能力 通过循证医学临床实践,必然会有成功经验和不成功的教训,对此临床医生应进行具体的分析和评价,认真地总结,从中获益,以达到提高认识、促进学术水平和提高医疗质量的目的,这也是自身进行继续教育和提高自身临床水平的过程;对于尚未或难于解决的问题,也能为进一步研究提供方向。国外通过随即对照试验证明了 EBM 自身继续教育方式远优于传统的继续教育,应该成为培训临床专科医生的重要手段。

四、系统评价和 Meta 分析

(一)系统评价及其原则

系统评价(systematic review,SR)是一种全新的文献综合方式,指针对某一具体临床问题(如疾病的病因、诊断、治疗、预后),系统、全面地收集全世界所有已发表或未发表的临床研究,采用流行病学的原则和方法严格评价文献,筛选出符合质量标准的文献,进行定性或定量合成,得出综合可靠的结论。系统评价可以是定性的(qualitative systematic review),也可以是定量的(quantitative systematic review),后者包含 Meta 分析过程。系统评价的整个过程非常明确,具有良好的重复性。

系统评价为某一领域和专业提供大量的新信息和新知识,但由于对原始文献的二次综合分析和评价,受原始文献质量、系统评价方法、评价者的认识水平和观点等因素制约,因此要谨慎阅读系统评价的观点和结论,同时还需要有扎实的专业知识和临床经验作为基础。

1. 系统评价的基本方法和步骤

(1)确立题目、制定系统评价计划书(formulating question and developing protocol)。

(2)检索文献(locating studies)。

(3)选择文献(selecting studies)。

(4)评价文献质量(assessment of study quality),可采用清单或量表评分,必要时可对一篇文章进行多人或盲法选择和评价。

(5)收集数据(extracting data)。

(6)分析资料和报告结果(analyzing and presenting results),其中定量分析包括同质性检验、Meta 分析和敏感性分析三个方面。

(7)解释系统评价的结果(interpreting results)。

(8)更新系统评价。

2. 治疗性研究的系统评价原则　近年来,系统评价或 Meta 分析的数量明显增多,方法日趋复杂,对临床工作者和卫生决策者产生了重要影响。但一篇系统评价并不表示其结论的绝对真实、可靠。有研究从与 Meta 分析质量有关的 6 个方面对 86 篇有关随机对照试验的 Meta 分析进行了分析,结果发现仅 28% 合格。评价治疗性研究的系统评价有三个基本原则:

(1) 系统评价的结果是否真实:是否属于根据同质性随机对照试验进行的系统评价;方法学里是否交代了检索和评价临床质量的方法;不同研究的结果是否一致,即如果纳入评价的每个临床研究的治疗效果相似或至少疗效的方向一致,则由此合成的结果的可信度就高。

(2) 系统评价的结果是否重要:这取决于两个方面,即系统评价的疗效大小和精确性。在进行结果合成时,不能仅通过简单比较阳性和阴性研究结果的个数来确定系统评价的结论,而应该根据研究质量和样本含量的大小对不同研究给予不同的权重值,并采用恰当的指标如比值比(odds ratio)、相对危险度(relative risk)、均数差(mean difference)、防止一例事件发生需要治疗同类患者的例数(NNT),选择适当的统计方法如随机效应模型、固定效应模型等合成结果,同时计算相应的可信区间,如 95% 可信区间。

(3) 系统评价的结果是否能应用于我的病人:系统评价报告的结果是所有研究对象的"平均效应",你的患者不一定与研究中的病人相似,因此至少需要从以下四个方面进行考虑:与研究对象相比较是否差异较大所以不适宜应用此证据;系统评价中的干预措施在我院是否可行;利弊和费用如何;病人的价值观和选择如何。

(二) Meta 分析概述

Meta 分析由英国心理学家 Glass 提出,目的是对收集到的多个研究进行综合统计分析。它是数据收集和相关信息处理的一系列统计原则和过程,而不是一个简单的方法,应当包括提出研究问题、制定纳入和排除标准、检索相关研究、汇总基本信息、综合分析并报告结果等。通过 Meta 分析,可以达到增大样本含量、减少随机误差引起的差异、增大检验效能的目的,因此又称为荟萃分析。Meta 分析的统计分析过程如下:

1. 效应量的统计描述　效应量是指临床上有意义或实际价值的观察指标改变量,观察指标若为分类变量资料,可采用的效应量有相对危险度(relative risk,RR)、比值比(oddi ratio,OR)、绝对危险降低差(absolute risk reduction,ARR)等;而观察指标为数值变量资料时,效应量采用加权均数差值、标准化差值等。

2. 异质性检验　Meta 分析是多个研究效应量间的合并分析。如果研究间效应量不一致,相差过大,则不能进行汇总分析。因此,需要考察研究间效应量的异质性,即进行异质性检验(heterogeneity test),这是 Meta 分析前的必要工作。事实上,即使各个研究的真正效应一致,但由于抽样误差的存在,也可造成实际结果的不一致。异质性检验就是对存在异质性与否的假设检验,目前常用 Q 统计量检验法。若异质性过大,则应放弃 Meta 分析,只做一般的统计描述。

3. 合并效应量估计与统计推断　合并效应量估计实际上是多个研究效应量的加权平均值,一般可分为 2 步进行:首先逐一计算单个研究的效应量及其 95% 的可信区间,然后根据资料的类型和异质性检验结果,选用合适模型与综合分析方法,计算合并效应量,并在此基础上进行合并效应量的总体假设检验并计算其 95% 可信区间。

4. 敏感性分析　必要时要做敏感性分析,在排除异常结果的研究后,重新进行 Meta 分析,将其结果与未排除时的 Meta 分析结果进行比较,探讨该研究对合并效应量影响程度及结果的可靠性。若敏感性分析未从实质上改变结果,说明结果较为可靠;若敏感性分析得到不同结论,表明在解释结果和下结论时要非常慎重,提示存在与干预措施效果有关的、潜在的重要因素,需 Meta 分析者明确干预效果存在争议的来源。

五、实例分析——颈椎病的推拿治疗

(一)问题的提出

颈椎病是临床常见病、多发病,神经根型是其中的常见类型;推拿疗法是此病常用的治疗方法。目前推拿治疗颈椎病的相关文献报道甚多,能否通过对这些文献的检索分析,解决以下问题:推拿治疗颈椎病的疗效是否肯定?能否从现有文献中寻找到推拿治疗颈椎病的满意方案?

(二)证据的检索与评价

1. 证据的检索　主要依据 Cochrance 协作网工作手册推荐的检索策略进行检索:主要的检索词(主题词)为:颈椎病;颈椎;颈臂综合征;脊柱骨赘病;骨质增生;椎间盘移位;神经根病;推拿疗法;按摩疗法等。检索范围:1980~2003 止。检索源:①数据库:包括中国生物医学文献数据库(CBM disk)、中文科技期刊全文数据库(VIP)、中国期刊全文数据库(CNKI)、万方学位数据库、万方会议论文数据库、中文生物医学期刊文献数据库(CMCC)等。②手工资料:中文科技期刊中医学文献索引、全国报刊目录索引等。文献来源:INTRENET、成都中医药大学图书馆、四川省中医药研究院图书室、四川大学华西医学中心图书馆、四川省科技情报研究所、四川省医学科技情报研究所等。

为充分利用现存的资源,更好地吸收同行的临床经验,凡涉及推拿治疗颈椎病(神经根型)的临床研究或报道,均纳入分析范围。对临床研究证据按科学性、质量和可靠程度分为 5 级。确定文献的纳入标准如下:SR 文献(1级):对质量可靠的随机对照试验(RCT)所作的系统评价。RCT 文献(2级,单个的样本量足够的随机对照试验):同期比较的两种或多种干预措施;临床研究文献中出现"随机分配"、"随机分为"、"随机"字样;在多个病人中进行的研究。CCT 文献(3级,设有对照组但未用随机方法分组的临床研究):同期比较的两种或多种干预措施;临床研究文献中未出现"随机"字样;在多个病人中进行的研究。叙述性研究文献(4级:无对照的系列病例观察):无对照组;临床病例分析。专家意见(5级):评论、评述、综述及专家经验谈、医家自述等。

对查阅筛选得到的文献进行复印、编号、分类、登记。根据各类文献的纳入标准分类整理,设计资料提取表格,就文献类别出处、年代、研究对象、纳入排除标准、随机方法、盲法采用、基线资料状况、诊断标准、疗效标准、干预措施、操作方法、常用穴位与手法、样本量、疗效、统计学处理及随访、失访及方法学质量评价、治疗充分性评价、临床相关性评价等情况进行提取、记录。将采集到的资料信息录入 Review Manager4.2 软件建立数据库。对符合质量要求的 RCT 文献首先尝试进行定量的 Meta 分析。按照统计学原理,对多个独立研究效应进行统计学同质性检验。若同质性较差进行异质性处理。采用随机效应模型的统计方法,对异质性进行部分校正。若异质性过大,则放弃 Meta 分析。当 RCT 文献不能进行 Meta 分析时,则合并其他级别的文献进行定性分析:采用描述方法将每个临床研究的特征按对象、干预措施、方法学质量、研究结果等进行总结合成并且解释结果;运用 SPSS11.0 统计软件将文

献中涉及的各种考察指标进行表格提取和频度的统计分析。

2. 评价证据　经光盘检索,1980～2003年国内发表推拿治疗颈椎病的临床研究文献798篇,采用通用标准(多为1993年全国第二届颈椎病专题座谈会、中华人民共和国中医药行业标准《中医病证诊断疗效标准》、中国人民解放军总后勤部卫生部门《临床疾病诊断依据治愈好转标准》)中提出的颈椎病(神经根型)诊断标准,符合纳入标准者共213篇,其中单纯运用推拿疗法的文献89篇,推拿疗法配合其他疗法的综合文献124篇;按EBM分级标准,未检索到SR文献;RCT文献14篇(6.6%),CCT文献28篇(13.1%),叙述性研究143篇(67.1%),专家意见28篇(13.1%);系统评价14篇RCT文献,由于资料较分散(涉及单纯推拿疗法4篇,推拿结合针灸疗法3篇,推拿结合药物疗法2篇,推拿结合牵引4篇,其他1篇);文献报道不充分:同质性检验结果$P < 0.05$,提示资料具有异质性,故未进行定量的Meta分析。

在213篇文献中,所采用的推拿手法众多,操作各异,部分涉及较特殊的家传推拿手法如吴氏一指禅手法、三步法推拿等。若对上述手法进行归纳,可体现出"理筋"和"正骨"两大原则和贯穿"先松、后紧、再松"的思想,其大致为:①理筋:推拿按摩或点压、点揉、点拨和理顺颈项部及肩背部两侧肌肉,重点在患侧。②点穴:主要对风府、风池、天柱、肩井、肩中俞、肩外俞、天宗、天鼎、极泉、缺盆、曲池、外关、阳溪、阳池、合谷、阿是穴等穴按压,重点刺激患侧穴,或按压刺激痛点、过敏点和阳性结节处。③正骨:包括拔伸牵引和旋转复位。前者操作时患者坐位,术者立于患者背后,以一臂之肘窝托住患者下颌,另一手掌扶住枕部,用力缓缓将患者头部向前上方拔伸牵引,以患者臀部稍离凳子为度,并在牵引中缓缓转动其头部;后者操作(以右侧为例)时,患者取坐位,术者以右手掌抵住患者下颌,用拇指按颧弓下凹陷处,左手按压患者颈椎移位的棘突,使患者头部充分前屈及侧屈,托下颌之右手掌向患侧后方扭转颈部,遇到阻力时,迅速扳动颈椎可听到小关节弹响声,同时觉棘突有移动感,随即将头部还原。④放松:用轻柔提拿、搓揉手法进一步放松颈肩、上肢肌群,反复几次结束。

213篇文献的临床研究结果均显示推拿治疗颈椎病(神经根型)具有肯定疗效。其中推拿疗法的痊愈显效率57.6%～65.4%(60.4±13.5%),有效率87.3%～93.1%(90.7±12.8%);推拿综合疗法的痊愈显效率76.1%～88.7%(81.8±9.3%),有效率96.3%～100.0%(95.4±9.38%)。所有采用推拿综合疗法的研究结果均提示其疗效优于单用推拿者。

(三)实施决策

综合目前文献的研究结果,显示推拿治疗颈椎病(神经根型)有肯定疗效。并且推拿综合疗法的疗效高于单用推拿者;国内一些知名专家发表的专家评论也支持前述结论。但是,不容忽视的是,由于目前的研究方法和疗效评价标准存在一些问题,使文献结果的可信度降低;专家评论虽具有一定的权威性和指导意义,但属于个人见解,所得结论有一定倾向性,易受偏倚的影响。因此,从循证医学角度,目前尚缺乏令人信服、科学的证据来证明推拿治疗颈椎病(神经根型)的临床疗效,非常有必要进行科学、系统的研究,以提供可信的研究结论。

(四)小结

总体上,目前推拿治疗颈椎病(神经根型)的临床研究报道甚多,但采用的方法繁多,手法过于个性化,且大都报道各自的方法"疗效满意",使学习参考者不知所宗,难于选择;推拿操作参数模糊,规范性差,不易掌控,给学习模仿及临床推广造成困难。因此,为解决目前治疗方案和推拿手法过于个性化、掌控性差的问题,应在努力寻求"共性"方案和规范操作技术上下功夫,可在分析、再总结文献经验的基础上,归纳、提炼其中具有共性的、规律性的部分组成"通用"的治疗方案;依据"标准操作规程(SOP)"原则,结合推拿疗法的操作常规,对治疗方案的施术部位、操作步骤、操作参数(如幅度、力度等)进行规范;验证其有效性及安全性,为今后制定颈椎病(神经根型)的推拿"诊疗规范"奠定基础。

(闵红巍)

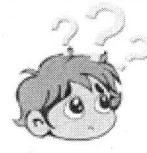

思考题

1. PT 治疗师为什么必须重视科学研究?
2. 如何确定研究题目?
3. 抽样和分组的基本方法。
4. 什么是实验性研究设计?
5. 什么是非实验性研究设计?
6. 什么是单因素研究设计?

第三章 作业疗法研究

> **学习目标**
> 1. 掌握作业疗法研究的目的。
> 2. 理解医学、卫生学和康复医学发展的七个阶段的主要内容。
> 3. 理解康复研究的发展趋势。
> 4. 理解确立作业疗法研究课题的基本方法。
> 5. 理解常用的研究方法。
> 6. 理解常用测试表的内容。

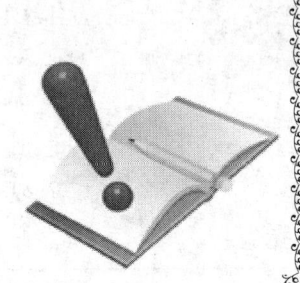

作业疗法(Occupational Therapy,OT)起源于美国,最初在1917年3月美国成立了国家OT促进会,这是OT的雏形。随着第一次和第二次世界大战的结束,伤残人士数量突然增加,这些人的生活质量急需改善,加之对精神疾病患者认识的加深,OT就作为一门新兴的专业蓬勃发展起来。与物理疗法一样,作业疗法的目标也是最大限度地减轻残疾程度和提高残疾者的生活自理能力。由于作业疗法还包括对精神疾病的康复治疗,对残疾患者的教育、管理和社会状况等的研究,面临的问题更为社会化和复杂化。OT开始时主要是以实践为主,在1960年以前,作业治疗师主要凭着自己的感觉来判断治疗效果,缺乏系统科学的理论体系。在1970年~1971年期间,美国作业疗法杂志(The American Journal of Occupational Therapy,AJOT)刊登了大量与研究方法有关的基础讲座,其内容包含有:假设的设定、实验设计方法、数据的收集和分析方法、论文的书写方法等,其目的就是为了大力推广实验性研究,提高一线OT治疗师的科学研究水平。这样做的结果非常成功,以欧美为主的OT治疗师建立起了自己的一整套临床实践和科学研究体系,至今仍在该领域处于世界领导地位。

20世纪80年代初,我国开始系统地学习西方先进国家的康复理论和技术。经过30年的引进学习和临床实践,我国的作业治疗师,特别是中国康复研究中心的OT临床实践和教育已经积累了具有自己特色的经验。放眼中国作业疗法的总体情况,人员过少、层次较低、理论基础及研究水平薄弱,而学习和掌握科学实用的研究思想和研究方法是改善这一状况的重要途径。回顾发达国家作业疗法研究历史,学习他们先进的OT治疗经验和研究成果,认清现代国际OT研究发展趋势,有利于探索一条有中国特色的OT专业发展道路。本章主要是在前两章内容的基础上,结合我国实际,介绍国外作业疗法领域的研究理论与方法。本章的图、表和附录内容,除特别说明外,均整理自Franklin Stein和Susan K. Cutler所著的 Clinical Research in Occupational Therapy 一书。

第一节 医学和康复发展简史与作业疗法研究

一、作业疗法研究的目的

什么是研究？研究是一项系统客观的调查过程，通过确立课题、提出假说或指南性问题、收集基础数据进行分析等步骤来实现。研究方法包括质的研究和定量研究。行为研究，是质的研究和定量研究在具体环境中应用的结果。

作业疗法研究涉及面广，比如：

确定治疗技术、干预手段和教学方法的有效性。例如：评估感觉整合疗法对学习障碍学生学习成绩的影响或松弛疗法对缓解抑郁症状的效果。

比较不同治疗和干预方法的效果。例如：治疗师可比较社交技巧培训和生物反馈对精神分裂症的不同治疗效果，也可比较语音分析法和整体语言法对诵读困难者的不同教学效果。

探讨各种相关变量的相互关系。例如：探讨运动感知能力与生活自理能力之间或运动感知能力与书写能力之间的相互关系。

通过回顾性个案研究分析某项特殊治疗取得治疗效果或治疗失败的原因。例如：分析某位多发性硬化症患者治疗三个月后症状缓解的相关因素。

探讨某类人群的特征。例如：探讨残疾人群的闲暇兴趣特点。

评估项目或设施的达标情况。例如：康复资质认证委员会可应用研究方法来评估康复设施的质量达标情况。

研发各种治疗技术、干预手段、教学方法、评定工具或软件产品，并评估其作用。例如：研究减轻抑郁患者焦虑症状或延长注意缺陷多动症患儿的集中注意时间的新方法。

康复研究方法和医学科学研究方法是一脉相承的。康复专业源自于19世纪和20世纪的医学科学发现。康复专业技术如作业疗法、物理疗法、言语疗法是这些科研成果的直接应用。

二、医学与康复研究的历史回顾

在19世纪后半叶现代科学开端之前，人们对疾病因果关系的理解停留在迷信的超自然力量的水平，对疾病过程理解的突破始于著名医学科学家巴斯德的实验研究。科学技术在疾病治疗和残疾康复方面所起的巨大作用已载入人类进步的光辉史册。这一切是如何发生的呢？医学科学、康复和特殊教育的进步可分为七个阶段来描述（图3-1）。这七个阶段是不断进步、相互作用和动态发展的。例如：阶段一的生物学和化学的基础研究中DNA和RNA的发现至今仍起着重要作用。同样，高科技与临床实践相结合带来的研究方法的进步体现在假肢制作、移植手术、肾透析和人工器官置换等最新技术上。医学科学家们锲而不舍地努力改进疾病治疗和预防方法。此前寻求化学药物杀灭有害病菌和病毒的免疫学家如今正在研制疫苗用于预防癌症和威胁生命的疾病，如免疫缺陷综合征（AIDS）。科学的进步是一个螺旋形式升的过程。随着知识的积累和增长，医学科学家不断改进研究方法。科学知识的不断积累、研究方法的不断创新及其对临床实践的不同影响决定着医学发展的不同阶段。

阶段一 生物学描述	阶段二 工具与方法
通过对解剖结构和生理过程的精确描述,基本理解身体各器官和系统的作用	随着仪器、工具和测试方法的改进,产生有效而可靠的评定、诊断和治疗方法

阶段三 病因	阶段四 预防	阶段五 治疗
阐明疾病过程和因果关系,产生医学科学和统一的诊断疾病的方法	通过发展医疗技术预防疾病的发生,产生免疫学和公共卫生科学	针对疾病过程应用治疗技术,产生药物干预、无菌外科和护理的医院分工

阶段六 康复	阶段七 致能与特殊教育
慢性疾病者最大限度功能恢复的需求以及治疗技术的进展,催生联合各种卫生专业协同工作的新专业	通过对目标人群实施特殊教育和心理干预,治疗发育障碍与社会残疾

图 3-1 医学、卫生和康复历史发展的七个阶段

(一) 生物学描述

最早的医学研究始于人体解剖和生理过程的发现。表 3-1 介绍了早期医学科学家的主要研究成果。

表 3-1 阶段一:早期医学科学家的主要研究成果

医学成果	发现时间	科学家	主要内容
希波克拉底著作	400~500 B.C.	Hippocrates (500 B.C.)	为医学实践者提供符合伦理和人道的治疗模式
身体功能的系统研究	169~180 A.D.	Claudius Galen (129~199 A.D.)	归纳整理此前的医学知识,影响此后医学实践1300余年
医学的大炮	译于1187	Avicenna (980~1037)	全面介绍阿拉伯医学,其著作是中世纪的医学信条
医学的四大支柱:哲学、天文学、化学和道德	1530	Paracelsus (1493~1541)	药物化学知识为一般医学实践创立基础
解剖图谱	1543	Andreas Vesalius (1514~1564)	取代Galen的工作,使解剖学成为医学基础
外科手册	1543	Ambroise Pare (1510~1590)	以精确的解剖知识为基础,创新外科手术方法
发现血液循环	1628	William Harvey (1578~1657)	解剖与血液循环生理知识相结合
胃液和消化生理的实验观察	1833	William Beaumont (1785~1853)	使用客观观察方法发现消化过程

医学研究的第一个发展阶段实际上是临床观察的总结。医者使用希波克拉底创立的方法,根据他所见、所触、所嗅、所听的结果对疾病的原因和治疗进行理性思考。在古希腊文明时代,学者可以对人类生活的各方面进行自由探索,由此开始出现了西方医学的雏形。希波克拉底传统上被称为西方医学之父,可能是一群人的代表。希波克拉底的著作涉及医学的多个领域,包括伦理学、病因学、解剖学、生理学和治疗技术。这些著作不是理论与实践紧密

结合的,而是一些临床观察结果的梗概描述。我们至今对希波克拉底的生活了解不多。希波克拉底生活在公元前5世纪的希腊科斯岛上,是一个著名的医学实践者和宣传者。他的著作强调饮食、锻炼和自然方法,是古代医生的行医指南。希腊的盖伦通过解剖低级哺乳动物,对中世纪和文艺复兴时期的动物解剖结构知识有重要影响;意大利的达芬奇细致地描绘了人体解剖图;英国的哈维提出了血液循环理论,他们是精确描述人体解剖生理特点的最早的一批学者。确认和描述人体解剖结构促进了人们对人体心血管、呼吸系统和生殖功能之间相互关系以及人体内环境的理解和知识积累。

(二) 工具与方法

医学研究的第二个发展阶段是工具与方法的创新。精密仪器和测试手段的发明使医学科学家能够检查和测量人体内的生理过程。19世纪后半叶是医学发展的黄金时期。医学上取得了多项发明(表3-2)。医学院获得通过组织考试授予医生执业资格的法律地位。在此期间虽然医学成就巨大,但除了天花之外对绝大多数传染病仍无法治疗(表3-3)。由于没有无菌技术且医院不提供护理设施和人员,外科医生只能在非常不利的状况下工作。

表3-2 阶段二:工具与方法的进步

医学成果	发现时间	科学家	主要作用
温度计	1614	Santotio Santorio (1561~1636)	临床医学的身体检查
微观解剖	1661	Marcello Malpighi (1628~1694)	血液的诊断研究
临床显微镜	1695	Antony Van Leeuwehoek (1632~1694)	改进显微镜
叩诊技术	1761	Leopold Auenbrugger (1722~1809)	呼吸疾病的诊断
听诊器	1819	Rene Laennec (1781~1826)	循环系统的诊断
注射器	1853	Alexander Wood (1817~1884)	输血
尿糖定量检测	1848	Herman von Fehling (1811~1885)	糖尿病诊断
X线	1895	Wilhelm Roentgen (1845~1923)	结核、骨折脱位检查
眼膜曲率镜	1851	Hermann vonHelmhotz (1821~1894)	眼睛病理改变的检查
膀胱镜	1890	Max Nitze (1847~1907)	泌尿系统疾病检查
心电图	1903	Willem Einthoven (1860~1927)	心脏功能
脑电图	1929	Hans Berger (1873~1941)	脑功能
磁共振现象用于磁共振成像	1952	Edward M. Purcell (1905~1983) Felix Bloch (1912~1997)	辅助诊断
计算机轴向层面X线照相术(CT)	1972	Allan Cormack (1924~1998) Sir Godfrey Hounsfild (1919~)	辅助诊断
脉冲核磁共振和核磁共振成像(MRI)	1975	Richard Ernst	辅助诊断
正电子发射层面X线照相术(PET)	late 1970s	William H. Sweet	辅助诊断
单光子发射计算机层面X线照相术(SPECT)	late 1970s	R. Q. Edwards D. E. Kuhl	辅助诊断

表 3-3　外科学、临床医学和公共卫生在 1878 年巴斯德提出细菌理论之前的进展

外科学成果	诊断与治疗	公共卫生
使用乙醚和氯仿为麻醉剂	用显微镜和听诊器诊断	建设城市排水系统
骨折固定和脱位关节复位	理解动态解剖和生理	登记生命相关统计数据
表浅疾病组织清创和肾结石手术	传染病患者隔离	为精神病、智障、贫穷和无家可归者提供照料
妇产科学广泛传播	局部疼痛的药物治疗	用接种方法治疗天花

(三) 病因

医学研究的第三个发展阶段,是使用可靠的方法整合生理学和病理学知识,得出病因诊断。表 3-4 描述了疾病过程的动态理解这一历史进程。在这一阶段通过实验室研究阐明疾病过程来证实疾病的因果关系。这一治疗疾病的科学突破始于巴斯德细菌理论的发现。Virchow(1821~1902)发现的细胞学说进一步证实了细菌理论。自此以后,科学家通过实验观察确定了多种致病微生物引起的疾病的发病过程,从而开启了用化学药物治疗疾病的新时代。

表 3-4　阶段三:疾病过程的动态理解

医学成果	发现时间	科学家	主要内容
临床生理学	1857	Claude Bernard(1813~1878)	用药物治疗生理和代谢疾病
细胞理论	1858	Rudolf Ludwig Virchow (1821~1902)	细胞病理学成为治疗基础
细菌理论	1878	Louis Pasteur(1822~1895)	微生物致病作用被确立
细菌学	1882	Robert Koch (1843~1910)	细菌感染的治疗与控制
滤过性病毒分离	1888	Pierre Roux(1853~1933)	探索病毒预防方法
免疫过程	1892	Elie Metchnikoff(1845~1916)	介绍人体的"噬菌"防御机理
化学疗法	1899	Paul Ehrlich(1854~1915)	特殊化合物用于治疗传染病

(四) 预防

在消灭疾病方面取得的最具有戏剧性效果的医学研究进展归功于基础预防,包括公共卫生和大规模免疫接种技术。公共卫生措施包括水的净化、人类废弃物的清理和防止食物变质。在文明古国如古埃及、古希腊和古罗马对此已有认识和使用。但在现代世界,在比较落后的一些国家或在发生战争和灾难的地区,传染病流行的危险依然存在。免疫接种是预防和控制传染病流行的有效方法。第一个想到用接种预防疾病的人是英国乡村医生 Jenner(1749~1823)。1798 年他发表了自己的研究结果,其中包括 23 例接种牛痘者的临床观察记录。

表 3-5 列举了用疫苗接种方法已被控制的传染病。目前预防医学的卫生措施包括:用接种方法来预防传染病;强化环境卫生减少空气和水的污染;围产期保健预防出生缺陷;增强精神卫生社区服务预防精神疾病;计划生育和人口控制;监管食物制作与加工预防食物中毒;监测工作环境预防职业病;加强水源管理预防伤寒和霍乱。

表 3-5　通过免疫方法控制的传染病

疾病	病因	医学研究者	发现时间
鼠疫	细菌	S. Kitasato, Alexander Yersin	1893~1894
霍乱	细菌	Robert Koch	1884
白喉	细菌	Emil Von Behring	1890
麻疹	病毒	Francesio Cenci	1901
脊髓灰质炎	病毒	Jonas Salk	1954
狂犬病	病毒	Louis Pasteur	1885
落基山热	病毒	Howard Ricketts	1909
天花	病毒	Edward Jenner	1796
结核	细菌	Albert Calmette, Camille Guerin	1921
伤寒	细菌	Almroth Wright	1906
斑疹伤寒	病毒	Charles Nicolle	1910
黄热病	病毒	Max Thieler	1936

（五）治疗的基础：化学药物、外科手术和医院护理

在 20 世纪之前，医生对重病人几乎无能为力。随着有关解剖和生理知识的积累，诊断技术不断改进，逐步创建了现代治疗的整体基础：化学药物、外科手术和医院护理。尽管古代也有一些有效的治疗方法，但那时对疾病的原因和过程并不清楚。例如：公元 100 年，古印度用蛇根木治疗精神病，并不知道蛇根木中含有蛇根碱这种镇静成分。古埃及医生用尼罗河边的泥土来治疗眼病，而不知道其中含有类似金霉素的天然化学成分。古代有巫师假借医者名义，用迷信手法来解释治疗的神秘性，有时也会取得治疗效果。现代科学用药和古代医者用药的重要区别在于对某项治疗为什么能治愈某种疾病的合理解释。治愈疾病的探索历程始于巴斯德的细菌理论，紧接着 1928 年 Fleming 发现青霉素，1944 年 Wakeman 发现链霉素，随之而来的是各种治疗药物的大量发现。现代医学依靠各种药物来治疗如高血压、动脉硬化、血栓、水肿和情感障碍等各种疾病。使用各种维生素的疗法、激素疗法和饮食疗法是其他常用的类似于化学疗法的治疗方法。

外科手段作为治疗的第二种形式，是现代医学取得巨大成就的基石。在美国的 6000 家医院里每天进行大约 4~5 万例各种大小手术。表 3-6 提供了 1995 年美国最常做手术的数据。现代外科作为一种安全有效的治疗手段是由两大重要事件促成的：1867 年 Lister 通过测试石炭酸预防手术感染作用而创立无菌技术；1846 年牙科医生 Morton 发现乙醚麻醉的实用方法。

表 3-6　1995 年美国主要的外科手术数量

手术名称	数量（千）	每万人口
小肠内镜检查	2383	91.2
动脉造影和心血管造影	2358	90.2
晶体摘除	2335	89.3
大肠内镜检查	2321	88.8
晶体植入	1777	68.0
治疗或预防性注射或融合	1745	66.8
外阴侧切（伴或不伴钳夹或负压抽吸）	1411	54.0
心导管插入	1389	53.1
清创术	1300	49.7
诊断性（介入）超声	1288	49.3

与化学药物和外科手术一起作为现代治疗的第三大基础是医院护理技术的出现。Florence Nightingole 在护理专业的发展过程中所起的作用是传奇性的,她凭个人的力量唤起公众对住院病人的悲惨命运的注意。这些病人经常因为无人护理而死去。她参加了 1854 年 Crimean 战争,组织了一支护理队伍为英国伤员进行护理。她的经历使她清醒地意识到干净有效的医院护理的重要性。1860 年 Nightingole 在英国伦敦创办了第一所护士学校。战后英国通过立法进行了医院改革,伴随着护校的建立,为住院患者的治疗进步奠定了基础。

Rene Sand(1952)收集记录了医院发展简史如下:

公元前 6 世纪,古希腊开始为医生提供开放性的建筑,由候诊室、诊室和供手术和换药用的大房间组成。

公元 1 世纪,古罗马的富人居住区开始出现卫生所。

公元 4 世纪,欧洲的早期基督徒开始为旅行者、被遗弃儿童和朝圣途中的病人建立类似医院的场地,由修道士和修女看管。

公元 12 世纪,欧洲创建了最早的医院供医生照顾病人用,为精神病人、盲人和麻风病人设专门病房。

公元 5~14 世纪,罗马教堂的修道士和修女建立医院,为病人做简单手术,照看重病人。

公元 15 世纪,西方世界最早出现了医生和助产士在医院治疗病人,临终病人与急性病人开始隔离于其他病人。

公元 18 世纪,逐步出现急救治疗的医院、门诊部,开始培训医学生。

公元 19 世纪,欧洲、美国的医院开始建立护理制度,逐步出现无菌技术和麻醉技术。

公元 20 世纪,全世界范围内出现专科医院、地区卫生规划和国际卫生服务,在 WHO 指导下,卫生服务扩展到不发达国家和地区。

现代治疗原则是阻止疾病进展和促进机体自然恢复。化学药物、外科手术和医院护理是有效治疗许多传染性疾病和生理疾病以及解剖缺陷的三大基础手段,治疗严重慢性疾病如精神分裂症、关节炎、心脏病和心血管意外的局限性是很明显的。单一的医学治疗只对单一病因引起的疾病有效;慢性疾病由多种病因引起,治疗上需要采取多种复杂手段和多学科的共同努力。对慢性疾病引起的残疾的治疗探索推动了康复专业的诞生。

(六)康复医学

1. **康复医学的兴起** 康复医学在卫生医疗体系作为一个独立学科的崛起迄今只有九十多年。第一次世界大战造成的大量伤员对功能恢复的需求使康复在战后不久即开始蓬勃兴起。康复为什么在那时而不是更早些时候开始发展呢？表 3-7 概括介绍了引发康复浪潮的历史因素。

一直到 18 世纪,慢性病和永久性残疾并不被认为是医学问题。例如,精神病人和麻风病人被认为是道德问题或恶魔作祟,对待他们最好的态度是善意的忽视,其次是恶意排斥或严厉惩罚甚至杀死。在相关领域,如脑瘫也被古人误解。其他慢性疾病,如关节炎、肺气肿、脑血管意外、心血管病和脊髓损伤,病人由家庭看管或交给巫师处置。

表 3-7 康复医学兴起的历史因素

临床医学与科学方法相结合
工业化及其对临床诊断和治疗手段的影响
一战导致的大量残疾老兵
社会保障部门和国家健康保险规划提供的资金支持
联合卫生专业和医学专科的发展
公众广泛接受残疾者经过康复治疗能够恢复独立生活的理念
公众广泛接受残疾者能够参与社会活动和参加工作的理念

2. 社会福利与康复　慢性残疾者由家庭看管开始走向接受治疗的变化发生在社会福利引起社会关注的时期。社会保障制度为贫穷的慢性残疾者享受公共卫生和医疗服务提供了先决条件。社会和职业卫生安全方面的进步见表 3-8。德国在 1883 年，英国在 1897 年，它们是欧洲第一批立法为在工作意外中受伤的工人提供赔偿的国家。残疾康复需要大量医院设施和卫生专业人员，由国家立法对卫生和福利提供政府资金是非常必要的。美国的社会保障立法最早在 1935 年制定，是康复兴起与发展的重要推动力量。社会对慢性残疾者态度的改变作为社会福利进步的结果，促进了康复专业的发展。

表 3-8 社会改革在职业卫生和安全方面取得的进步

古代	中世纪行会	技师协会
手工劳动、手工艺人和职业疾病被忽视	自愿参加的互助保护手工艺人协会，为残疾个人提供帮助，提供丧葬补助	建立授徒行规、工作时限为 12~13 小时
矿工保护（16 世纪） 为矿井提供通风机器	职业医学（始于 17 世纪） 对职业和疾病之间的关系进行医学调查，应用工间休息、调整姿势、保持清洁、穿工作服等预防措施	职业病统计（18 世纪） 使用医学监察员
危险行业保护（19 世纪） 公共卫生立法限制使用童工、工作时间缩短至 10 小时	工人赔偿（1890~1910） 对遭受职业意外和职业疾病的工人进行赔偿	国家妇女工会（1920） 对危险行业采取妇女保护措施
工人健康局（建于 1927 年）	社会保障立法（20 世纪 30 年代） 要求劳动部门采取安全和卫生措施	职业安全和卫生服务部（1970） 建立所有行业的危险和不卫生状况的现场视察、规范和强制的法律制度
职业伤害和疾病的科学调查和预防（20 世纪 80 年代） 工作环境保护和康复原则的应用	职业医学的未来趋势 由环境工程师、作业治疗师、医生、工业卫生学家、物理治疗师、安全官员和护士组成职业卫生团队，调查工作环境中可能造成或加重易感者疾病的物理、化学、生物和心理因素，以及长期暴露于有毒化学物质、重复动作、振动、过度噪声、极端温度、放射性、粉尘和细菌的影响	

3. 康复发展的三个阶段

(1) 第一阶段：发生在一战后不久。在这一时期，残疾者对物理康复和社会康复的需求逐步被医学社会所认识。战争中的伤员包括下肢截肢、毒气所致的神经残疾以及爆炸引起的精神残疾。当时，这些战争老兵在重新适应社会生活方面需要帮助。从护理人员中招收的帮助老兵重建社会生活的人员是第一批康复专业人员。一战后，最初的康复目标是采取人道手段为伤残老兵的医疗提供支持。当时康复工作人员还没有为改善残疾或残疾者功能恢复做直接的工作。20世纪20年代末医院开始建立康复科室，在这些康复部门工作的卫生专业人员大多是慈善人士。他们采取护理支持和其他活动帮助伤残者重新适应社会生活。

(2) 第二阶段(20世纪30年代至50年代)：可称为教育和专业化阶段。表3-9列举了物理康复发展进程中的一些突出事件。在此期间，大学开始开设专业课程，并出现专业协会，各种康复治疗技术和服务开始迅速发展。在医院从事康复工作的专业治疗师要求接受过康复技术和应用技能培训，理解医疗技术并有社会学知识背景。那时的康复术语借用其他临床和应用学科如解剖学、生理学、营养学、语言学、心理学、临床医学和教育学的词汇。康复被定义为最大限度地恢复伤残者的认知、身体、经济、社会和情感的独立水平。最早在综合医院里创建康复医疗服务设施的是美国Rusk医院，其工作内容包括病人功能的小组评定、设立治疗目标和优先项目，采用多学科治疗手段，成为康复的经典工作模式(表3-10)。

表3-9 康复医学兴起的早期标志性事件

康复事件	时间	主要人物	重要意义
第一个综合性康复机构成立	1946	Howard Rusk	康复小组工作模式成为物理医学在综合医院开展工作的标准模式
物理疗法技术	1949	H. O. Kendall and F. P Kendall	肌力检查和患者评定成为物理疗法的基础
日常生活动作再训练技术	1956	Edith Buchwald Lawton	为提高独立生活能力提供功能康复技术
职业康复	1957	Lloyd H. Lofquist	明确康复咨询师的作用
失语康复	1955	Martha L. Taylor and M. Marks	为言语疗法提供康复技术
假肢学	1959	M. H. Anderson 等	倡导医生、工程师和假肢技师共同研究设计人工肢体
矫形器学	1962	Muriel Zimmerman	研发推广供身体残疾的工人和家庭主妇使用的自助具

在20世纪40~50年代，随着康复培训的发展，治疗技术特别是物理疗法开始出现，客观检查肌肉功能的方法被确立，肌肉功能的电检查、关节活动范围测量；通过热、超声波、电刺激、涡流浴、冷刺激改善肌肉和关节活动的技术在临床实践的反复探索中得到推广。

这些技术是物理治疗师的主要治疗手段。日常生活动作训练的意义被治疗师逐步认识并成为治疗的重要内容。对中风或脑外伤后失语病人的言语训练导致了言语治疗技术的产生。

表 3-10　物理医学与康复过程

慢性残疾	截肢、关节炎、心血管病、神经变性疾病、肺气肿和肺部疾病、癫痫、脊髓损伤、中风
功能评定	日常生活动作、步行、饮食、闲暇活动、肌肉和关节功能、神经功能、言语功能、职业
治疗	药物疗法、饮食疗法、护理、作业疗法、矫形器、物理疗法、假肢、心理咨询、社会工作、言语治疗、手术、职业康复

康复的另一重要领域是职业康复。美国在1954年通过的职业康复法案要求联邦和州政府提供职业康复服务机构所需的资金。在康复医疗小组工作迅速发展的同时，大量的庇护工厂纷纷建立，安置了大量需要重新就业的残疾人士。

作业疗法是康复医学兴起后向综合方向发展过程中各种治疗方法整合的结果，与物理疗法和言语疗法相比具有更复杂和更综合的特点。从人们工作、闲暇和日常生活动作中提取作业活动作为作业治疗模式，用于残疾的治疗。作业治疗师主要在康复科、美国的州精神病院、老兵管理中心、州身体和精神学校工作（Willard & Spackman, 1971）。本书的附录，介绍了作业疗法学发展过程中的重要事件。随着康复事业的进一步发展，肢体和关节置换的生物医学研究结果导致假肢学的兴起，设计、装配假肢及步态训练逐步成为物理康复小组的另一大成员——假肢支具士的工作。社会工作、心理、营养和护理领域的康复相关专业也得到快速发展。

与物理康复技术相比，精神疾病的康复治疗技术发展明显滞后。其原因有，第一，辨别、诊断和治疗精神病的技术一直存在很大争议，许多临床研究者无法确定病人的需求和区分治疗效果。第二，缺少综合性研究。精神病学研究还徘徊在19世纪的单因素治病模式。精神病康复要想取得进展，必须放弃狭窄的单一思维模式，而采取生物-心理-社会模式的整体研究手段，整合社区精神卫生资源，依靠职业规划、支持小组、个性化的评定、教育、心理治疗、咨询和药物治疗等手段。

（3）第三阶段：从20世纪60年代至今的康复发展，以各种治疗理论为特点。由于这些理论过于专业，因此，联合卫生专业人员的从业人员除非熟悉非常广阔的知识和技术，很难从一种残疾领域转换到另一种残疾领域。例如，康复医学专业人员可能从事内容完全不同的治疗技术如辅助交流（利用助听器等）、计算机、感觉统合疗法、神经发育疗法、机器人、遥感测量、录像和生物反馈等。这些康复医学领域的治疗内容都是非常独特的。它们本质上是不同的学科，以来自物理和社会科学的不同研究成果和理论为指导。表3-11展示了1950~1996年美国卫生专业人员数量统计情况，可以看出作业治疗师和物理治疗师等康复医学专业人员数量的快速增长。

表 3-11　1950~1996 年美国卫生专业人员数量的增长情况

卫生专业	大学教育（年）	在岗人数				
		1950	1972	1980	1992	1996
按摩疗法医生（脊柱）	6~8	14,000	16,000	23,000	46,000	44,000
牙医	6~8	75,300	105,000	126,000	183,000	162,000
营养学家	5	15,000	33,000	--	50,000	158,000
作业治疗师	4~5	2300	7500	19,000	40,000	57,000
验光配镜师	6	17,000	18,500	23,000	31,000	41,000
药师	5~6	100,000	131,000	141,000	163,000	172,000
物理治疗师	4~5	4500	18,000	34,000	90,000	115,000
医生	8~15	200,000	316,500	405,000	556,000	560,000
助理医师	2~5	--	303	9222	22,305	64,000
足病医师	6~8	6400	7300	12,000	14,700	11,000
心理学家	5~9	10,000	57,000	106,000	144,000	143,000
注册护士	3~5	300,500	750,000	1,105,000	1,835,000	1,971,000
呼吸治疗师	2~4		17,000		74,000	82,000
言语治疗师	6	2000	27,000	40,000	73,000	87,000
社会工作者	6	100,000	185,000	345,000	484,000	585,000

（七）致能与特殊教育

康复事业的成功发展引发了致能领域的兴起，后者远远超出了医学模式（病因－诊断－治疗）的范围。致能（habilitation）又称为发育训练，是指出生时、儿童期或外伤时（如脑外伤）发生残疾者的功能和能力的发展。致能包括整合心理学、社会学和教育学知识，强调发育理论和教育技术的应用。一个智力发育障碍的儿童、先天性盲或聋、出生时缺一肢或脑瘫、自闭症儿童或重度复合残疾儿童，他们的需求与后天获得性残疾成人的需求是不一样的。帮助儿童发展独立生活能力、应对技巧及适应社会所需的体力和智力需要特殊技术。

最早通过个案报道对智力发育迟缓儿童的教育方法进行研究的是 Itard。研究对象是在婴儿期或幼儿期被父母遗弃于森林里的一名叫 Victor 的男孩，发现时已有 15 岁。Itard 对他进行了 6 年的专门教育，教他学会了一些社交技巧，并能阅读简单文字。Itard 在教育 Victor 的过程中，总结出了一套综合利用多种感觉（听觉、视觉和运动觉）进行教育的特殊方法。

Itard 的学生 Eduardo Séquin 改进了这些方法，并在 1837 年为智力缺陷者开办了第一所学校。实践证明这里的智力残疾者是可以接受系统训练和教育的。

受 Itard 和 Séquin 的影响，Montessori 于 19 世纪末在意大利创建了特殊教育的基础理论。他提出从事智力发育迟缓儿童教育的教师在特殊教育活动中，应该采用观察和实验的手段，以运动感知的训练方法进行教育。这些方法以具体的三维触摸方式为基础，允许反复探索，通过逐步发现来学习。Montessori 的方法将治疗方向从医学模式转变为以教育、心理和儿童发育为基础的新模式。这些方法一直沿用至今。

总的来说,在众多先驱者的毕生努力下,轻度智力发育迟缓和盲聋儿童在致能方面已经取得巨大成功。相比之下,脑外伤、自闭症或社会剥夺(症)在致能方面进展不大。这种区别的原因之一是,特殊教育课程弥补了前者的学习能力缺陷,但对于后者的教育方法的研究一直进展缓慢。医学技术的进步使重度残疾的婴儿和病人能够成活下来,但如何对这些人进行教育和训练仍处在研究的起步阶段。利于残疾儿童发育、学习的各种知识和技术有待于深入持久的研究。致能领域的研究是卫生研究领域最前沿的阵地。

三、康复研究的发展趋势

随着时间的推移,康复涉及的相关卫生领域不断扩大。研究者从早期强调个人的身体功能恢复,已经转向更为复杂的社会问题,这些问题与贫困、住房不足、营养不良、社会排挤和吸毒有关。证据表明,慢性严重残疾如脊髓灰质炎、结核、中风、肺气肿和心肌梗死等疾病,可以通过采取公共卫生免疫计划、均衡营养、合理锻炼和自我检测等措施来减轻或减少。预防慢性残疾的费用远少于康复所需的费用。一、二、三级预防已对康复专业人员的工作产生了重要影响。研究工作在判断治疗效果、功能恢复或预防慢性残疾方面起着重要作用。目前的康复研究发展趋势见表3-12。

表3-12 康复研究的发展趋势(1999)

研发具有可靠信度和效度的标准化(正常值和标准值)结果测量方法
采用前瞻性设计评估治疗技术效果
临床实践中可复制操作的治疗方法
作为残疾人群参照的正常发育标志的对照观察
疾病发展动态过程的生物-心理-社会本质的基本观察
慢性残疾者对自身残疾的认知和治疗技术评估的调查
高技术工具如微型计算机、摄像技术和心理生理学技术与评定和治疗的结合
质的研究和行为研究方法

(刘根林)

第二节 作业疗法研究课题的确立

一、选择课题的一般方法

所谓研究就是发现问题和解决问题的过程,研究的具体操作方法主要包括观察、仪器测定、调查表格及文献分析等,但是无论哪一种方法都遵循最基本的研究顺序,即确定研究内容、了解相关背景知识、制定研究计划、实施研究、分析结果并完成研究报告。临床作业疗法的研究同样遵循上述过程和规律。以下介绍如何确立作业治疗的研究课题。

(一) 如何确定研究方向

首先在自己的研究领域发现前人研究的不足或错误,从而确定研究方向。人类社会的发展过程是不断学习、总结和创造的过程,即通过研究不断获取经验和知识,再利用它们解决生活、工作中遇到的困难和问题。从古至今,前人的发明创造和经验教训都在日常生活和工作中发挥着指导和借鉴性作用。由于时代和环境等主客观条件的限制,前人的研究结果可能会存在局限性;随着时间的推移,有的失去了指导性意义,甚至与现实情况相矛盾,必须通过研究分析来确认和解释。比如 William Harvey 在 1628 年所著的《关于动物心脏和血液的动力》一书的前言中写道:"……从前面的叙述中,很明显地可以看出有关心脏和动脉的动力和功能问题,前人的看法很不清楚,不一致,甚至难以想象是怎么回事。不仅在人类,而且在有心脏的动物当中都需要探索和研究心脏和动脉的动力问题。最好做动物的活体解剖,进行直接观察来研究和探索它的真相。"William Harvey 选择循环系统作为研究对象,是因为他发现针对该问题以往的研究结果互相矛盾,不能使人信服,其研究方向源于希望解决这个对人类生存至关重要的医学问题。

其次,研究方向的确立还会与研究者的生活经历密切相关,四岁时致盲的 Louis Braille 就是典型的例子。他是一位优秀的盲人教师,在 1824 年发明了一种专用于盲人的阅读方法。自己是一个盲人,不能像正常人一样读书看报,这个问题使他产生了研究动机,最终发明了盲人专用阅读法。

再者,研究方向可来源于老师和同行的影响。比如著名数学家陈景润的中学数学老师使陈景润对歌德巴赫猜想产生了浓厚的兴趣,致使他在 20 世纪 80 年代攻克了这一数学史上的难题。

当然,上级部门组织安排、导师指定以及研究者本人的兴趣和灵感等也是研究方向确立的原因。需要指出的是,作业治疗的本质是实践,要善于在临床和教学工作中确立自己的研究方向。

(二) 在作业治疗中发现问题

现代临床医学经过一百多年的发展,已有内科、外科、妇产科、儿科等精细的专业分工,各种常见病在世界范围内有了比较统一规范的诊断和治疗方法,专业学科的研究与治疗手段已较为成熟。与临床医学相比,现代康复医学起源于二次世界大战时期以美国为首的发达国家,其中作业治疗的研究方法学经过半个多世纪几代人的摸索和积累,已经具有相当成熟的经验。我国的康复医学起步于 20 世纪 80 年代,到 2002 年才建立了第一所培养物理治疗师和作业治疗师的正规大学。因此,作业疗法与物理疗法一样,在临床治疗、专业教育和管理等领域都存在许多问题,有待建立自己的研究体系。这些领域之间的内在联系可通过图 3-2 来描述。原则上是从临床评价和治疗着手,不断扩大和加深作业治疗领域的研究,再辅以深入研究专业教育和管理领域的问题,最终不断提高作业疗法的整体学术水平。

从事作业疗法研究,首先要认识到 OT 的核心是人类的作业及相关活动,治疗内容包括人类参与活动的所有能力。根据 WHO 的生活功能障碍分类(ICF),人类的活动及参与能力包括学习与应用知识、交流活动、日常生活与一般要求、运动与移动、自我生活管理、家庭生活、人际关系、职业生活、社区生活等各个领域。这些活动涉及了人类日常生活的各个方面。通过评价这些活动与参与能力,判断作业治疗的效果、检讨作业治疗内容是否得当、考虑作业与环境之间是否匹配,包括开发和利用作业治疗与评价的工具等,都属于作业治疗师的工作与研究范畴。

1. 在临床实践中发现问题　作业疗法的临床研究源于工作中的观察和思考,再在临床实践中验证研究结果,最终研究结果会被应用于临床作业治疗当中。例如,由于事故导致右

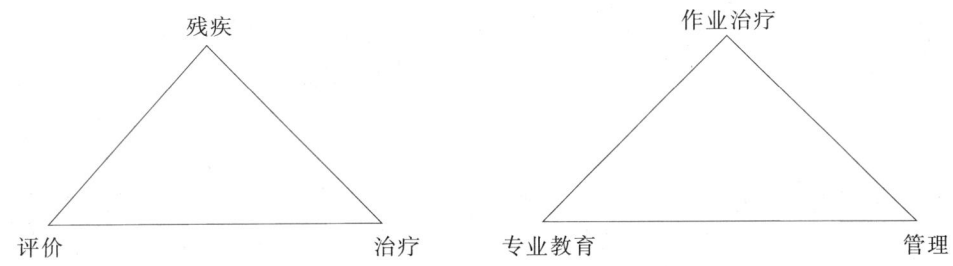

图 3-2 作业疗法研究方向的确立

脑损伤者并不少见,而右脑损伤有许多固有特征,比如最常见的注意障碍,即患者注意力不集中。那么如何确认、评价并在日常生活中预防由此引发的意外,确保患者的安全,是困扰患者家属的常见问题,如何对这一难题进行临床研究,也就自然成为作业治疗师需要思考的问题。

2. 在解决问题的过程中发现新问题 在实际作业治疗中,即使是同一疾患的患者,表现出来的障碍和能力水平也不同,具有多样性和个体性。造成该现象的原因比较复杂,治疗师要从患者的身心功能、作业活动与参加能力、环境构造以及个人和社会背景等多方面因素进行充分的分析。要改善和提高患者的能力,就必须考虑患者的个体差异,并要体现在对患者进行评价、治疗、记录以及与相关部门协作等各个环节,否则会妨碍治疗计划的顺利进行。所以,作业治疗师在工作中还要具有灵活变通能力,甚至根据实际情况考虑使用非标准评价与治疗方法。比如需要详细评价一名患者某方面的功能障碍和能力水平,但由于其年龄、功能障碍与能力水平的特点,用传统方法评价会使患者过度疲劳,耗费相当长的时间,导致不能及时收集资料,错失最佳治疗时机,此时可否用其他方法代替常规方法在短时间内完成评价? 这就涉及到开发新方法并研究其与传统方法的异同、适用范围等,这些还需要通过长期的临床实践加以验证,最终可应用于作业治疗中。

3. 理论和实践发生冲突引发的问题 世界各个国家的作业治疗在长达半个多世纪的发展过程中,形成了许许多多的治疗理论,虽然这些理论在形成过程中经过了反反复复的推敲,但开始应用于临床治疗时,不是每一个理论都适当的,需要反复实践和验证。即使再成熟的理论也会在使用范围上有一定的限制。有些理论方法可能会随着实践活动的丰富与多样,应用范围会得到扩大或者受到限制。例如,感觉统合的训练方法是否可以用在痴呆性老年人的作业治疗上? 这个问题相当有趣,也是至今为止作业治疗师在工作中经常讨论的问题之一。感觉统合的训练方法最初是由作业治疗师也是心理学家 Ayres 提倡并开发的。最初这种训练方法只应用于触觉、固有感觉、前庭感觉以及视觉功能障碍等引起的学习困难儿童的作业或是物理治疗上,而且效果显著。痴呆的老年人病情发展到了一定阶段也会出现触觉、固有感觉、前庭感觉以及视觉功能的障碍。感觉统合的训练方法是否能够给痴呆老人带来某些功能和能力障碍的改善呢? 除此之外会不会对这些痴呆老人产生一些其他影响呢? 所有这些疑问都需要将感觉统合训练方法实际应用在痴呆老人的作业治疗中,在实践中寻找答案,同时完成研究论证。

4. 通过阅读文献发现新的研究问题 阅读研究文献是掌握作业治疗专业技术发展方向,解决在工作中遇到的问题,提高自己专业技能的最好的方法。虽然我国现在还没有专门性的作业治疗学杂志,但综合性的国家级康复医学杂志种类已比较多。而且欧美以及东南亚一些国家和地区的作业治疗学发展得非常成熟,各国或地区均有自己的作业治疗协会和作业疗法学的专业性杂志。目前在医科大学图书馆或是医院的图书馆中可以查找到一部分这样的杂志。

有时阅读研究文献时会发现,相同或者是相似的研究课题,即使用相同的研究方法,有的会形成相同的研究结果,有的却形成了不同甚至矛盾的研究结论。形成这样结果的原因比较复杂,与地域的文化背景、社会制度、研究对象的条件以及研究方法等关系密切。遇到这样的问题时,往往会产生更多的疑问。为了解决疑问,求证这些研究结论,可以重新进行课题的研究或是建立新的研究课题。

5. 由作业评价和治疗技术的开发利用引发的问题　作为一个专门学科,没有统一的评价标准和治疗技术会直接影响到专业人员之间的交流和专业的发展,比如康复医学发展的早期,对于日常生活活动能力的评价方法多种多样,其中不乏有名的 Barthel 和 Katz 日常生活活动能力的评价方法,但是他们都存在评价内容和评价标准不一致的问题,于是美国康复医学研究所和康复医学会在 Barthel Index 的基础上倡导开发了 FIM(Functinoal Independence Measure)日常生活活动能力的评价法。这个评价方法的优点是评价内容全面,评价标准统一,既适合医院的医生护士使用,也能在社区或是保健中心甚至家庭中使用。由于 FIM 在评价日常生活活动能力上的优越性,得到了世界各国专业人士的认同,FIM 评价方法在各个国家均已被本土化,且应用在康复治疗中,同时也给专业人员的交流带来了便利。

在我国,作业治疗是一个新兴专业,在作业评价和治疗方法上大多借鉴国外的技术,真正属于自己开发,来源于我国本土的评价治疗技术很少。作业治疗师的工作需要具备独立评价和治疗以及分析和判断能力,这使许多作业治疗师在长期的作业实践中各自形成了独特的评价与治疗的方法,且效果显著。但是,无论是借鉴国外的技术还是自己在临床实践中开发的评价治疗技术,都不能直接、广泛地应用于临床,必须建立相应的研究课题进行信度与效度以及适应范围等的检验和调查分析。

6. 追加性研究和调查　在已经发表的研究文献或是已经完成的研究中,有我们非常感兴趣的内容,但是有时这些文献属于个例分析,研究对象例数较少,研究环境以及研究程序不严谨等,不具备强有力的代表性或是说服力,容易使读者产生疑问,信赖性低。有些已经发表的研究文献属于部分性的研究,缺乏整体性结论。遇到这些情况时可以增加研究对象的范围以及完善研究环境和研究细节,利用相同的研究方法进行追加性研究。有时为了确认或证实已有的研究结论的客观性,可以利用不同或是相同的方法进行同一课题的追加性研究。

(三) 如何确认研究题目和研究步骤

首先要对研究将要涉及的领域感兴趣:重要的是应当反复确认研究课题所涉及的疑问是否值得花费时间和精力去进一步研究和探讨;对于疑问所涉及的领域,研究者是否具有解决问题的信心和在相关领域内解决问题的动力。

其次要将研究问题书面化。初次进行研究活动的作业治疗师,选择的研究题目往往容易超越自己的能力,使研究活动变得艰难而复杂。即使研究题目不复杂,和研究内容相关的各种相关变数、研究方法以及各种各样的相关文献等在大脑中可能会处于比较混乱的状态。简单的解决办法就是将这些错综复杂的内容进行分类并记录,这样接下来的思考就会变得明朗,从而进一步确认研究范围和研究题目。

反复确认研究课题,明确研究题目,在将来的研究过程中会避免不必要的错误,节约研究时间和材料,防止研究过程中出现挫折感。

1. 确认研究题目和研究步骤

(1) 使研究题目和内容简单化:开始着手研究之前首先将研究课题简单化。初次尝试研究活动的作业治疗师,选择的研究课题虽然是自己非常感兴趣的,但会感觉到非常困难,无从下手。在这种情况下,作业治疗师很难建立起研究计划。所以从研究者的能力以及研究环境上考虑可将比较大的题目化整为零,分割成几部分,转换成简单的研究题目,分别进行研究。

(2) 对研究题目和相关文献的背景进行说明:从研究问题的产生到确认研究题目,最重要的是研究问题的出处和相关的研究背景,也就是说首先要阐述研究的动机。说明到目前为止在本学科以及相关学科内有没有相同的或者是类似的研究,得出了什么样的研究成果,这些研究成果对于自己的研究有什么样的帮助和影响。同时还要阐述自己的研究结果将来对于临床作业治疗会有什么样的意义。

(3) 对各个变量和概念以及它们之间的关系进行说明和论证:研究过程实际是对假说的验证过程,因此对于研究中将要进行的试验或调查研究对象的条件、各种变量和概念以及它们的相互关系要详细说明。调查研究中使用的调查表的内容以及评分标准、调查时间以及调查范围等也要在研究开始之前逐一进行明确的阐述。

2. 合理安排研究时间与研究顺序　为了提高研究效率,要合理安排研究时间与研究顺序。特别是以患者作为研究对象时,患者需要的作业环境,患者的情绪、注意力、耐久力等个人因素要作出详细说明,目的是在减少患者的负担同时,达到最好的试验和调查效果。详细的研究背景和研究计划对研究课题的可行性的确认具有决定性的意义。

二、查阅与研究内容相关的文献

学会查阅文献是解决问题、掌握研究信息的比较快捷的方法。实际上在研究开始实施之前,文献的查阅(literature review)就已经开始了。这时的查阅目的是查找到目前为止与自己的研究内容相关的研究文献,了解在本专业领域和其他相关领域内相关课题的研究程度、方法、水平以及临床应用的情况;在已经发表的研究成果中寻找解决问题的答案。如果通过查阅研究文献,能够解决自己遇到的问题,那么研究就没有必要进行。如果通过查阅相关文献,没能找到解决问题的答案,或者研究文献查阅的结果不能令人信服,那么就有必要将研究课题继续进行。

另外,拥有足够量的参考文献,将来可以佐证自己的研究结果,支持自己的研究结论。利用已经发表的研究结论来佐证自己的研究结果会使自己的研究结论更具有客观性。

(一) 文献查询方法

1. 直接问询相关专家或者是查询综述性文献

(1) 直接向相关专家或是权威人士请教能够快速得到相关研究课题的最新研究动向,同时也能得到有关期刊杂志最新的信息情报。这是最快捷有效的方法。

(2) 综述文献一般介绍某一专业领域最新的研究动向和研究成果,对专业领域内的研究方向和研究结果具有比较全面的总结性。一般的综述性文献由各个领域的相关专家或是权威人士撰写。在综述性文献的最后,都会附加有在综述中出现的近年来相关领域最新的或者是比较新的研究文献的名称和相关出处,研究者可以从中得到与自己的研究课题相关的比较有价值的信息情报。能够查询到相关领域的综述性文献,与直接向权威人士或相关专家进行询问具有相同的意义。

2. 查看教科书的参考文献目录　教科书的修订原则是 5 年一次。一般情况下,教育专家在修订教科书时会将 5 年之内最新的研究结果和专业书籍的内容引用到自己教科书的内容中。在教科书后面的参考文献中,都可以找到发行 5 年之内或是更长时间的参考文献的出处。

教科书所涉及的领域比较广,有时也会引用相关的其他学科的研究文献。虽然都不是详细介绍,但涵盖的相关内容和范围广泛,内容丰富,也具有极高的参考和利用价值。

3. 阅读权威杂志发表的文章　权威杂志是指具有广泛影响力和指导意义的国家级专业性杂志和期刊,像《中华物理医学与康复杂志》和《中国康复理论与实践》等。这些杂志上的文章均经过各专业学科的专家评审,具有比较高的可信赖性。这些文章引用的参考文献也都来自于国家级杂志或是正规出版社出版的专业性书籍,如果需要也可以用于自己的研究论文中,这些文章引用文献的题目和出处在文章最后的参考文献中均可以按顺序查找到。

4. 利用专业杂志和学会杂志的索引集　无论是国内还是国外的国家级专业性杂志,大多在年终会出版过去一年中发表的包括综述类、基础研究类、临床研究类等所有文章的索引集。利用索引集查找参考文献也是比较好和比较快捷的习惯。

5. 利用数据库进行文件检索　第二章已经对英文文献的检索做了详细介绍,下面主要介绍中文文献的检索方法。图 3-3 是利用数据库进行文献查询的过程。目前我们能够检索到中国医学科学院医学信息研究所开发研制的中国生物医学文献数据库(CBMdisc)、中国科学院文献情报中心创建的中国科学引文数据库(CSCD)以及中文生物医学期刊数据库(CMCC)等。通过网络可以检索到中国期刊网全文数据库和中文科技期刊全文数据库。下面以目前国内最大的中国期刊网全文数据库为例介绍研究文献的查找方法。

(1) 数据库简介:中国期刊全文数据库(CNKI)由清华大学出版,收录 1994 年至今的 5300 余种核心与专业特色期刊全文,累计全文 600 多万篇,分为理工 A(数理科学)、理工 B(化学化工能源与材料)、理工 C(工业技术)、农业、医药卫生、文史哲、经济政治与法律、教育

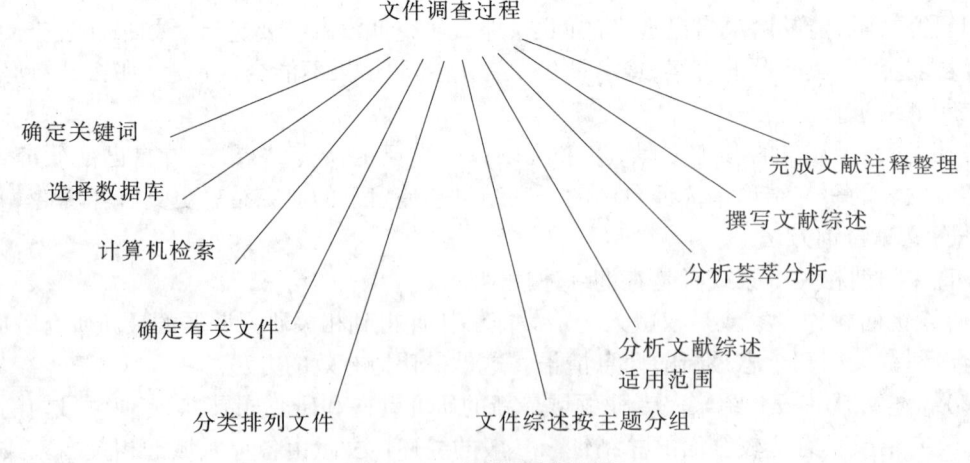

图 3-3　文献调查的过程

与社会科学综合、电子技术与信息科学9大专辑、126个专题数据库,网上数据每日更新,是目前网上获取中文期刊全文信息资源的有效途径。

(2)检索方法:

1)分类检索:先点击鼠标,进入中国期刊网全文数据库的主页(网址:http://www.chkd.cnki.net),见图3-4。中国期刊网全文数据库主页左侧下方为目录导航,所有文献按学科分为9个专辑,其中第5个为医药卫生专辑,包含医学、药学、中国医学、卫生、保健、生物医学等方面的内容。点击该专辑后,将显示出该子类目包含的全部文献标题、刊物名称、出版年等供用户浏览,点击全文链接可获得某篇文章的全文。

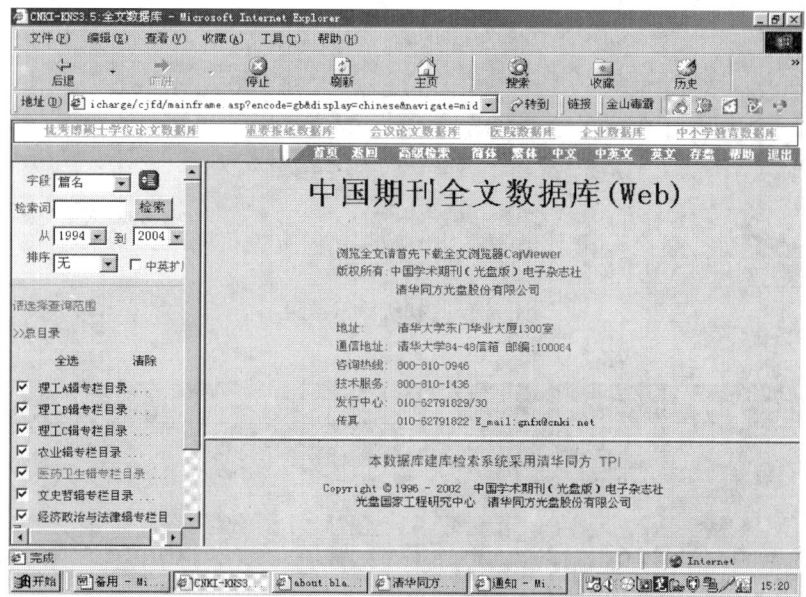

图3-4 初级检索界面(左侧下方为目录导航)

2)初级检索:登录全文检索系统后,数据库主页默认的检索方式即为初级检索方式,在主页左侧上方的检索框中进行检索,能进行方便、快速的查询。

检索示例:检索1994年以来与"作业治疗"有关的论文。步骤如下:

第一步:选择检索范围(在目录导航中选择检索目录,可选择一个或多个专辑);

第二步:选择检索字段(篇名);

第三步:在检索输入框中输入检索词"作业治疗";

第四步:选择检索起始年代(如1994~2004);

第五步:点击"检索"按钮进行检索,在页面的右侧即出现检索结果(图3-5),共计5页、43篇,可按页码的顺序浏览或进行二次检索(图3-6)。

3)高级检索:点击主页上部的"高级检索"切换到高级检索系统界面(图3-7);高级检索能够进行多个检索词、多字段的复杂检索,检索结果专指性强。

检索示例:检索1994年以来"脑卒中"与"作业治疗"有关的论文。步骤如下:

第一步:选择检索范围(在目录导航中选择检索目录,可选择医药卫生专辑)和检索起始年代(如1994~2004)后,点击"高级检索"按钮;

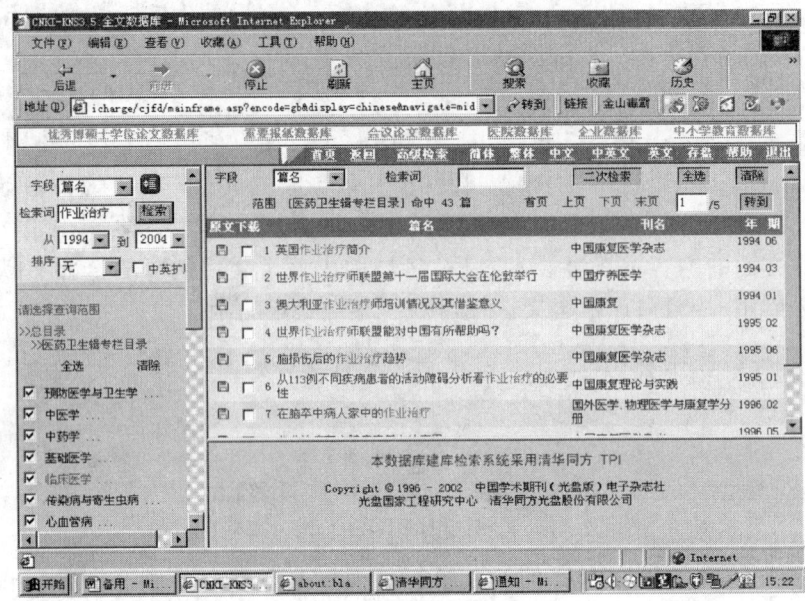

图3-5 初级检索结果

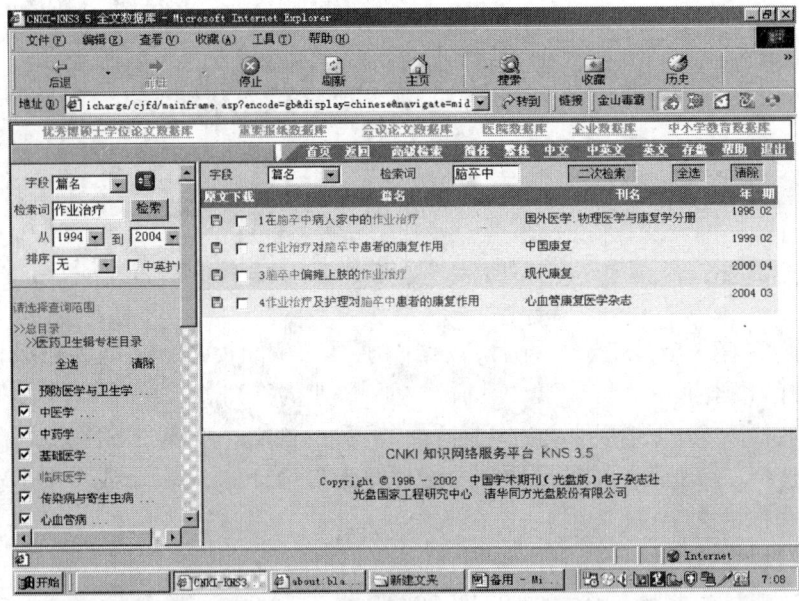

图3-6 初级检索的二次检索结果(与高级检索的结果相同)

第二步:在"请输入检索条件"一栏选择"篇名",随后分别输入检索字段"作业治疗"和"脑卒中";

第三步:选择逻辑算符(and),见图3-7;

第四步:点击"检索"按钮进行检索,即出现显示详细信息的检索结果(图3-8)。

4)二次检索:无论是初级检索还是高级检索,系统均提供了二次检索的功能。在检索结

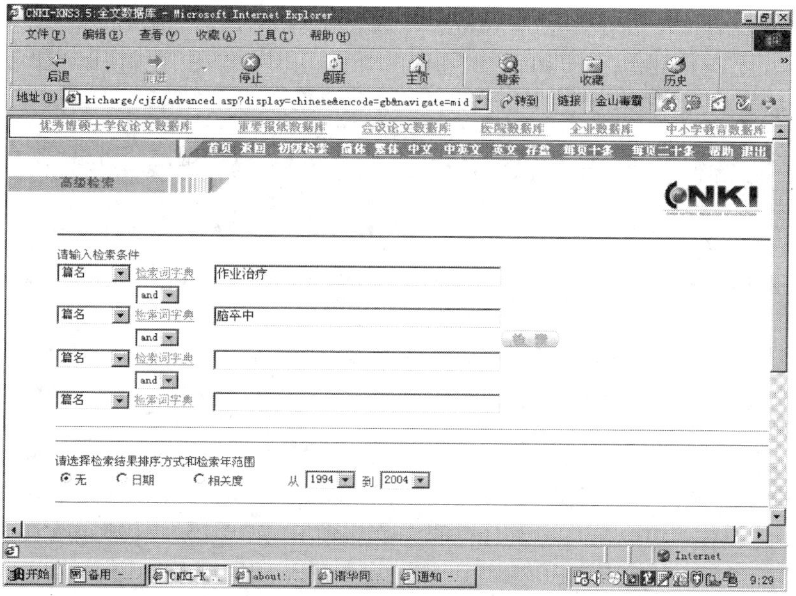

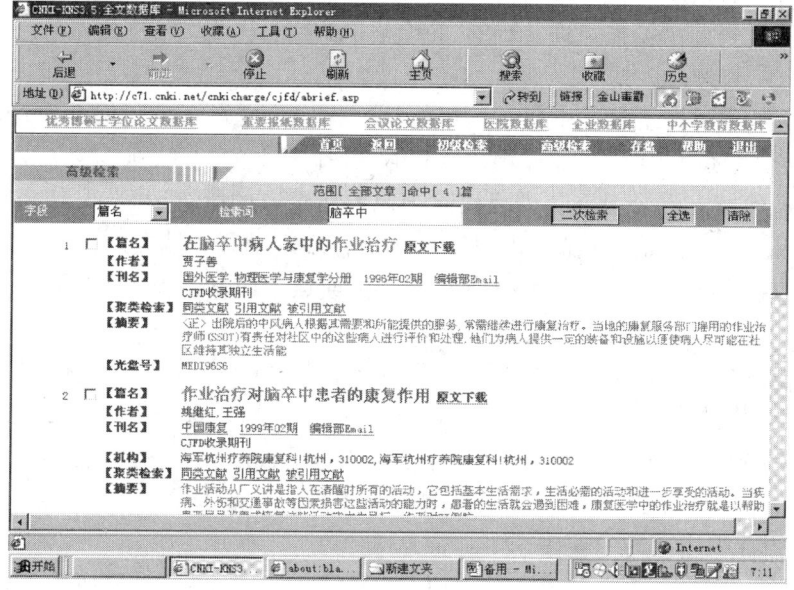

图 3-7　高级检索界面

图 3-8　高级检索结果（显示详细信息）

果的上方有二次检索框,在其中选定检索字段,输入检索词,则可在第一次检索结果中进行再次检索,使检索结果更为准确,见图 3-6。系统将默认逻辑算符"and"执行检索。

(3) 检索结果输出：

1) 浏览：在初级检索中,检索结果首先显示题录列表(图 3-5),点击题名后才能得到文章的摘要等详细信息(图 3-9),而高级检索的结果直接显示其详细信息(图 3-8)。在这

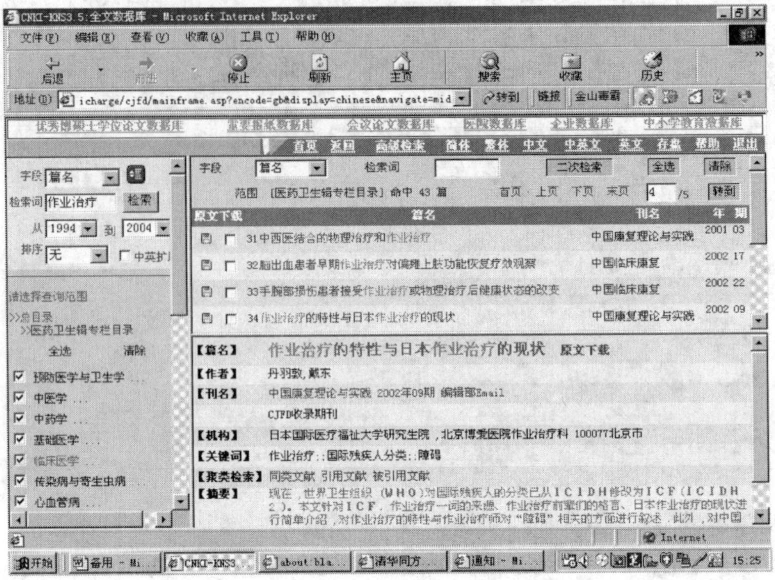

图3-9 双击篇名后显示的文章摘要内容

两种界面下,"中文刊名"都是链接点,点击它可得到同一期刊下的所有文章。

2)打印:通过当前浏览器页面"文件"下拉菜单的"打印"选项进行。

3)下载:

①题录存盘:通过在复选框中打勾可以标记选择多篇文章。为了保证发送的速度,每次保存的记录数不能超过10个。如果用户要保存10个以上的记录,则需多次发送,每次发送后只要点击"清除所有记录"按钮,即可清除掉以前所选取的所有记录,重新开始保存。当选取完要保存的记录后,点击"存盘",即可以一次保存多篇题录和摘要。

②全文下载:只要点击题录前面磁盘状的图标或点击检索结果中的"原文下载",就可以下载、浏览原文。

③系统提示:是否在当前位置打开或者保存到磁盘,如果选择在当前位置打开且本机装有全文浏览器,则直接在当前位置打开原文(图3-10);如果选择了保存到磁盘,则将原文数据下载到本地硬盘,下载的文件以CAJ为后缀,需要通过期刊网的专用浏览器——CAJ全文浏览器才能打开。因此初次使用需下载和安装CAJ全文浏览器。

(4)文献调查应注意的问题:

1)文献的滞后性:医学论文量的增加和更多论文的发表,是医学科研成果增长的必然结果,却会导致医学论文发表滞后的时间也随之延长。由于能够发表的论文的数量必须受期刊数量的限制,所以很多出版商和杂志社拒绝了不少有科学价值的稿件,此外又积压了大批待发表的稿件。有些论文从收到稿件到正式发表的时间长达一年以上,检索刊物或机构在对这些被发表的论文加以整理后再报道出去,在时间上又要耽误数月。一些最新资料通报告诉我们,科研课题开始两三年后再进行总结,就不能当成很新的资料了,再加上发表的时间延误,其二次文献就成为旧文献了。因此,国外有的学者得出结论,科学杂志并不是一种最有效的最新文献的通报形式,而根据科学杂志编制的二次文献所含的新东西就更少了。

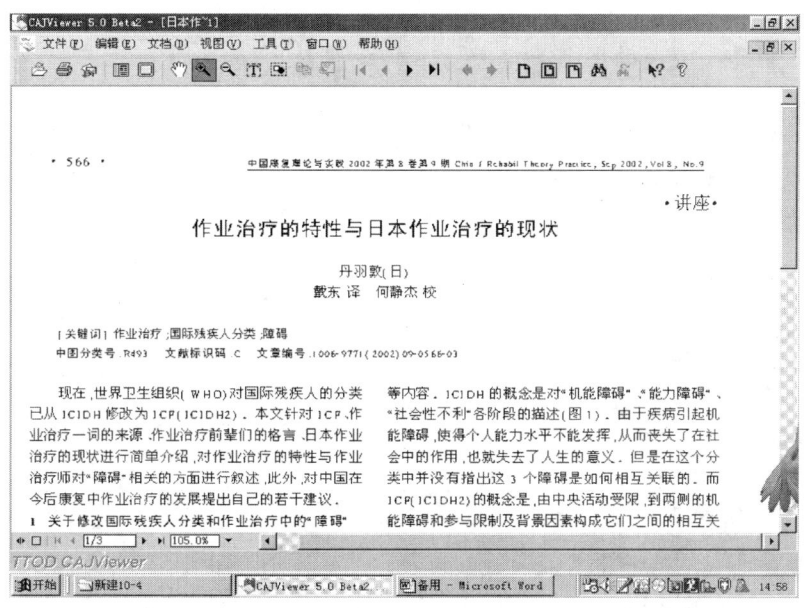

图 3-10 利用全文浏览器显示的文章内容

研究人员依靠文献检索可以掌握过去科研的最新成就,却不可能了解正在进行中的科研状况。有鉴于此,国内外研究人员,有不少已转向非正式渠道来查找重要的文献,尽量利用尚未发表的论文通过直接参加会议和医学科学家交谈,以及通信、参观访问、交换手稿等来获取最新的科研信息。

2)关注相关领域的科技成果:众所周知,许多科学家对新理论、新技术的发现是通过灵活运用相关领域的新成果来实现的,DNA 双螺旋结构的发现和电子计算机技术的诞生都是很好的例子。在医学领域,如果想在研究工作中有所突破、有所创新,同样需要借鉴或灵活运用相关领域的知识和技术。举例来说,有人对工作态度与作业治疗师的治疗效果之间的关系感兴趣,打算进行深入研究,那么建议他应该对相关的医学科学领域——管理心理学进行学习和研究,对于管理心理学的一些基本理论,如霍桑效应进行认真学习,肯定会对从事这项研究有帮助。霍桑效应首先是在工厂的劳动工人身上发现的,目前许多学者认为它也是影响治疗效果的重要因素。

3)对收集到的文献进行分析:这方面的内容涉及文献的信度和效度问题,一般采用荟萃分析的方法来解决,请参阅第二章的有关内容,这里不再详述。

(二)选择研究题目的指南

下面摘译 Clinical Research in Occupational Therapy 一书的作者 Franklin Stein 提出的选择研究题目的指南,供学习参考。

选择研究题目的指南:

1. 目标人群

a. 残疾种类

b. 相关卫生人员的数量

(1) 研究人员的数量

(2) 临床医生的数量
2. 残疾人群需要解决的问题
a. 查明致残原因
b. 诊断和评价方法
c. 已取得的研究成果
d. 治疗效果的评价
e. 新的治疗技术
f. 治疗人员的管理
3. 上述两项内容相关的一次文献和二次文献
a. 杂志上发表的论著
b. 每年的综述
c. 教科书上的观点
d. 主要的统计资料
4. 自变量和因变量的确定
a. 自变量(假设的病因)
b. 因变量(假设的结果)
5. 研究结果对下列领域的影响
a. 治疗
b. 教育
c. 管理
6. 研究的变量的测量应具有可操作性
7. 假设的变量之间的关系如何给予理论解释
8. 课题采用哪种模式
a. 定量研究
(1) 实验性(比较实验前后的结果)
(2) 方法性(使用新仪器)
(3) 评价性(评价医疗护理系统)
(4) 相关性(研究变量之间的关系)
b. 定性研究
(1) 调查(发病人群的描述)
(2) 回顾性(重建某个事件)
(3) 临床观察或自然观察(患者的发病过程分析)
(4) 探索性(发现某种联系)
9. 初步确定研究课题
a. 陈述研究的问题
b. 陈述相关假设或不相关假设
c. 陈述关键性问题
10. 预期的研究成果将使哪些人受益
a. 临床工作者

b. 残疾人

c. 学生

d. 研究人员

e. 管理人员

11. 可行性分析

a. 研究对象的来源

b. 研究对象的数量

c. 测定研究结果的仪器或设备

d. 费用预算

(1) 交通费用

(2) 邮资

(3) 测试

(4) 计划书

(5) 临床观察

(6) 仪器

(7) 计算机分析

(8) 参考资料的购买和复印

(9) 录入和打印

(10) 实验结果分析

12. 时间总计

a. 确定题目

b. 文献检索

c. 收集资料

d. 伦理道德审查委员会审批

e. 收集研究结果

f. 讨论研究结果

g. 完成研究

三、选题的评价

通过第二章的学习我们已经知道,一般来说,评价选题的标准涉及五个方面,包括可行性(feasible)、有趣性(interesting)、新颖性(novel)、伦理性(ethnical)和相关性(relevant)。这些方面的具体内容如何理解呢?下面摘译 Clinical Research in Occupational Therapy 一书的作者 Franklin Stein 根据其本人在政府和大学课题审查委员会的工作经历而总结出来的一些课题申请注意事项,有助于作业疗法研究人员进一步深入理解选题评价的具体要求。

1. 研究的问题不重要,或者研究结果对目前或将来的临床实践意义不大

实际例子:有人提出研究出生低体重与脑瘫发病率的关系。文献调查已经证实出生低体重是脑瘫的众多危险因素之一。然而,并不是所有的脑瘫患儿都是早产的,也不是所有出生低体重的患儿都会发展成脑瘫。这项研究对我们理解脑瘫的原因作用不大,也不能对预防和治疗有所帮助。这项研究预期的结果还可能令人产生这样一种误解,认为脑瘫是由某

种单一原因引起的,而实际上脑瘫的病因是有多方面的。

修改建议:观察出生低体重对于一定发育阶段的某个方面的功能(如运动功能)的影响。采用这种方法,研究者能够缩小研究范围,并能够控制可能对研究结果有潜在影响的外在因素。

2. 提出的假说得不到科学证据的支持,看起来像是一种猜测

实际例子:研究者提出了一个假设,在认知康复中,采用计算机软件对脑损伤患者治疗有效。研究者把病人通过学习计算机游戏而提高的计算机应用能力和治疗效果等同起来。研究者不能通过文献检索来证明这种计算机技能与独立生活的实用技能是如何相关的。

修改建议:研究题目改为——利用计算机学习有利于提高脑损伤患者哪方面的技能。

3. 需要研究的问题比研究者提出来的更为复杂,需要进一步缩小研究范围

实际例子:有人提议用感觉统合疗法来治疗儿童的注意缺陷多动症(Attention Deficit Hyperactivity Disorder, ADHD)。这种治疗方法和这种疾病所涉及的因素都非常复杂,必须进一步明确含义。感觉统合疗法在治疗过程中有多种手段,而 ADHD 有多种病因和复杂多样的临床表现。

修改建议:明确感觉统合疗法所采用的具体治疗手段,如前庭刺激法;并采用或设计出一种可靠的能对某方面的效果(如运动功能的改善)进行评价的方法。

4. 研究的预期结果只有局部的意义,没有广泛应用的价值

实际例子:某研究人员设计了一个针对某医院作业治疗师工作满意度的调查方法,没有考虑采用更大的具有代表性的样本。这项研究中搜集到的资料只有局部的意义,不能够推广应用到其他医院或地区。

修改建议:应该首先调查作业治疗师的人口统计学特点,包括年龄、性别、受教育程度等方面。通过分析这些因素可以决定所选择的作业治疗师是否具有代表性。选择的样本必须具有代表性,这样的调查结果才能推广应用于一般人群。

5. 研究计划中有太多的未加控制的因素

实际例子:某研究人员提出研究孕期子宫内酒精含量对先天性胎儿酒精综合征(fetal alcohol syndrome, FAS)的影响。由于孕期子宫内酒精含量难以测定,并需要依靠患儿母亲的回忆报告,因此酒精含量这一数据不可靠。另外,家庭环境和遗传因素也是对儿童的行为起重要作用的因素。这些变量难以准确测量,并经常被研究人员忽视。

修改建议:对胎儿酒精综合征患儿及其母亲进行回顾性个案报告,进一步研究这种疾病的发病过程。

6. 研究方法过于复杂,并且难以重复

实际例子:有人提出探讨抑郁发作和脆弱性格之间的关系。由于家庭成员之间、工作环境以及个性特征之间相互作用是非常复杂的,要确定这些因素与抑郁的关系非常困难,而且每次抑郁发作的个体差异非常显著,重复这一种研究将非常困难,很可能影响结果。

修改建议:采用定性的研究方法,利用典型病例来分析导致抑郁的诱因和触发机制。

7. 对研究结果所采用的评定方法未标准化、不可信或不可靠

实际例子:有人提出要研究体育锻炼对于抑郁的影响效果,并制定了一个抑郁量表,未经过信度和效度检验。

修改建议:使用一种以上的检测方法来观察结果,例如研究人员可以使用生理学检测方

法、标准化试验和病人的自我报告。同时使用这三种测量方法将有助于提高这一项研究在评价结果时的内在效度。

8. 外在的因素未加控制,并有可能影响研究结果

实际例子:有一位研究人员要观察某项特殊治疗方法对于改进运动技能的效果。尽管这位研究者设计了非常仔细的治疗前和治疗后的观察方案,但外在的一些变量,例如在家庭中做的锻炼、其他治疗内容、每个星期做的特殊治疗次数等,都没有包括在分析范围之内。这些变量很可能会影响实验效果。

修改建议:经常对观察结果进行检测,在每次治疗开始前和治疗结束时都要检测,观察分析运动技能水平的改变。另外一种可以采取的措施是,病人和观察者每天分别做一次运动功能改变情况的观察记录,最后再汇总分析。

9. 总体研究计划不完整,并且考虑不周全

实际例子:有人提交的研究计划书中涉及研究基本要素的内容缺失,如对可能改变影响结果的外在因素未加控制,或者大量的文献检索被忽略。

修改建议:对于研究人员来说,撰写研究计划之前最好列出一份简要提纲,以免遗漏研究计划中的任何部分,重要的文献必须列出。

10. 分析资料所采用的统计学方法不恰当

实际例子:有位研究者收集了有序资料,如学生在某次测验中的排名次数。本来应该采用非参数检验,如 Spearman 等级相关检验来处理有序资料,但研究人员错误地采用了参数检验,如 Spearman 相关系数检验用来处理。

修改建议:采用何种统计学检验方法应该根据资料的特点来决定。参数统计的前提是数据呈正态分布。合理的统计学检验方法是进行正确的统计学处理的基础。

11. 对于目标人群来说选择的样本不具有代表性

实际例子:统计数据显示脑外伤的发病率男性高于女性(超过2:1),病人当中50%以上的年龄在15~24岁之间,因此研究人员应尽量选择能够反映这些统计特点的病人来参加研究。特别是当研究人员如果想把研究结果推广到一般人群时,这样做是非常重要的。然而有些研究人员感兴趣的是观察目标人群中非代表性的一部分,例如女性和儿童脑外伤患者。

修改建议:研究者应该明确地描述研究题目中的目标人群。

12. 研究者对采用的治疗方法描述不够详细,别人难以重复

实际例子:研究人员把咨询当做自变量,但没有详细介绍这种咨询的方式、次数以及每次咨询的持续时间,因此这种研究别人难以重复。

修改建议:对研究计划中涉及的治疗方法进行详细描述。

13. 文献综述的内容不符合要求

实际例子:文献综述的内容已经过期,并且缺少反映研究领域需要事件的文献。

修改建议:在检索文献的过程中,正确的做法是先查阅最新的文献综述,从中可以发现能反映该研究领域重要事件的经常被引用的重要文献。通过检索权威的当代期刊杂志和浏览杂志的年度索引也能找到较新的文献。

14. 采用的仪器设备或测试方法不合适或者已经过时

实际例子:把用于成人的检查方法和检查标准应用于儿童显然是不合适的。

修改建议:选择或设计与研究对象相适应的测试方法和测试标准。

15. 研究人员提出的时间计划不合理

实际例子:研究人员提出的时间不足以完成该项研究。

修改建议:在提出研究所需要的预期时间时,研究人员应该设定总的时间,并把时间分配到每一个项目和每一个阶段的研究中。

16. 研究人员的资源不足以完成该项研究

实际例子:研究者提出需要在收集资料的过程当中给工作人员支付工资,而研究人员拥有的资金不足以完成该项研究。

修改建议:缩小研究范围或进一步筹集资金。

17. 研究的设施和环境对需要进行研究的内容不适合

实际例子:研究人员试图完成一项复杂的研究,但无法保证在研究过程中提供合适的场所,如缺乏符合标准的实验室条件或者在检测的地方不能够排除噪声。

修改建议:研究者重新选择符合实验要求的实验场所。

18. 研究人员没有考虑到研究中涉及的伦理道德问题 没有告诉病人研究过程中可能会对身体或心理产生的潜在危险性,或者在没有得到伦理道德审查委员会的许可之前就开始进行人体试验。

实际例子:研究人员在伦理道德审查委员会(Institutional Review Board,IRB)批准之前收集了失用症与学习困难的关系的资料,这是不道德的,收集的资料不能用于最终的结果分析。

修改建议:研究人员应该在伦理道德审查委员会批准之后开始进行正式的研究工作。对于批准之前收集的资料,研究者可根据研究过程中对患者的危险的实际发生情况,与伦理道德审查委员会协商解决的办法,或者重新收集临床研究资料。

(刘根林 吴 葵)

第三节 作业疗法研究的实施

一、作业疗法研究设计的一般程序

(一)提出假说

作业治疗师进行研究设计的第一步是确定具有可行性的研究题目。通过前面的学习,已经知道研究题目一般来自于作业治疗师在工作过程中遇到的问题。针对某一问题,经过进一步的文献调查和思考分析,作业治疗师就能够提出解决这一问题的假说。假说是指预测变量之间关系的一种描述。从逻辑上来说,假说是以"如果……那么……"的形式表达的一种可能性。例如,统计学资料显示,在办公室伏案工作的人员中,肥胖与心脏病有明显的相关性。在这一假说中,对于有关人员来说,肥胖与心脏病的预测关系是,"如果肥胖,那么就可能会得心脏病"。一个假说包括前提和预测的某种相关性这两方面的内容,相关性可以是正相关,也可以是负相关。研究领域、研究题目和假说这三者的关系如表3-13所示。

在定量研究中,研究者应事先确定研究题目和假说以利于资料的收集。但是在定性研究中,研究人员在收集资料的过程中可能会发现新的值得研究的题目和假说,例如,有人在开始时对精神分裂症患者就业问题感兴趣,但在研究过程中可能会把研究重点调整为调查心理压力与就业的关系。因此,定性研究的研究者在确定研究题目和假说方面具有比定量研究更大的灵活性。当研究题目和假说被确定以后,研究工作的重点就转移到如何确定有关变量的具体含义。

表 3-13 研究领域、研究题目和假说这三者的关系

项目	含义	作用	例子
研究领域	需进行广泛探索的某个较大范围	引导研究者进行广泛的文献调查	重复动作与手部损伤的关系
研究题目	需收集资料加以认证的问题	明确某个具体问题的相关因素	重复动作如何导致腕管综合征
假说	能够用统计学推理来检验的具体问题	评定变量之间的效应或相关性	生物反馈和夹板疗法对腕管综合征的疗效在统计学上无差异

(二) 明确实验因素的含义

实验因素又称为变量(variable),通常是指:①治疗手段(或干预手段),是一种假定的自变量(independent variable);②效果(或结果),属于因变量(dependent variable);③研究对象的选择标准(screening criteria)。

明确实验因素的含义有利于其他研究人员重复该项实验或研究。作业治疗师对相似的研究对象进行研究而得出不同结果,往往是因为对变量的定义不明确所造成的。

另外,同一个变量在不同的研究中其意义可能是不一样的。例如对下列变量应该进行随后的解释,有助于别人进一步理解该变量在该项研究中的意义。

认知康复→治疗手段

智力→研究对象的选择标准

言语障碍→自变量或研究对象的选择标准

肌力→自变量或研究对象的选择标准

痉挛→自变量或研究对象的选择标准

感觉统合疗法→治疗手段

视觉移动能力→自变量或研究对象的选择标准

工作强度→干预手段

腰背部疼痛→研究对象的选择标准

变量含义的明确程度是影响研究结果内在效度的重要因素(参阅第二章的有关内容)。同样,研究结果也应该有明确具体的内容,这样才便于他人理解和接受。在给某一变量下定义的过程中,作业治疗师应考虑到下列问题:

定义的内容在理论上合理吗?

专业用语词典和 OT 教科书上是怎样描述的?

这一变量能被测量吗?

需要设定目标人群的标准吗?
有无标准方法来定义这一变量(如使用某种常规治疗技术)?
能否把某个数学公式用于定义(如借鉴定量测量训练活动中能量消耗的方法)?

(三)描绘实验因素之间的关系图

为阐明设计思想,作业治疗师可把实验因素之间的关系用画图的方式描绘出来。这种方法适用于表达变量间的关系、人群的抽样、定义的内涵等。以实验性研究为例:某个作业治疗师对比较两种不同方法治疗精神发育障碍性疾病的效果感兴趣,治疗对象是中度精神发育障碍、生活自理有困难的学生。相关变量之间的联系可用图3-11来表示。

在这一假定的例子中,研究题目是:"认知与行为疗法治疗生活自理困难的中度精神发育障碍性疾病的疗效比较"。

中度精神发育障碍的定义:智商得分40~55;在两个或两个以上领域(如:休闲、交流、社会技能)低于同年龄组的平均值。应考虑年龄、性别、种族和社会地位等因素的影响。

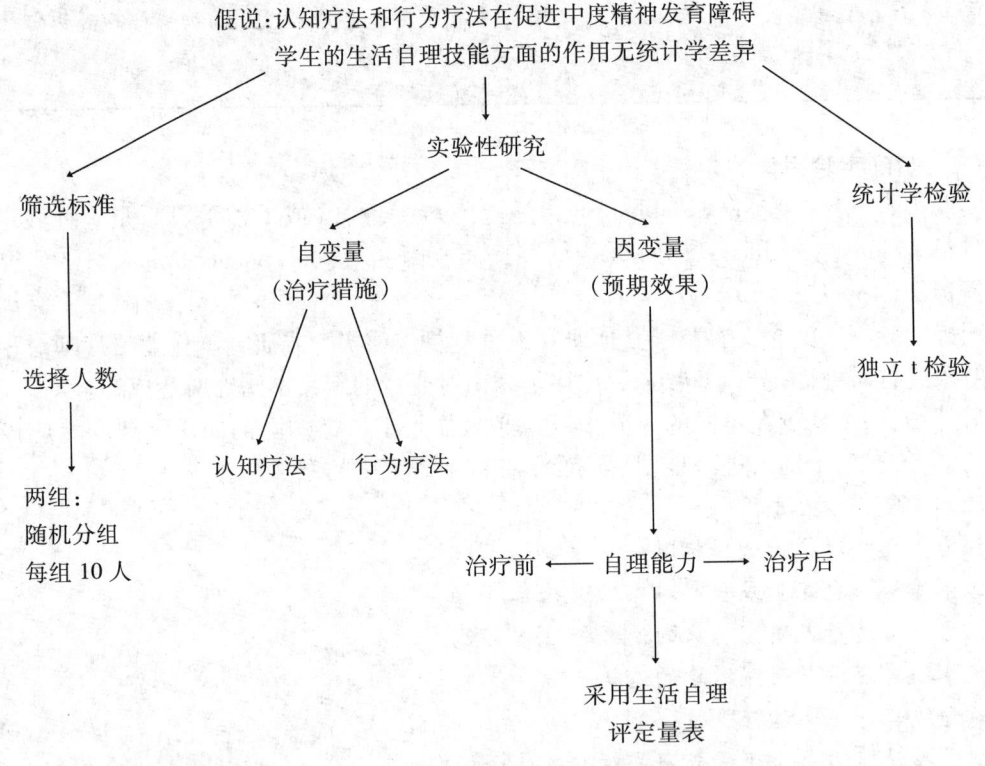

图3-11 变量之间的关系图

(四)选择测量方法

测量是指用公认的标准去确定研究对象某一方面的量值的过程。人或事件的个性特征称为变量,如身高、体重、智力等。变量可表现为多个不同的数值,体现出个体差异。通过测量事物某一方面的特性并用量化指标来表现,再经过统计学方法进行归纳、总结和分析,就能够反映不同变量值的个体差异程度。对变量进行定义时,注意它的通俗易懂性和可操作性有助于研究者寻找具体的、最适合的测量方法。在临床研究中,作业治疗师选择信度高、效度好的测量方法是确保实验成功的重要环节。在一些领域,如认知、心理、生活自理、运动功能、职业技能和休闲活动中,测量方法的改进与提高直接关系到测量的精确性和敏感性。作业治疗师经常面对的一个难题是:选择别人已发表的测量方法还是自己重新设计一种测量方法。图3-12介绍的是选择测量方法的过程。有关测量方法的信度、效度以及样本含量的确定等方面的内容请参考第二章有关内容。

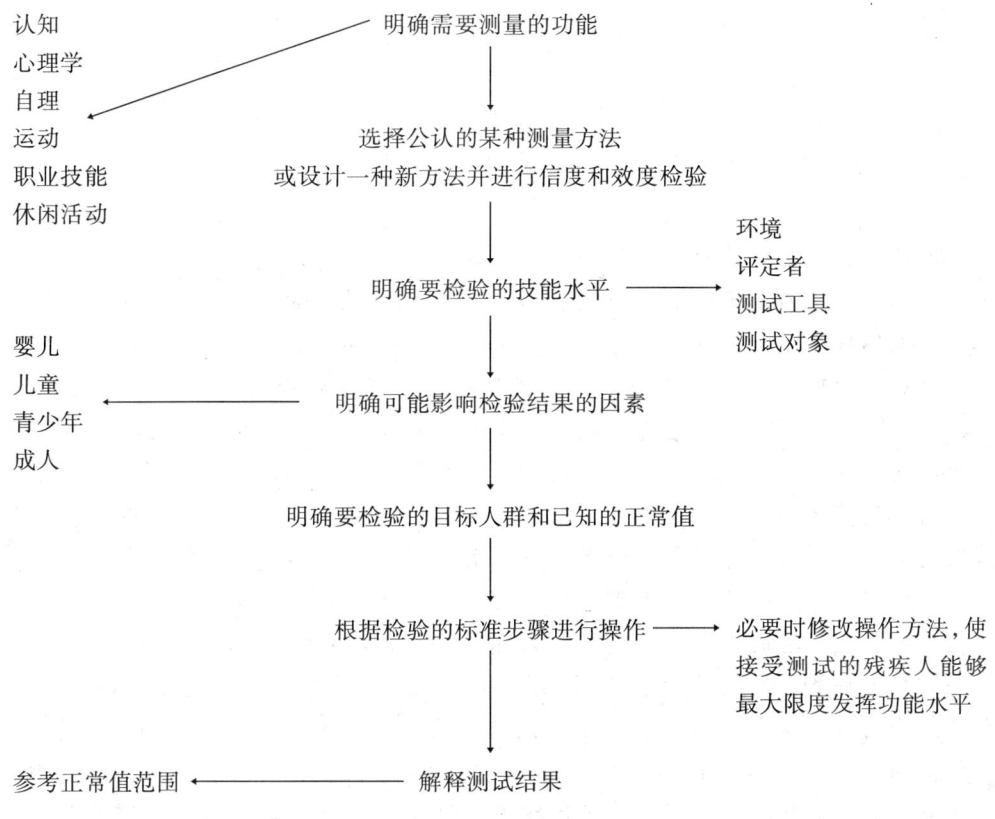

图3-12　测量方法的选择过程

(五)OT研究中应遵循的伦理原则

有志于从事研究工作的作业治疗师,除了应具备勇于创新、乐于献身、团结协作、尊重他人劳动成果等一般科研工作者所拥有的优秀品质外,还应具备一些特殊的道德品质,特别是应遵循爱护患者的伦理原则。因为医学研究的对象是人,医学科学的科研成果直接和间接地应用于人,应保护和尊重人类健康。所以,医学科研道德首先需要调整的是研究者与被研究者之间的关系。作为研究者,必须保证研究工作对被研究者是安全的,绝不直接和间接的有损人体的健康,力求防止一切对人体潜在的损害。因此,保证被研究者的身心健康是研究者最基本的道德。著名的赫尔辛基宣言既是指导医生进行人体生物医学研究的建议书,又是所有医学研究工作者应共同遵守的道德准则。

研究工作者不仅要注重保护人类的身体健康,还要注意实验动物的福利。为了提高研究水平,作业治疗师在实际研究工作中可能使用动物进行试验。目前世界上已经有许多国家制定了比较完善的动物福利法规。国际上普遍承认动物有五大自由：①享有不受饥渴的自由；②享有生活舒适的自由；③享有不受痛苦伤害和疾病威胁的自由；④享有生活无恐惧和悲伤的自由；⑤享有表达天性的自由。一个国家的国民对动物的态度如何，在某种程度上是衡量社会文明程度的重要标志。

1. 赫尔辛基宣言　本宣言于 1964 年在芬兰赫尔辛基召开的第 18 届世界医学大会上宣读并被大会采纳，1975 年在日本东京举行的第 29 届世界医学大会上正式通过，此后于 1983 年、1989 年和 1996 年分别经第 35 届、第 41 届和第 48 届世界医学大会修订。

赫尔辛基宣言[*]

前　言

保护人民的健康是医生的光荣使命。他或她的知识和道德正是为了实现这个使命。世界医学协会的日内瓦声明用"病人的健康必须是我们首先考虑的事"一句话对医生在道义上加以约束。国际医学道德标准的规定宣称："只有在符合病人的利益时，医生才可提供可能对病人的生理及心理状态产生不利影响的医学措施。"涉及以人作为受试者的生物医学研究，必须是以改进疾病的诊断、治疗和预防方法及提高对疾病病因学和发病机制的了解为目的。当前的医学实践中，大多数的诊断、治疗或预防所采用的方法都包含着风险，尤其是在进行生物医学研究时，其风险可能更大。医学的进步是以研究为基础的，这些研究最终在一定程度上均有赖于以人类为对象的试验。在生物医学研究领域中，对于以对病人的诊断和治疗为目的的研究与对受试者毫无直接的诊断或治疗价值的纯"科学"研究须作出根本性的区别。对可能影响环境的研究应特别加以注意，并应关注用于研究的实验动物的权利。为了促进科学的发展和救助罹病的患者，将实验室的试验结果用于人体是不可缺少的。因此世界医学协会对每个从事人体生物医学研究工作的医生提出下述各项作为推荐指南，并将不断审核更新。但应强调指出，协会所起草的这些标准，仅是一份对世界各地医生的指南。医生并不能据此而减轻按各自所在国家法律规定所应承担的刑事、民事和道德上的责任。

1. 基本原则

（1）涉及人体的生物医学研究必须遵从普遍接受的科学原则，并应在充分的实验室工作、动物试验结果以及对科学文献的全面了解的基础上进行。

（2）每一项人体试验的设计与实施均应在试验方案中明确说明，并应将试验方案提交给一个专门任命的独立于研究者和申办者的委员会审议，以征求意见和得到指导。该委员会须遵守试验所在国的法规。

（3）在人体进行的生物医学研究应该由专业有资格的人员进行，并接受有关临床医学方面专家的指导监督。必须始终依靠一名医学上有资格的人员对受试者负责，而不是由受试者负责，即使受试者已作出同意参加该项研究的说明。

（4）只有在试验目的的重要性与受试者的内在风险性相称时，生物医学研究才能合法地在人体中进行。

---

[*] 赫尔辛基宣言的下载网址：http://www.syhao.com/xyyj/law/40.htm

(5) 开始每一项在人体中进行的生物医学研究之前,均须仔细评估受试者或其他人员可能预期的风险和利益。对受试者利益的关注应高于出自科学与社会意义的考虑。

(6) 必须尊重受试者自我保护的权利,应采取尽可能谨慎的态度以尊重受试者的隐私权,并将对受试者身体、精神以及人格的影响减至最小。

(7) 只有当医生确信试验所致的损害可被检出,他们方可参加该项人体试验。一旦发现其弊大于利,即应停止研究。

(8) 在发表研究结果时,医师有责任保证结果的准确性。研究报告与本宣言之原则不符时,不应同意发表。

(9) 在人体中进行的任何研究都应向每一名志愿参加的受试者告知研究的目的、方法、预期的受益、可能的风险及不适。应告知受试者有权拒绝参加试验或在试验过程中有随时退出试验的自由。其后,医生应获得受试者自愿给予的知情同意书,以书面形式为好。

(10) 在取得知情同意时,医师应特别注意是否受试者与其有上下级关系,或可能被强迫同意参加试验。在此种情况下,知情同意书的获得应由不从事此研究或与此研究完全无关的医师来进行。

(11) 在法律上无资格的情况下,按照国家法规,应从合法监护人处取得知情同意。若受试者身体或精神状况不允许,无法取得知情同意书,或受试者为未成年人,按照国家法规,可由负责亲属替代受试者表示同意。若未成年儿童实际上能作出同意,则除法定监护人外,还须征得本人同意。

(12) 研究方案必须有关于伦理考虑的说明,并指出其符合本宣言中所陈述的原则。

2. 医学研究与医疗措施结合(临床研究)

(1) 在病人的治疗中,医师若判定一种新的诊断或治疗方法有望挽救生命、恢复健康或减轻病痛时,必须不受限制地应用此种方法。

(2) 对一种新方法的可能价值、危险和不适,均须与现有的最佳诊疗方法的优点作比较。

(3) 在任何医学研究中,对每一病人,包括对照组中的病人(若有的话),应该保证提供现有业已证实的最佳诊疗方法。

(4) 病人拒绝参加研究不应妨碍医师与病人的关系。

(5) 如果医师认为不必取得知情同意书,此建议的特殊理由必须在试验方案中阐明,并转呈独立的伦理委员会。

(6) 医师可将医学研究与目的在与取得新的医学知识的医疗措施相结合,但仅限于该种医疗措施对病人已被证实具有可能的诊断或治疗价值时才可进行。

3. 涉及人体的非治疗性生物医学研究(非临床生物医学研究)

(1) 在人体进行的纯学术性医学研究中,医师的责任始终是保护受试者的生命与健康。

(2) 受试对象应为志愿者,可为健康人,或按实验设计系与所患疾病无关的病人。

(3) 如研究者或研究组判断继续进行试验可对受试者有害,即应停止研究。

(4) 对人体试验而言,科学上的或社会的兴趣绝不应该置于受试者健康的考虑之上。

2. 知情同意书的撰写要求 在西方发达国家的大学或社区一般都有人权委员会(human rights committee)或伦理道德委员会专门负责审查医学研究中涉及的伦理问题,这些委员会拥有对某项医学研究的否决权。作业治疗师在研究计划实施之前需向上述部门提交知情同意书，主动接受审查，以获得进行某项研究的许可。知情同意书的书写格式没有统一要求，但一些项目是必须具备的。下面根据 Clinical Reseapch in Occupational Therapy 一书提供的资料，摘译美国 South Dakota 大学人权委员会对知情同意书的书写要求，供我国临床研究人员参考。医疗研究的知情同意书的样本见附录四和附录五，附录六是作业治疗师誓言，这些内容有助于作业治疗师进一步理解医学研究的伦理问题。

South Dakota 大学人权委员会规定的知情同意书中应具备的项目

[题目]
  实际的研究题目与向人权委员会提交的申请书中的题目应该一致。

[对受试者的邀请]
  知情同意书必须对受试者提出明确邀请；
  描述受试者的条件，以及受试者的选择过程。

[目的]
  明确表达研究的目的；
  研究者的身份；
  受试者参与研究是自愿的；
  受试者在任何时候都可以退出研究。

[研究过程]
  对研究过程的描述要充分，包括
  研究类型（如调查和测试、试验、面谈）
  提问的方式（如敏感、无害）。

[利益]
  对受试者利益应充分描述。

[补偿]
  说明能否提供补偿；
  受试者是否需要付出某方面代价；
  万一损伤时如何补偿；
  有无可替代的治疗方式；
  有无急救条件（对于可能出现较大危险的研究）。

[风险]
  充分说明潜在的危险和不适；
  现场应提供减少不适的工具和方法（被提问后出现不适怎么办？）
  研究者应保证为了受试者的利益在必要时会中止研究。

[诚信]
  充分承诺对个人隐私保密；
  说明研究已得到有关权威机构同意；
  对于现在和将来遇到与研究有关的问题如何联系解决；
  受试者权益如何保障；

提供咨询同意书的复印件或原件。

[签名]

受试者、研究者签名；

证人签名(较危险的研究)。

[一般问题]

知情同意书中应写明研究者的姓名、电话、地址；

使用通俗易懂的语言；

无威胁性语言；

如果受试者是儿童,应提供确保儿童及其家长或监护人同意的方式；

得到相关学校、单位许可；

描述总的危险程度。

(六)资料收集步骤

作业治疗师在收集资料过程中应考虑的因素有：收集数据所需的时间、研究费用、小组或个人测试的场地安排、对预期的受试者解释研究性质、个人资料登记表的制作、知情同意书的签署、统计方法的选择等。表3-14的内容供研究者在收集资料时参考,有助于研究者避免在收集资料过程中出现差错。

表3-14 资料收集明细表

项目	内 容 明 细
1. 时间安排	a. 小组或个人测试所需时间 b. 交通和面谈所需时间 c. 分析测试结果所需时间
2. 知情同意	a. 准备一张表,向受试者介绍研究步骤、测试过程、相关信息、所需时间 b. 告知受试者在研究过程中可随时退出,不会受罚 c. 给予受试者一份签过字的知情同意书
3. 数据收集	为每一位受试者提供一张资料收集表,进行编号以保证匿名的需要,并为每个项目留出足够的填写空间
4. 计算机分析	安排计算机数据分析所需的场所、时间
5. 统计技术	a. 试验符合参数统计的要求吗? b. 如果不符合,用什么非参数统计分析来处理数据?
6. 研究费用	包括测试仪器、邮资、数据分析、交通、通讯、受试者的酬劳等方面的费用

(七)认识研究方法的局限性

作业治疗师应该认识到大多数研究方法在选择样本、使用统计方法、收集资料和分析结果等方面都有局限性,讨论研究结果时应客观地考虑到研究方法上的缺陷和不足。这并不是为了给没有获得令人满意的实验结果或未能证实假说寻找借口,而是客观地分析研究中的缺点。这些缺点的存在并不能说明某项研究没有价值或不全面,相反,当这一试验被重复或另一实验设计被提出来时,它可起到提醒未来的研究者不要犯同样错误的作用。由于存在风险和某些不确定因素的影响,医学科学研究总是在试验→失误→再试验的循环中前进。实验过程和实验结果的优点和缺陷被客观地报告出来,反映了研究者具有诚实和无私无畏的高尚品格。研究的不足之处,还可以作为推动进一步实验的基础,有着不可替代的特殊意义。

二、常用研究方法的应用

医学研究的常用方法,可用图3-13来表示。

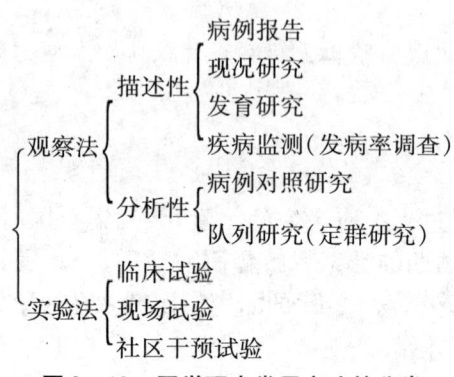

图3-13 医学研究常用方法的分类

典型的研究顺序,一般从描述性研究开始,目的是对研究问题的各个方面有所认识,是临床科研的初级阶段;其后进行分析性研究,通过评价疾病与因素间的相关性来发现因果联系;实验性研究一般在研究过程的最后进行,用于确定一项干预措施的有效性。

(一)描述性研究

下面以"2002年北京市脊髓损伤发病率调查"为例,具体介绍描述性研究的实施过程。

1. 研究题目的确定 1993年初,为迎接第42届世界脊髓大会于2003年10月15日~18日在北京举办,大会中方组委会决定对北京市脊髓损伤的发病率及治疗情况进行调查,以提升和展示北京市急性脊髓损伤的救治和康复水平,由中国康复研究中心负责组织落实。中国康复研究中心成立由李建军负责的北京市脊髓损伤流行病学调查小组,专门开展这一工作。经过综合分析人力、物力、财力及专业技术水平等各方面因素,调查小组决定把调查的时间范围确定为2002年。

2. 调查表的制定 通过文献检索,查到两篇有价值的相关文献:一篇是 H Shingu,T Ikata,S Katoh 等人写的"Spinal cord injures in Japan: a nationwide epidemiological survey in 1990." Paraplegia. 1994 Jan. 32(1):3-8。另一篇是 C Lan,JS Lai,KH Chang 等人写的"Traumatic spinal cord injures in the rural region of Taiwan: an epidemiological study in Hualian county,1986-1991." Paraplegia. 1993 Jun. 31(6):398-403。根据这些文献提供的资料,并考虑中国的实际情况,制定出脊髓损伤调查表,见表3-15。

表 3-15　北京市脊髓损伤发病情况调查表　　　　　编号_____

姓名　　　性别　　　年龄　　　文化　　　职业（工种）　　　婚姻　　　单位
现住址　　　　　　　　　　永久通信地址
户籍所在地　　　　身份证号码　　　　电话号码　　　　邮编
受伤时间　　年　月　日　　　转运方式　1 专业　　2 非专业
第一受伤地点　北京市　　　区　　　第一救助医院　　　　　专业治疗医院
致伤原因（1 疾病　2 先天　3 工伤　4 交通事故　5 医疗事故　6 火器伤　7 锐器伤　8 中毒　9 运动损伤　10 坠落伤　11 其他）
主要致伤机制（1 垂直损伤　2 水平损伤　3 加速损伤　4 减速损伤　5 剪力损伤　6 复合力损伤）
骨折部位 C1 2 3 4 5 6 7　　　T1 2 3 4 5 6 7 8 9 10 11 12　　　L1 2 3 4 5
神经损伤平面 C1 2 3 4 5 6 7 8　　　T1 2 3 4 5 6 7 8 9 10 11 12　　　圆锥马尾　1 完全　2 不完全
治疗情况　手术:1 有　2 无　　内固定:1 有　2 无　　植骨:1 有　2 无
出院去向　1 康复中心　2 疗养院　3 回家　4 其他
住院天数　　　　　　　治疗费用
医疗费用支付方式:1 公费　2 医保　3 工伤保险　4 商业保险　5 自费　6 其他
备注

3. 人群抽样　据北京市卫生局信息中心初步调查,2002 年北京市共有 86 家医院收治 1997 例脊髓损伤患者,由于时间紧迫,不可能对上述所有医院的每一位患者都进行调查,为此请首都医科大学数学教研室设计了分层抽样的统计方法。具体做法是:先把医院分为地方医院和部队医院两大类。地方医院进一步分为市区医院和郊区医院,市区医院包括市区专科医院、市区三级综合医院及市区二级综合医院。再根据每一类医院的特点,按一定比例进行分层抽样,抽样结果见表 3-16。

表 3-16 北京市 86 家医院分层抽样统计结果

医院分类	医院总数	医院样本数	病例总数	病例样本数	病例样本中的实际病例	实际病例百分比	病例总数中的实际病例
市区专科医院	3	3	412	412	75	18.2%	75
市区三级综合	15	3	251	51	38	74.5%	187
市区二级综合	45	3	535	144	46	31.9%	171
郊区医院	19	2	594	87	75	86.2%	510
部队医院	4	2	205	46	30	65.2%	134
合　　计	86	15	1997	740	264	—	1077

医院总数:指每一类医院总的数量
医院样本数:指每一类医院中根据分层抽样的方法被抽取的医院数量
病例总数:指每一类医院中的脊髓损伤病例总的数量
病例样本数:指被抽取的医院中脊髓损伤病例的数量
病例样本中的实际病例:指被抽取的脊髓损伤病例中受伤地点在北京的病例数量
实际病例百分比:受伤地点在北京的病例占被抽取的脊髓损伤病例的比例
病例总数中的实际病例:病例总数中实际病例所占的百分比

4. 调查实施　调查人员由受过培训的专业人员组成。按分层抽样的结果,选择 15 家医院的 740 例患者进行详细调查,从 2003 年 3 月初开始至 4 月中旬结束,共用约一个半月的时间。患者入选标准:受伤时间为 2002 年 1 月 1 日至 12 月 31 日;受伤地点为北京地区;X 线片检查显示脊柱骨折并伴有神经功能损伤表现(依据国际截瘫医学会 2000 年修订的脊髓损伤神经学分类国际标准)。在被调查的 740 例患者中,符合上述调查标准的有 264 例,按比例推算,2002 年北京地区新出现的脊髓损伤患者共有 1077 例,详见表 3-7。

5. 调查结果　总共涉及九方面的内容,包括年发病率、性别和年龄、职业、受伤原因、损伤部位、治疗情况、住院费用、住院天数、出院去向(具体内容略)。

6. 结果分析　调查结果显示:

(1)北京市 2002 年脊髓损伤发病率为 60/100 万,致伤原因前三位分别是:高处坠落(41.3%)、交通事故(22.3%)、重物砸伤(18.6%),发病率明显高于一般国家和地区,与北京市 20 世纪 80 年代末调查的年发病率 6.8/100 万相比,更是有了惊人的增长。

(2)脊髓损伤患者的住院时间短,平均住院时间为 18.9 天;平均住院费用为 27819.3 元,其中住院费用在 5000 元以下的占 51.8%。说明大部分患者的经济收入低,支付能力有限,很难得到全面有效的治疗,同时也说明社会医疗保障制度亟待加强。

(3)除了个别专科医院以外,绝大部分医院的脊髓损伤病历中,没有记录脊髓损伤的严重程度,没有区分完全性脊髓损伤和不完全性脊髓损伤,因而无法进行这方面的分析。264 名脊髓损伤病例中接受康复治疗的比例仅占 1.5%,既说明目前人们对脊髓损伤康复治疗的重要性认识不足,也说明我们的脊髓损伤康复治疗整体水平仍比较低。

7. 公布调查结果　北京市 2002 年脊髓损伤发病率调查的详细结果见第 42 界国际脊髓学会年会论文集。

(二)分析性研究

下面介绍《中国康复理论与实践》杂志发表的具有分析性研究特点的三篇文章,主要学习借鉴其研究方法,如题目设计、观察对象的选择、观察指标的确定等。对其结果和结论只作一般性的参考,详见表 3-17。

表 3-17 分析性研究方法的比较

研究题目	脑卒中后抑郁症状的发生率及相关因素的研究	不同病程脑出血患者运动功能的康复疗效	偏瘫患者上下楼梯训练方法比较
作者	王刚、崔利华、陈立嘉等	张淑云、张通	皮绍文、尹萍
发表时间	2000 年 12 月	2003 年 4 月	2004 年 4 月
研究目的	探讨初发脑卒中患者抑郁症状的发生率及相关因素	探讨脑出血后不同时期介入康复治疗对患者运动功能和 ADL 的疗效	观察两种上下楼梯方法对偏瘫患者的训练效果
观察对象	大脑半球病变（初发梗塞或出血）；意识清楚；无明显的理解障碍；无阳性精神障碍个人史及家族史；无自理和认知障碍	颅脑 CT 或 MRI 确诊；既往无脑卒中病史或虽然有但未遗留神经功能损害；入院前未经过正规康复训练；康复治疗达 1 个疗程（70 天）；无意识障碍；病程不超过二年	偏瘫患者；未接受过上下楼梯训练；除外不扶他物可独立上下楼梯的患者；站立平衡 2 级以上；能在平地上行走
样本数量	102 例	208 例	40 例
抽样分组	简便抽样；根据《Zung 自评抑郁量表》评分结果，将患者分为抑郁组和非抑郁组	简便抽样；患者分为 5 组：≤1 个月、1～3 个月、3～6 个月、6～12 个月和 12～24 个月	随机抽样；患者分为 2 组；A 组采用"健侧上，患侧下"进行训练；B 组采用"患侧上，健侧下，最后交替上下"进行训练
观察指标	采用《Zung 自评抑郁量表》、《Barthel 指数》、《Brunnstrom 评定法》、《艾森克个性问卷》、《家庭环境量表》、《社会支持评定量表》进行相关因素评分	治疗前及治疗后两个月评定患肢的运动功能、ADL 及步行能力	学会上下楼梯所需时间；上下楼梯是否需要扶手；上下 10 个台阶所需时间；对膝关节稳定性的影响；训练方法难易程度比较
统计分析	Logistic 回归分析	卡方检验	卡方检验
观察结果	抑郁症状的发生率为 44.12%。相关因素包括内向、不稳定性格；左、右大脑半球前部病灶、家庭的矛盾性；社会的支持以及手的功能状况	≤1 个月组上下肢及手的运动功能、步行能力和 ADL 均有提高；1～3 个月组和 3～6 个月组除手功能无明显改善外，其余功能均有提高；6～12 个月组运动级别无改善，但步行能力和 ADL 均有提高；12～24 个月组只有 ADL 有提高	两种训练方法各有利弊，但 B 组患者训练后的运动功能和能力优于 A 组患者
结论（供参考）	应重视脑卒中后抑郁症状的发生，而脑卒中后抑郁症状的发生与医学、心理、社会等多方面因素有关，故其预防和治疗应当采取综合措施	系统正规的康复治疗有利于脑卒中后不同时期康复的患者。康复医师应根据康复介入的时间，确定康复治疗的重点	应根据患者的情况选用不同的上下楼梯方法，不应该一律采用"健侧上、患侧下"的方法

(三) 实验性研究

实验性研究是医学研究设计方案中认证强度最高的一种，研究设计的难度较大，属于医学科研的高级阶段。设计方案中要求严格设立对照组，实施盲法研究。下面介绍一个随机对照研究的实例供学习参考。

脑卒中患者出院后的家庭作业疗法——随机对照研究
(Louise Gilbertson, et al. BMJ;2000;320:603-606)

1. 研究背景　脑卒中患者出院回归家庭后的继续康复是系统康复治疗的一个重要阶段,而早期康复和住院康复所接受的一些手法很难在家庭环境中实施,具体表现在:常出现出院计划的协同性差、缺少对服务措施的评估、病人易产生社会心理障碍以及生活质量的下降等等问题。家庭康复的目的就是要解决这些问题,一些研究虽然表明了介入家庭的作业疗法的可行性和有效性,但缺少随机对照研究。

研究背景包含了文献已报导的相关研究工作及其不足、本研究的必要性、研究的意义、创新和独到的地方以及可行性分析等内容。该部分内容既要写得全面、细致,也要简明、扼要,应当能集中体现本研究的先进性、创新性或必要性。

2. 研究目的　考察一个短期的家庭作业疗法计划是否有助于出院后脑卒中患者的康复。

3. 研究对象　临床诊断为脑卒中的患者(除外蛛网膜下腔出血),住院接受作业疗法,并已确定出院的日期。除外不适合实施家庭作业疗法计划的患者(包括完全康复者、转入社区慈善机构者以及临终患者、住家距离医院很远的患者)和不能参加试验的患者(包括存在严重的认知或交流障碍者)。

研究中明确了严格、统一的纳入标准和排除标准,相应地在研究结果中说明了被选对象的总人数、纳入试验的人数、排除人数及排除原因。

4. 研究内容　入选的病人均由研究者在出院前获得基础的临床资料,并告之试验内容。随机分为两组进行随诊:对照组(常规服务)和干预组(常规服务+干预措施)。

常规服务:包括住院期间的综合康复治疗,出院前的一次家访,提供所需的服务和设备,脑卒中中心的定期随诊,必要时将病人转诊至社区医院。

干预措施:由研究者与病人、陪护、作业治疗师共同制订一项为期六周的家庭作业治疗计划(包括10次的家访,每次持续30~45分钟),主要制订适合于病人的康复目标,如生活自理、家庭休闲活动能力的提高。

随机分组的方法有随机表法、计算机法等,本研究采用计算机随机分组。应注意小样本研究在进行随机分组时可能需要多次随机化调整,以保证研究组与对照组在病例数上没有大的差异。

5. 研究方法　单盲的随机对照试验。具体做法是先根据患者的性别和对护理的依赖程度进行编号,再用计算机进行分层抽样,随机分为两组。分组前,研究者将收集的基础数据告知一个独立的中心办公室,该办公室派出评价员(事先不知道分组情况,A级水平)在独立的场所对研究结果进行独立的评定。整个研究过程如图3-14所示。

6. 评价指标　病人在出院第8周时进行门诊随诊,在6个月时邮寄调查问卷。主要的预后评价指标采用Nottingham扩大的ADL评分和"总体预后"恶化(根据Barthel指数或者死亡);其他的预后评价指标采用Barthel指数、门诊服务的满意度、资源的消耗(包括治疗小组消耗的时间、再住院、设备和服务的提供)以及个人的健康状况测量。所有的评价均采用盲法。

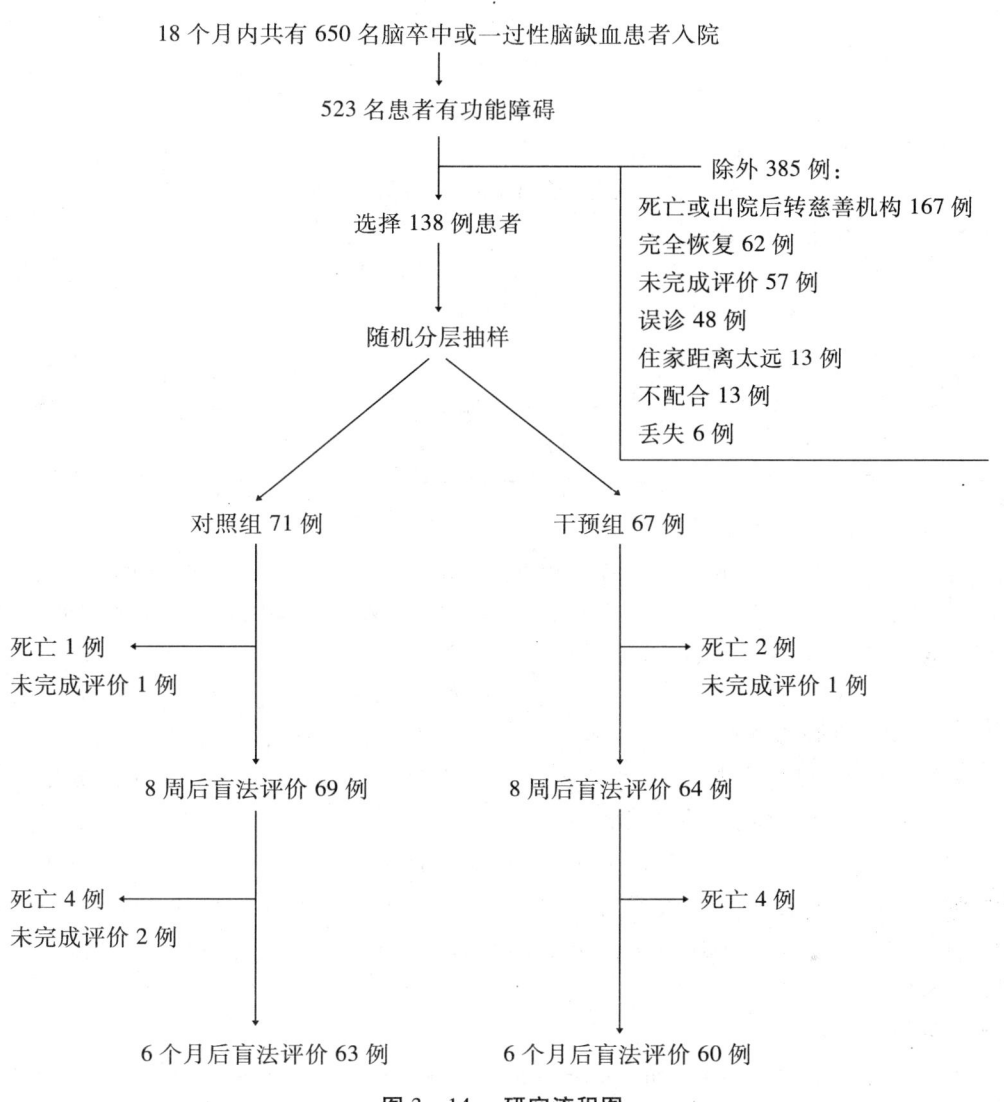

图 3-14 研究流程图

一般疾病的预后指标有治愈率、死亡率、缓解率、复发率、功能丧失率（致残率）、n 年生存率等，但是研究 OT 治疗对脑卒中预后的影响，以上指标很难准确、灵敏地反映患者功能的恢复情况。因此，本研究采用了一级和二级的预后指标，相对较为全面。

对于这类研究还应注意：

（1）研究起止点要明确、统一：例如本研究明确说明在患者出院前约 1 周纳入研究，出院后进行 6 周的干预，在出院后第 8 周、第 6 个月时进行两次评价，起止点一致。

（2）病例来源要明确：病例来源不同，其代表性可能有差异，这也是导致各文献的预后报道差异很大的重要原因。尤其医院病例有一定的局限性，不同级别医院所收治的疾病类型和病情严重程度都有所不同，对于康复医院也是如此。因此，目前多采取多中心联合研究，扩大样本量，增强研究样本的代表性，而小样本、单个单位的研究则在样本的代表性上受到局限。

(3) 应随访研究中的所有病例:随访率越高,结果就越真实,因为失访率高会影响到对预后的估计。OT 研究需要长期随访,这一点更应注意。

(4) 判定结局的标准要客观:疾病诊断标准、病情与分型判断标准和疗效的判断标准都应该是客观、公认,准确度和灵敏度都较高的。研究设计时应先制定好,并以统一的方式应用这些标准。尤其是脑卒中的预后评价指标很多,更应注意选择。

(5) 判定结局应采用盲法:OT 研究很难采用双盲法,如条件许可,应尽可能采取单盲、双盲等方法减少偏倚,这也是判定研究方法质量的重要依据。

(6) 对其他预后因素应进行调整:在设计和资料分析过程中,是否将影响预后的其他因素(研究因素之外的预后因素)进行了控制和调整,关系到结论的可靠性。该研究中考虑到了脑卒中患者出院后所需服务和设备的提供、门诊服务的满意度、资源的消耗量、社区康复医院的转诊率等其他影响预后的因素,并进行了有效的控制和调整,这相对于住院患者的 OT 研究更为复杂,控制也更困难。

7. 统计方法 所有的结果数据均由一位独立的统计师完成编码、检验和统计分析。因为两个样本的患者发病时疾病的严重程度不同,故采用两个独立样本 t 检验和方差分析,以调整 Barthel 基础指数和性别、转诊这两个层面的因子,总体预后通过 Logistic 回归分析。

对于小样本的研究,虽然采用了随机分组的方法,但是因为样本数少,使得某些因子在两个组间分布不均衡而造成偏倚。控制偏倚的方法有分层分析、标准化、"让步法"及多变量校正等方法,最常用的是分层分析法,即在分析结果时,可按照各个性质相同的亚组(层)进行比较。详见第一、二章的相关内容。

8. 研究结果 研究共纳入 138 例病人(干预组 67 例,对照组 71 例)。在第 8 周时,干预组的 Nottingham 扩大的 ADL 评分较对照组高 4.8 分(95% 的可信区间为 $-0.5 \sim 10.0$,$P = 0.08$)。16 例(24%)干预组病人的总体预后较差,而对照组有 30 例(42%),比值比为 0.43($0.21 \sim 0.89$,$P = 0.02$)。这些差异在 6 个月时仍存在,但已没有统计学上的显著性。干预组病人对于服务的满意度较高。

在研究结果中,常出现的问题是:样本量太少、存在较多的失访、统计方法不合理或误用、存在相互不一致的结果、资料滥用等。如果存在以上问题之一,对研究结果的可信度和价值就要持怀疑态度。

9. 研究结论 脑卒中患者出院后立即实施短期的家庭作业疗法计划有可能提高其功能预后效果和满意度,但是主要的效果不能持续较长时间。

结论部分常见的问题是不适当的推论,例如本文针对特定的脑卒中患者的试验结果不能推论到全体卒中患者或脑外伤患者,出院 6 个月后的预后也不能推论到长期的预后。

(刘根林 张小年)

第四节 作业疗法研究中测试表的应用

一、概述

(一) 基本概念
与测试有关的概念见表 3-18。

表 3-18 与测试有关的概念

概 念	含 义
测试(test)	对某种行为进行客观和标准的测量
测量表(measurement scale)	对某种特征进行评分的系统
主要目的(major purposes)	根据被测对象目前的行为特征预测其将来的表现
最重要特征(extremely important quality)	准确反映被测个体行为特征的改变
值(value)	取决于测试的目的、预测结果的能力和变量含义的连续性与精确性
精确度(degree of accuracy)	取决于测试方法的信度和效度
测量误差来源(sources of error in measurement)	来自于工具的不稳定、测试者偏倚、测试对象的不稳定和测试环境不理想
数据分布(distributions of data)	来自不同人群的数据常呈正态分布,来自相同人群的数据常呈偏态分布
正常值测试(norm-referenced test)	以不同个体的数据作为参照值
标准值测试(criterion-referenced test)	以某个公认的数据或水平作为参照值

(二) 测试方法发展简史

在就业和教育领域,测试方法的应用已有悠久的历史。早在 12 世纪,我国就采用测试方法来选拔各级官员;在古希腊,教育领域已有体力和智力的测试方法;在欧洲,从中世纪开始,大学里在授予专业学位和各种荣誉时要先进行测试;1883 年,美国对公务员申请者开始进行各种测试。然而,直到 19 世纪,因为对精神发育迟缓和精神疾病实施人道治疗的需要,测试方法才发展到能够区分精神发育迟缓和情感障碍的水平。测试方法的早期发展史见表 3-19。

测试理论研究者的传统观点是,每个人群中的大多数人的许多功能是一致的,其功能水平呈正态的连续分布,该理论的代表人物是 Sir Francis Galton(1822~1911)。他认为人与人之间的智力差异是由躯体特征如视力、听力、反应时间和体力来决定的,他试图采用 Karl Pearson(1857~1936)设计的统计学方法来证明这一观点。虽然最终他未能够证明智力与躯体特征的相关性,目前我们采用的正态分布理论却是他的假说研究的直接结果。

表 3-19 测试方法的早期发展史

创立者(年份)	职业	对测试方法的贡献
Esquirol(1838)	内科医生	将精神发育迟缓进行分类;认为语言发育水平是测量智力的最好方法
Paul Broca(1864)	外科医生	认为大脑体积与智力相关
Sir Francis Galton(1883)	生物学家	提出躯体特征(视力、听力、肌力)和反应速度是测量智力的指标
James McKeen Cattell(1890)	心理学家	测量比较不同人的感觉、运动和知觉过程,有助于建立智力测量概念
Emil Kraepelin(1895)	精神病学家	根据知觉、记忆、注意和运动功能设计了日常生活技能测试方法
Charles E. Spearman(1904)	心理学家	提出智力由基本因素(g)和特殊因素(s)组成
Alfred Binet(1905)	心理学家	与 Simon 一起,研制了一种识别不能接受正常教育的儿童的测试方法
Lewis M. Terman(1916)	心理学家	改进了 Binet-Simon 的测试方法,使之适用于成人智力测试
H. H. Goddard(1919)	教育家	把 Binet-Simon 量表介绍到美国,并进行了智力的进一步分类
Robert M. Yerkes(1921)	心理学家	创立了集体测试方法,提出用水平分类代替年龄分类
Louis L. Thurstone(1938)	心理学家	提出智力由一些同等重要的基本能力组成
David Wechsler(1939)	心理学家	提出一种口头测试和行为测试相结合的方法
Raymond B. Cattell(1979)	心理学家	与 Horn 一起提出智力由液态(非口头表达、与文化无关)和晶态推理(与文化密切相关)两部分组成
Jagannath Das(1963)	心理学家	用一种信息操作模型来描述认知功能,信息来自于两种方式:自发的和序贯的
J. P. Guilford(1967)	心理学家	提出由 120 个因素组成的三维智力结构理论用于测试
Howard Gardner(1983)	心理学家	提出多重智力理论,认为不同的人有不同的智力表达形式

　　Jean Esquirol(1772~1840)是尝试对精神发育迟缓进行分类的早期探索者之一,他认识到精神发育迟缓者具有多种多样的能力,而语言发育是区别其智力发育水平的最重要特征。他的这一认识对后来的智力测试方法的发展有明显的影响。当美国的研究者继续尝试用感觉和运动方面的功能来测量智力发育水平时,德国临床医生转向采用复杂抽象的任务来测量智力。Emil Kraepelin(1855~1926)认识到测量日常生活所需技能的重要性,研制了用于测量如知觉、记忆、运动、注意等各种技能的成套试验。H. Ebbinghaus(1850~1909)应德国教师的请求,设计了一种在限定时间内完成的综合填空(填写出一段文章中被省略的字),用于智力测试。这种测试方法是集体测试方法的鼻祖。他还设计了测试算术和记忆能力的方法。

　　1905 年应法国政府要求,心理学家 Alfred Binet 和同事 Theodore Simon 一起研制了一种用于识别不能接受正常教育的儿童的测试方法。其测试内容来源于教育学研究和分析学业影响因素的结果。虽然他们的测试方法是以实用为原则,在制定过程中并没有以某种智力理论为指南,但显然还是受到了 Kraepelin 等人的影响,因为测试包括了知觉、运动控制、语言等方面的内容。另外,该测试方法还有下列特点:提问的内容按难度分级排列,设立了不同年龄的智力发育标准,采用定量评分系统,对每一项测试内容有具体操作说明。最初的测试内容由说明字的含义、组成句子、回答心理测试题等30个简单项目组成。该方法在1910年被介绍到英国,1916年介绍到美国。Stanford大学的Terman增加了部分测试内容,使该方法适用于成人测试。随后经过众多学者的共同努力,逐步演变成目前通用的智力测试方法,并形成了许多不同的智力分类理论学派。同时,也受上述方法的影响,形成了当今包括作业疗法在内的各行各业复杂多样的考试和测试系统,如每年的全国大学统一招生考试、出国留学人员的外语水平测试、各种行业的执业资格考试等。

二、如何选择测试方法

(一) OT 测试的一般过程

1. 明确需要测试的功能　测试过程的第一步是要明确测试对象,确定与测试对象有关的各种变量的具体含义,即能够用某种具体方法加以测量。研究者必须准确描述要测试什么功能,例如:一名临床研究者对视觉评定感兴趣,视觉的产生需多方面的不同能力,如辨别、空间定向、瞬间形状、记忆、图像背景、抗干扰和视觉动态整合。尽管从整体上来说视觉是可以测定的,但研究者要想取得有效的治疗效果必须了解上述每一个组成部分。

2. 选择公认的某种测量方法或设计一种新方法　当研究者确定需要测试的功能之后,就可选择测试这种功能的工具和方法。也许通过查阅资料能够找到一种公开发表的测量方法,并且一般来说公开发表的测量方法的测试效果已得到大家认可,具有可行性。但是也有可能找不到相关的或合适的已发表的测量方法,这时研究者就需要设计新的测试方法。当进行的研究题目涉及面谈或调查问卷一类的问题时,很可能会碰到这种情况。

3. 确定使用某种测试方法所需的技能水平　如果临床研究者选择使用已发表的测量方法,就需要考虑使用这种测量方法所需要的技能。根据教育和心理学测试标准规定,A级水平要求测试者不需要特别资格;B级水平要求测试者至少有心理学或相关专业的学士学位,并需要培训;C级水平要求测试者具有(a)心理学或相关专业硕士学位,并需要培训;或(b)测试者是某个专业协会成员,具有测试经验,并需要培训;或(c)测试者已从有关机构获得测试的从业资格。

4. 确定可能影响测试结果的因素　可能影响测试结果的因素包括环境、测试者、被测对象和测量工具(见图3-15)。研究者应尽可能地消除或控制这些因素的影响。

5. 确定目标人群和正常值　当研究者已确定测试的变量、测试方法并消除和控制相关影响因素之后,他或她必须明确测试的目标人群以及测试对象的标准值。这一问题在开始的时候可能是不明确的。例如有的研究者打算观察残疾儿童对其家长的心理影响和作用。在开始考虑的时候觉得测试对象是家长,尽管对家长有一个调查问卷,其内容涉及残疾儿童,但研究题目是残疾儿童如何影响家长,因此目标人群实际上应该是儿童。

6. 确定操作方法　不管研究者采用标准测试还是自行设计测试方法,每一次测试操作都应该是一致的。测试操作的改变将影响测试结果,降低测试结果的可信性。如果测试操作已改变或修改,必须在最终报告中进行说明。必须强调的是,改变或修改操作方法将使原有的正常值无效。

7. 根据正常值或标准值解释测试结果　最后一步是,根据从普通人群测得的正常值或测试前确定的标准值来解释测试结果。例如研究观察缓解焦虑的治疗效果,参照值可选择(a)将测试结果与普通人群经标准化测试获得的焦虑水平进行比较;(b)按照常规设计的自

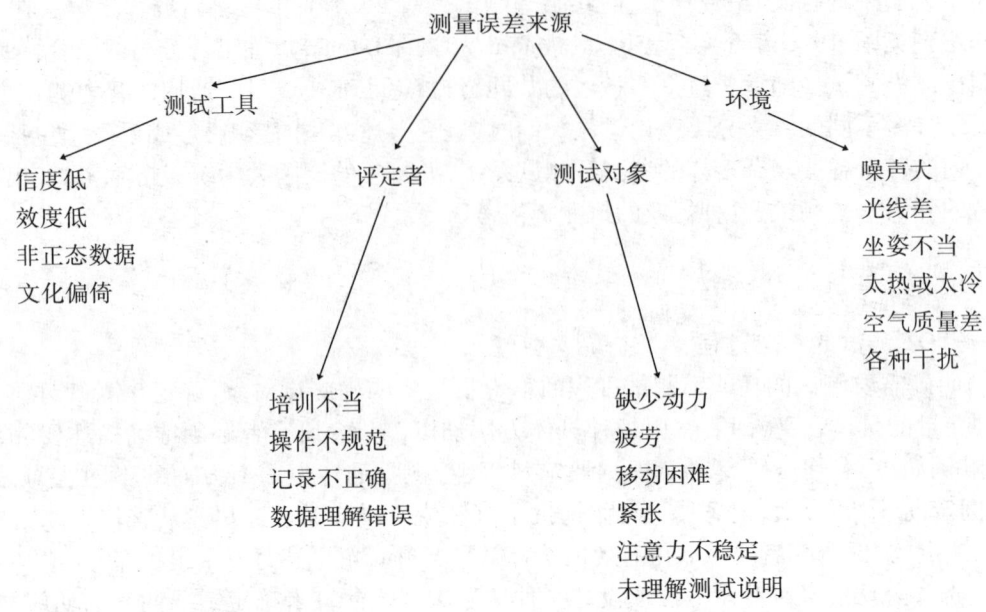

图 3-15 可能影响测试结果的各种因素

我评估方法,比较治疗前后的变化。

(二) OT 研究中测试的主要目的

下面所列内容是 OT 临床研究中测试的主要目的:

1. 建立基础数据(实验性研究、预实验)。
2. 评定(evaluate)治疗方法的结果或效果(实验性研究、治疗后)。
3. 评估(assess)两个变量之间的相关程度(相关性研究)。
4. 资质认定过程中评定医疗护理质量或教育效果(评定性研究)。
5. 评估发育过程中的重要标志(发育性研究)。
6. 评估个体的值、兴趣或态度(调查研究)。
7. 评定组间差异(相关性、实验性研究)。
8. 评定功能评估界限(筛选目标人群)。

(三) OT 研究中如何选择测试方法

在 OT 临床研究中,作业治疗师选择信度高、效度好的测试或测量方法是确保实验成功的重要环节。在一些领域,如认知、心理、生活自理、运动功能、职业技能和休闲活动中,测量方法的改进与测量方法的精确性、敏感性的提高直接有关。对变量进行通俗易懂的可操作的定义有助于研究者寻找具体的最适合的测量方法。作业治疗师经常面对的一个难题是:选择别人已发表的测量方法还是自己重新设计一种测量方法。不能反映个体功能和行为的细小变化的粗糙的测试方法对研究人员来说作用有限或没有价值。图 3-16 介绍的是选择测试方法的关键步骤。

当要决定选择何种测试方法时,研究人员应该考虑下列问题:

1. 目标人群是什么?

例如:正常儿童、青少年、成人、老年人;智力缺陷者;精神病患者;体格异常(筛选诊断);人口统计学相关变量。

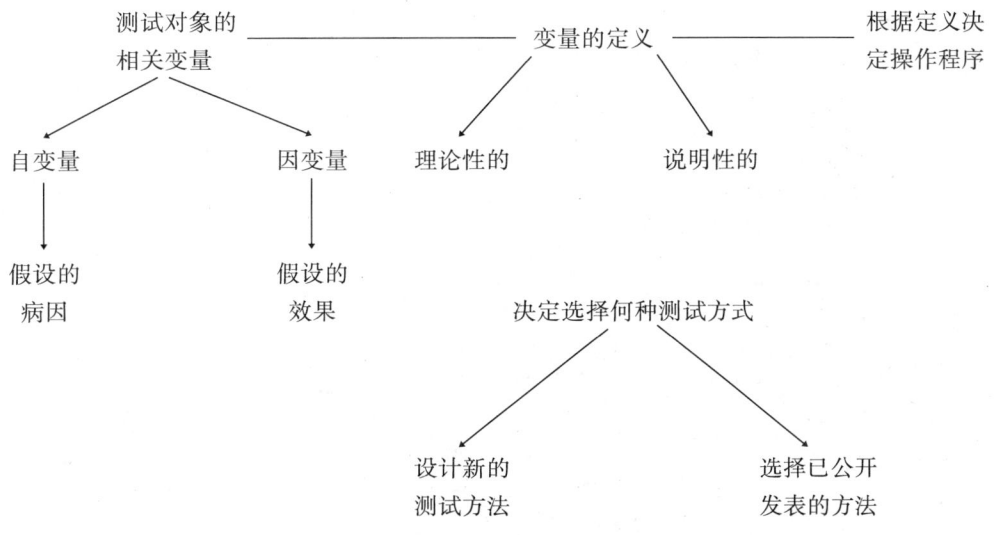

图 3-16　选择测试方法的关键步骤

2. 测试的特殊目的是什么？

例如：手的灵敏度；智力水平；职业兴趣；独立生活；个性；职业的适应；职业态度；工作经验；工作强度；社交技能；自我护理；交流；移动和转移能力。

3. 测试的场所在哪里？

例如：家庭；庇护工厂；临床诊所；学校；办公室；医院。

4. 评定功能的方式是什么？

例如：行为观察；书面测试；面谈；自我报告；用标准测试工具进行直接测试；由教师、治疗师和家长来评定；产品抽样。

5. 测试方法的信度和效度如何？

例如：有标准的操作说明吗？有正常值可参考吗？取得正常值的受试对象是多少？测试信度是如何确立的？测试效度是如何确立的？

6. 测试结果容易理解吗？

7. 测试值属于哪一种数据类型？

三、常用测试表

需要测试的功能一般包括躯体、精神、言语和社会这四个方面。言语功能的测试方法请参考有关专业书籍。下面根据缪鸿石主编的《康复医学理论与实践》一书，摘录常用的躯体功能、精神功能和社会功能测试方法供学习参考。《康复医学理论与实践》收录的测试方法体现了20世纪90年代的国际康复专业水平，是国内的权威著作。如果希望了解最新测试方法的研究进展，请参考附录七所提供的网址。

（一）躯体功能

常用的躯体功能测试方法见表3-20。

表3-20 常用躯体功能测试方法

分 类	测 试 方 法
上 肢	美国医学会《永久病损评定指南》 Carroll 手功能检查法 Moberg 拾物试验
下 肢	Hoffer 步行能力分级 Holden 功能步行分类 Nelson 步行功能概貌评定 Rancho Los Amigo 医院的直立控制试验 步态分析
关 节	关节活动范围的测量 髋关节的功能评定(李子荣) Lysholm 膝关节评分量表 美国关节炎基金会的功能分级 关节病患者躯体活动能力检查(Stewar 设计) 关节病患者利用交通工具能力检查(Michaels 设计) 关节病患者生活质量评定(Meenan 设计) 斯坦福健康问卷(关节病患者残疾指数评定)
肌 力	0~5 级手法肌力检查 握力计或捏力计或等速运动仪检查
肌张力	修订 Ashworth 评定法
协调与平衡	Semans 平衡分级(用于偏瘫和脑瘫) 脊髓损伤患者平衡障碍的评定
感 觉	疼痛的间接评定法: 　简式 McGill 痛问卷 　视觉模拟评分 　口述等级评分 　痛抑郁反应量表 直接评定法: 　压痛评定法 　肢体缺血性痛测定法 　激光测痛法 　电测痛法
ADL	PADL(反映较粗大的运动功能,适用于较重的残疾): 　PULSES 评定量表(Moskowitz 和 Mccann 设计) 　Barthel 指数(Barthel 和 Mahoney 设计) 　ADL 独立指数(Katz 设计) 　Kenny 自理评定(Schoening 设计) 　功能状态评定量表(Forer 设计) 　功能独立评定(美国康复医学统一资料系统) 　四肢瘫功能指数评定法(Gresham 设计) 　有时间量值的日本 PADL 表 IADL(反映较精细的功能,适用于较轻的残疾): 　残疾快速评定量表(Linn) 　功能状态指数(Jette 设计) 　功能活动问卷(Pfeffer 设计) 　脑卒中患者 IADL 评定量表(陶寿熙)

(续表)

分　类	测　试　方　法
心　脏	心功能分级(美国医学会) 递增负荷运动试验
肺　脏	呼吸困难的分度(美国医学会) 肺功能损伤程度分级(美国医学会)
泌　尿	神经源性膀胱分类(Lapides) 神经源性膀胱分类(Bors) 尿流改道的类型及其相当于整个人体功能的百分数的评定

(二)精神功能

常用的精神功能测试方法见表3-21。

表3-21　常用精神功能测试方法

分　类	测　试　方　法
智　力	构成智力的各种重要因素的分别评定 　注意力的评定 　　视跟踪和辨别(删字母法) 　　数或词的辨别 　记忆力的评定 　　记忆功能障碍筛选表 　　Wechsler 记忆量表 　　临床记忆量表 　　Rivermead 行为记忆测验 　　记忆的单项能力评定办法(邱乐章设计) 　观察的单项能力评定法(邱乐章设计) 　想象的单项能力评定法(邱乐章设计) 　思维的单项能力评定法(邱乐章设计) 智力的综合评定 　Wechsler 成人智力量表 　智力结构平面图 广泛智力损伤的评定 　Kahn – Goldfarb 试验 　Hodkinson 智力测定 　长谷川痴呆量表 　Folstein 的简易精神状态检查 　认知功能障碍筛选检查 　DSM – Ⅲ – R 的痴呆诊断和严重程度标准 　区分老年性痴呆和血管性痴呆的 Halchinski 评定
个　性	明尼苏达多相个性调查 艾森克个性问卷 A、B 型性格评定
情　绪	焦虑、抑郁联合评定表

(三)社会功能

常用的社会功能测试方法见表3-22。

表 3-22 常用社会功能测试方法

分 类	测 试 方 法
社会生活	社会生活能力概貌评定 社会生活能力近况评定
就　业	功能评估调查表(Crewe N W 和 Athelstan G T 设计)
生活质量	生活质量指数评分表(Spitzer 设计) 生活满意指数 A(Neugarten 设计)

(刘根林)

第五节　质的研究方法在 OT 研究中的应用

一、概述

定性研究(qualitative research)和定量研究(quantitative research),是由于采取了不同的研究途径而形成的两种最基本的研究方法。定性研究是用语言和文字来描述现象,一般是对微观个别事物的研究,可以对特殊现象进行深入探索,描述动态发展过程,着重从掌握的事实归纳出自己的观点;而定量研究则是用数字和度量来描述现象,主要进行宏观大规模研究,可以了解面上的平均情况,进行静态的数量统计,能够客观地验证事先提出的假设。两者虽然各有自己的特点和方法,但在实际研究过程中可以相辅相成、灵活应用。

质的研究(qualitative study)又译为质性研究、质化研究或定质研究,是一种新形式的定性研究,有自己的鲜明特点和系统规范的方法。质的研究方法是研究者在自然环境中,亲自采取访谈、观察和分析等方法,通过与被研究者互动,将动态的资料进行归纳、解释,提升出新的认识的一种研究方法。

质的研究是从实际研究中收集所需资料,对自然发生的事件进行观察,描述事件发展的历程,记录现实情境产生的结果。质的研究是基于经验和直觉之上的研究方法,以研究者本人作为研究工具,凭借研究者自身的洞察力在与研究对象的互动中理解和解释其行为和意义建构。质的研究是采用归纳法分析资料,利用实地收集的资料来形成理论,并对社会现象进行整体性探究的一种研究活动。质的研究的理论基础包括建构主义、自然主义、后实证主义、现象学、解释学等。

二、质的研究的特点

质的研究的总体特征可以概括为一种归纳的、描述的、自然的、现场参与的研究方法,具体有以下一些特点:

(1)质的研究以描述性资料为主,以现场的观察记录、研究对象的访谈实录、图片、实物为主要资料来源。

(2)质的研究注重对研究对象作整体、全面、深入的认识。

(3) 质的研究强调动态发展的过程。
(4) 质的研究注重研究对象自己的观点。
(5) 质的研究具有归纳的取向,从资料搜索的过程中发展和归纳概念、理论,而不是收集资料和证据来评估验证理论假设。
(6) 质的研究是人性化的,强调研究者亲自体验研究对象的内在生活和人性特质。
(7) 质的研究是学习的过程,研究者通过了解研究对象的世界观和价值观,并获得自己价值观的新知觉。
(8) 质的研究关注的是过程,而不只是结果。

三、质的研究的应用

质的研究方法适用范围十分广泛,尤其比较适合像作业疗法这类实践性比较强的学科,因为它强调研究者对研究对象的全面、整体的了解,尊重研究者对自己行为的解释,有助于研究者与被研究者的互动,并最终找到问题的症结和解决问题的办法。

作业疗法研究中进行质的研究具有很好的优势,主要由于以下原因:

(1) 作业疗法师的工作范围适合对微观、对个别具体病人的研究,而不适合宏观、大规模的研究。
(2) 作业疗法师对总体上(如偏瘫后上肢功能障碍)的一般情况比较容易掌握,但更迫切需要的是深入研究具体每个病人的特点。
(3) 作业疗法师与病人有比较长时间的接触,因此有条件进行长时间的动态观察研究。
(4) 作业疗法师不仅从理论出发思考问题,更善于从实践中获得经验,总结出自己的观点,这点和质的研究方法是一致的。

四、质的研究的实施方法

质的研究是一个不断演化、彼此重叠、互相渗透、循环往复的过程,在操作方法上弹性较大。实施步骤一般包括:

1. **提出研究问题** 研究者首先要提出对什么现象感兴趣。其次要选择合适的问题类型,包括:概括性问题和特殊性问题;差异性问题和过程性问题;意义类问题和情境类问题;描述性问题、解释性问题、理论性问题、推论性问题和评价性问题;比较性问题;因果类问题等。然后要定义重要概念,对研究问题作出界定和表达,并探讨研究问题与研究中其他部分的关系。

2. **了解研究背景** 通过现有的研究,总结别人的研究成果及经验,并且结合研究者个人的经验性知识,对所研究问题进行概念框架,为研究提供理论依据,并完善研究设计。

3. **陈述研究目的** 陈述研究者为什么要研究这个问题。
   (1) 个人目的:促使研究者从事研究的个人动机、利益和愿望。
   (2) 实用目的:通过此研究项目可以完成某些具有实际价值的任务。
   (3) 探究目的:即科学的目的。通过此研究怎样为人类认识世界、追求真理提供有益的知识和探索思路。

4. **确定研究对象** 质的研究中,抽样不仅包括被研究者,而且包括时间、地点、事件和研究者收集的原始资料。质的研究不可能(也不需要)进行随机抽样。样本一般较小,采取

"目的性抽样"的原则。

5. 抽样　质的研究中使用最多的是目的性抽样。即选择有可能为研究的问题提供最大信息量的样本,包括人、事、场所、实物等。抽样的具体方式包括:滚雪球或锁链式抽样、机遇式抽样、目的性随机抽样、方便抽样、综合式抽样。抽样的原则:根据研究目的和研究问题选择抽样标准;研究的问题决定了研究对象的类型,需要限定研究问题的性质和边界。由于样本比较小,必须放弃一些不重要的标准而选择最重要的标准,即与研究问题最相关的标准,并对其重要性进行说明。

6. 收集材料　作业疗法治疗中进行质的研究的重要的收集资料的方法是观察法。观察不只是对事物的感知,而且取决于观察者的视角和透镜。观察者所选择的研究问题、个人的经历和前设、与所观察事物之间的关系等都会影响到观察的实施和结果,需要认真进行分析。作业治疗师和被观察者一起生活、工作,在密切的相互接触和直接体验中倾听和观看他们的言行。作业治疗师可以随时问自己想了解的问题,并且可以通过观看被研究者的行为而发问。其具有开放、灵活的特点,作业治疗师可以根据研究问题和情境的需要不断调整观察的目标、内容和范围。观察的步骤一般是从开放到集中,先进行全方位的观察,然后逐步聚焦。

7. 记录的程序　观察开始,可以就观察现场画一张现场图。观察初期,记录的完整性和丰富性是观察笔记的重点要求。在实地观察时,可使用一些代号或缩写,事后再追记详情,如果有必要,还可使用录音机等工具。在研究后期,观察的目标已经比较明朗,内容比较集中,可以采取摘要记录的方式将重要的事情记录下来。观察记录分为四个部分:

(1)实地笔记:专门用来记录观察者看到和听到的事实性内容。

(2)个人笔记:用来记录观察者个人在实地观察时的感受和想法。

(3)方法笔记:记录观察者所使用的具体方法及其作用。

(4)理论笔记:用于记录观察者对观察资料进行的初步理论分析。

8. 分析材料　分析材料的手段有:通过文字描述;画图、列表;写反思笔记:描述、分析、方法反思、理论建构、综合;运用直觉和想象、比喻、类推等;在部分与整体之间不断进行对比,建立联系等方法。

9. 建构理论　总结资料中呈现的理论,得出研究者自己的理论。质的研究中的理论建构是自下而上的路线,即:从原始资料出发,通过归纳分析逐步产生理论。普遍的做法是:

(1)用简单的理论性语言对资料进行初步的描述、分析和综合。

(2)根据资料的特性建立初步的理论框架。

(3)按照初步建立的理论框架对资料进行系统的分析。

(4)在原始资料与理论框架中的概念和命题之间不断进行比较和对照。

(5)建立一个具有内在联系的理论体系或一套比较系统的理论假设。

10. 检验效度,讨论推广度和道德问题

(1)效度问题(可靠性、可信度):在质的研究中,某一研究结果的效度比较高,不仅仅指该研究使用的方法有效,而且指对该结果的表述再现了研究过程中所有部分、方面、层次和环节之间的协调性、一致性和契合性。

(2)信度问题(可重复性):信度概念来自量的研究,指的是根据相同的测量步骤重复测量同一个现象时,会得到与先前测量相同的结果之可能性。大多数的质的研究工作者都认为信度的概念对质的研究并无实质意义,因为质的研究将研究者作为研究工具,强调研究者的独特性和唯一性,就算同时、同地、同一问题、同一人群所作的研究,其结果也有可能因研究者不同而不同。

(3)推广度问题(可推广度):质的研究大都采取目的性抽样,样本数通常较小,很难如量的研究一般由样本推论出母体,强调在一定范围内的活用性。但质的研究者仍希望结果能对其他人和组织有作用,所以仍须面对推论问题。由于种种困难,推论问题目前在质的研究领域中仍无一个定论,基本上有两个思考方向:内部推论和外部推论。

(4)伦理道德问题:作业疗法研究中质的研究方法要遵循的伦理道德包括:
1)自愿原则。
2)保密原则:不论发生什么问题,应该首先考虑到被研究者。
3)回报原则。
4)保持关系原则:作业治疗师按照一定的道德原则公正地对待被研究者以及收集的资料,合理地处理自己与被研究者的关系以及自己的研究结果。

11. 撰写质的研究报告　强调对研究过程的全面报道和深入讨论,对方法和研究关系进行详尽、深刻的反省有助于读者了解研究过程,从而对研究的可靠性作出自己的判断。写作内容一般包括:引言或介绍、目的或主题、相关文献、研究方法或策略(包括研究场所、与研究对象的关系、资料的收集、研究者的心境和资料的分析方式)、现象的描述和分析、讨论和解释以及结论。

五、实例分析——脊髓损伤后疲劳的控制

脊髓损伤后疲劳的控制:一项质的研究(Disability and Rehabilitation,2009;31:1437 – 1445)

1. 研究背景　脊髓损伤患者的疲劳是非常常见的问题,而且常常使病人感到更加虚弱,影响到患者的日常生活能力和生活质量。在相关文献中,对疲劳有各种不同的描述,而且常常与疼痛和抑郁有关。多数研究还发现疲劳与年龄和病程相关。

脊髓损伤患者的疲劳已成为专家们急需研究的课题,患者也需要这方面相关的信息和建议。但是,截至目前,相关的资料非常有限,而且有些干预措施比如训练和药物可能会加重疲劳,因此需要深入研究,以找到合适的干预措施来控制脊髓损伤患者的疲劳。

2. 研究目的
(1)探索脊髓损伤后的疲劳体验和导致疲劳的相关因素。
(2)鉴别一项疲劳控制方案的有效组分,以及主要的结果,或者效果的预测。

3. 研究方法　本研究设计为探索性的定性研究,研究的设计、执行、分析和报告均由学术专家和脊髓损伤专业法律顾问组成的多学科小组完成。

4. 研究对象　目标人群的抽样确保纳入了不同损伤位置的外伤性脊髓损伤患者,包括不同性别、年龄,完全性或不完全性损伤,就业状况,婚姻状况等。同时除外合并其他可能会影响疲劳的医学情况如类风湿、帕金森病、脑损伤、痴呆等。参与者要求能阅读、表达和理解英文。为了能得到那些与患者共同生活的人群的看法,一些亲近的家属、陪护和作业治疗师也被邀请参与本研究。首先给目标人群发一封信说明研究的过程和目的,如果他们同意参与,则随后寄去一个装有以下信息的包裹,包括有关疲劳的背景信息、一份中心小组需要讨

论的问题、一份疲劳严重程度量表和人口学问卷;另外提供给每位参与者一份用于多发性硬化患者的疲劳控制方案。

5. 资料收集　每个中心小组由一名研究组员领导,配有一名助手,由一系列的问题作为指导。中心小组的讨论有完整的录音,而且被逐字打印出来。讨论过程中还使用一些配套的挂图,现场笔记在讨论后也被收集起来。

6. 伦理学问题　研究获得了 University Ethics Review Board 伦理学会的批准。还为每位参与者提供了一份酬金,以补偿他们的时间和路费支出。

7. 数据分析　数据分析分为两个阶段进行。第一阶段由四位研究者分别从四个小组的录音、挂图和笔记中收集有价值的数据资料。第二阶段则由研究者将四个小组的结果整合起来。整合后的结果再经过每位组员检阅。

8. 研究结果　中心小组记录了专门的问题,而研究的结果都是参与者对这些问题的反应,再加上联想到的内容。这些研究结果可以分为几个部分:疲劳的定义,与疲劳相关的因素,日常活动的参与,疲劳控制计划的推广实施,重要的结局和预测指标。

以计划的推广实施为例,参与者建议制作基本的计划手册,既能用于参加小组讨论的患者,也能用于那些不能参与讨论的患者:"如果我能得到一份书面文件,我会回家后认真审查然后结合我的实际情况实施"。他们还认为计划的实施需要有学问的专家来指导:"你希望看到可信的人——作业治疗师或其他人"。另外,他们更强调从其他患者身上学习或者共同学习的好处:"听到其他患者是怎么做的……使自己感觉更像是正常人群的一部分";"我在刚才的 15 分钟(小组讨论)里学到了那么多,我觉得自己不再孤独";"你无法相信我今天学到的是多么丰富,这是现象级的"。

9. 讨论　参与者区分了躯体的、认知的和心理的因素对脊髓损伤后疲劳的影响,而且分别从躯体上(如改变姿势,睡眠)、认知上(如参与感兴趣的活动,安排开支)和心理上(正性自我交谈,了解疲劳)得到对付疲劳的有效方法。研究者还通过多发性硬化的疲劳控制方法得到相似的经验。

10. 结论　本研究鉴别了一些对脊髓损伤后疲劳控制的必要因素,以及从这些患者的自身期望中明确了有效控制方案的指示。

(张小年)

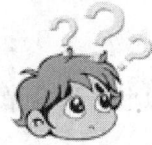

思考题

1. 通过学习医学和康复发展简史,明确学科定位,制定个人发展计划。
2. 在康复评定方面,找一找存在的问题,并提出初步的解决方法。
3. 在康复治疗方面,找一找存在的问题,并提出初步的解决方法。

附录一　主要中、日、英文康复医学杂志目录

中文
中华物理医学与康复杂志*
中华理疗杂志
中国康复医学杂志*
中国康复理论与实践
中国临床康复*
中国运动医学杂志*
中国康复
现代康复

日文
理学疗法学*
日本義肢装具学会志　　　［装会志］*
理学疗法ヅャーナル　　　［PTヅャーナル］*
リハビリテーツヨン医学　［リハ医学］*
作业疗法ヅャーナル　　　［OTヅャーナル］*

英文
Rehabilitation
Rehabilitation literature　　　　　　　　［Rehabil Lit］
Rehabilitation nursing　　　　　　　　　［RehabilNurs］
Journal of Rehabilitation　　　　　　　　［J Rehabil］
Journal of orthopaedics and sports physical therapy*
Journal of prosthetics and orthotics*
Rehabilitation record　　　　　　　　　　［Rehabil Rec］
Clinical rehabilitation　　　　　　　　　　［Clin Rehabil］*
Clinical reviews in physical & rehabilitation medicine*
Disability and Rehabilitation　　　　　　 ［Disabil Rehabil］*
American rehabilitation　　　　　　　　 ［Am Rehabil］*
American journal of Physical Medicine & Rehabilitation*
Rehabilitation Psychology　　　　　　　 ［Rehabil Psychol］
Journal of rehabilitation medcine　　　　 ［J Rehabil Med］
Annual review of rehabilitation　　　　　 ［Annu Rev Rehabil］
International rehabilitation medcine　　　 ［Int Rehabil Med］
International journal of rehabilitation research*
Pediatric rehabilitation　　　　　　　　　 ［Pediatr Rehabil］
Neuro Rehabilitation*
Physical therapy*
Physical medicine and rehabilitation clinics of North America*

注："*"表示中国康复研究中心图书馆馆藏杂志

附录二 30名TKA术后患者康复训练资料（关节伸屈活动范围）

No.	医院	性别	年龄	3周	6周	6个月
01	甲	F	50	95	90	100
02	甲	M	87	32	46	85
03	甲	M	66	67	78	100
04	甲	M	46	92	85	105
05	甲	M	53	87	85	105
06	甲	M	76	58	50	95
07	甲	F	43	92	95	110
08	甲	F	46	88	90	100
09	甲	F	43	84	80	95
10	甲	F	48	81	90	105
11	乙	M	92	34	63	90
12	乙	M	65	56	71	90
13	乙	M	76	45	63	78
14	乙	M	92	27	35	65
15	乙	F	68	76	70	95
16	乙	F	79	49	56	98
17	乙	F	85	47	58	84
18	乙	F	82	50	60	80
19	乙	M	81	40	40	83
20	乙	F	90	67	70	95
21	丙	M	66	32	67	105
22	丙	M	72	50	67	105
23	丙	M	68	60	65	95
24	丙	M	77	84	80	105
25	丙	M	60	81	85	100
26	丙	F	75	81	94	110
27	丙	F	73	84	90	100
28	丙	F	72	81	95	103
29	丙	F	72	82	90	104
30	丙	F	63	91	95	106

附录三 随机数据表(节选)

随机数据表节选

行	列													
	1	2	3	4	5	6	7	8	9	10	11	12	13	14
71	91227	21199	31935	27022	84067	05462	35216	14486	29891	68607	41867	14961	91696	85065
72	50001	38140	66321	19924	72163	09538	12151	06878	91903	18749	34405	56087	82790	70925
73	65390	05224	72958	28609	81406	39147	25549	48542	42627	45223	57202	94617	23772	07896
74	27504	96131	83944	41575	10573	08619	64482	73923	36152	05184	94142	25299	84347	34925
75	37169	94851	39177	89632	00959	16487	65536	49071	39782	17095	02330	74301	00275	48280
76	11508	70225	51111	38351	19444	66499	71945	05442	13442	78675	48081	66938	93654	59894
77	37449	30362	06694	54690	04052	53115	62757	95348	78662	11163	81651	50245	34971	52924
78	46515	70331	85922	38379	57015	15765	97161	17869	45349	61796	66345	81073	49106	79860
79	30986	81223	42416	58353	21532	30502	32305	86482	05174	07901	54339	58861	74818	46942
80	63798	64995	46583	09765	44160	78128	83991	42865	92520	83531	80377	35909	81250	54238

注:本表节选自 Standard Mathematical Tables, Beyer WH, ed, CRC press, 1984

附录四 非医疗研究的知情同意书样本

South Dakota 大学　　　　　　_____系

研究负责人　　　　　　电话_____

请阅读(或听)下列信息：

1. 你被邀请参与 South Dakota 大学_____系的一项研究_____。

研究负责人是_____联系电话_____。

你被选中是因为_____(选择标准)。

2. 研究题目是：_____

3. 研究目的是：_____

4. 如果你同意参加，在_____个月之内，总共_____分钟的时间将用于研究过程。

5. 参与这项研究完全是自愿的。你可以在任何时候退出研究，并保证不会受罚(如不会影响你的治疗、学业等)。如果你有任何问题，你可以打上述电话与研究负责人联系。如果你觉得自己的基本权利受到影响，可以与人权委员会主席_____联系。

6. 本项研究目前(尚无已知的危险)或者(风险是……)。(如果提问涉及敏感问题，你对因被提问而感到的不适，有适当措施加以解决)。

7. 你的利益是_____(没有直接利益)。

8. 参加本项研究可得现金_____(没有现金补偿)。

9. 你的回答内容将得到保密。当数据被书面发表时，保证不会涉及你的个人资料。

我已经阅读上述全部信息，我提出的问题都已经得到满意答复，我同意参与本项研究。我将得到一份知情同意书的复印件。

受试者签名_____　　　　研究负责人签名_____

　　日期_____　　　　　　　　日期_____

附录五 医疗研究的知情同意书样本

研究题目 减少因高血压治疗而引发的心律失常

研究负责人_____；_____大学；电话_____

研究目的 研究2种治疗高血压的常规药物中，哪一种药物引发心律不齐的几率最低。

研究过程 如果我同意参与研究，我必须完成下列工作：

1. 我将回答一些有关我既往病史的问题，大约耗时15分钟。
2. 我将接受一次常规体检以确定我确实患有轻型高血压，大约耗时20分钟。
3. 我将接受一次臂部抽血以检测血钾的浓度及其他化验指标。由于使用注射器而带来的不适感持续的时间通常不会超过1分钟，并且很少引起感染。
4. 我将进行心电图检查和超声心动图检查，这些检查都是无痛的，不须使用注射器且对身体无害。心电图会记录下我在3分钟之内的心律，超声心动图用以检测心脏各房室的大小，大约耗时10～15分钟。
5. 我还需要对心律进行24小时的记录。为此，我将连续24小时佩带便携式记录仪。这种记录仪的大小像一本书，用一根带子固定在我的肩上。这项检查也是无痛的，不须使用注射器且对身体无害。
6. 我将得到一些药丸并且每天服用2次。这些药物可能是双氢氯噻嗪（一种治疗高血压的常规药物）或是氢氯噻嗪钾剂（一种常用的复合制剂），也可能是安慰剂（一种无活性的糖丸）。得到何种药物不是由研究人员决定的，而是随机确定的。我和研究人员都不知道我服用的是哪种药物，只有发生紧急情况时，我们才能了解到有关的情况。我将连续服用这种药物2个月。
7. 服药期间，我将每个月检查一次血压，2个月后，我将再次对心律进行24小时连续记录。我会再接受一次抽血检查并回答一些有关药物间接疗效的问题。

益处 参与这项研究可能不会为我带来直接的益处，但是通过实验，我可以发现治疗高血压最安全的药物，并可以得到一次免费的心脏检查。

风险 在2个月的服药期内，我的血压有可能会升高，但心脏病发作或中风等药物并发症发生的几率却很小，因为研究者会采取一些保护措施以减少这种危险发生的可能性。我的血压会被定期检测，如果血压高于一定的水平，那么第二天我还会再接受一次血压检查，如果血压值仍然过高，我将接受明确的药物治疗。服用的药物可能会引起一些虽不严重但很麻烦的副作用，我可能会感到头昏眼花、疲倦、虚弱和无力。

报酬 完成第一次24小时心律记录我可以得到25美元，完成第二次24小时心律记录我可以得到50美元。如果我在研究过程中受到伤害，还可以得到相关的治疗。如果符合条件，我的治疗费用将由_____大学负责支付。在一般情况下，大学不会再为我提供其他形式的补偿。如果要了解更多的情况，我可以拨打电话_____，向"受试者委员会"进行咨询。

药物的可替换性 研究所使用的药物是治疗高血压的常规药物，即使不参与此项研究，我也可以获得这些药物。

保密 所有的检查结果都应告知我和我的私人医生（除非我不愿意让我的私人医生知道）。除此以外，有关研究的一切资料都应该是保密的，并且只能用于此项研究，在法律许可的情况下，我的身份也应该是保密的。

疑问 由_____负责向我介绍有关的研究情况并解答我的疑问。如果我还有其他问题，我还可以打电话_____与他联系，或拨打_____与研究负责人_____联系。

不参加和退出的权利 我参与这项研究是完全自愿的，在不影响我今后治疗的前提下，我有权不参与或随时退出研究。

同意 我同意参与研究。我已经得到了知情同意书的复印件并仔细阅读了该文件。

受试者签名_____ 临床医生签名_____

　　日期_____　　　　　日期_____

（该附录由首都医科大学流行病学教研室王亚东提供的资料改写而成）

附录六　作业治疗师誓言

作为一名作业治疗师,我将:

如同保护生命本身那样保持患者生命质量;

以我的能力和判断,帮助所有需要我帮助者;

为使患者或那些对我患者负责的人们作出有根据的治疗决定,为其提供充分的资料;

尊重患者的自决权,保护患者的隐私,只与那些涉及我患者医疗的人员分享这些私人秘密;

在评测及治疗中,要以直接、客观为目标,而且最重要的是让患者明白评测和治疗工作的重点;

采纳我认为对患者有利的建议;

保持我的能力并如实地陈述那种能力;

承认自己的局限性,并且在必要时,向具有不同或更丰富知识技能者求助;

只收取合理的服务费用;

对我所参与制定的专业政策及标准负责;

学习先于我者的知识技能,对其贡献进行充分的理解和认识;

通过出版物及教学与后于我者共享我所有的知识技能;

尊重值得我尊重的同行;

支持那些还不能完全胜任工作的同行;

对我所作的决定及行为负责。

对于我所负责的专业及社团成员,我保证在各种条件下恪守誓言,矢志不渝。

[该誓言选自王丽春写的《对作业治疗专业的一点认识》一文,发表于《中国康复医学杂志》,1999,14(1),p33]

附录七 与OT有关的著名杂志和出版社的网址

American Occupational Therapy Association (AOTA)
http://www.aota.org/
American Guidance Service, Inc.
http://www.agsnet.com/
California Test Bureau/McGraw – Hill
http://www.mcgraw-hill.com/
Consulting Psychologists Press, Inc.
http://www.cpp-db.com/
Curriculum Associates, Inc.
http://www.curriculumassociates.com/
Educational Testing Service
http://www.ets.org/
Educational and Industrial Testing Service (EdITS)
http://www.edits.net/
Flaghouse Rehabilitation
http://www.flaghouse.com/
Institute for Personality and Ability Testing (IPAT)
http://www.ipat.com/
Lafayette Instrument
http://www.lafayetteinstrument.com/
MHS
http://www.mhs.com/
Psychological Assessment Resources, Inc(PAR)
http://www.parinc.com/
PRO – ED
http://www.proedinc.com/index.html
Riverside Publishing
http://www.riverpub.com/
Stoelting Corporation
http://www.stoeltingco.com/index.htm
Stout Vocational Rehabilitation Institute
http://www.rtc.uwstout.edu/
The Psychological Corporation
http://www.hbtpc.com/
Trace Research and Development Center
http://trace.wisc.edu/
Valpar International Corporation
http://www.valparint.com/
Western Psychological Services
http://www.wpspublish.com

附录八　作业疗法学发展中的重要事件
（以公元纪年为顺序）

1752　美国费城的 Pennsylvania 医院成立。该医院使用手工劳动（manual labor）的方法来缓解精神病患者的发病过程。

1780　法国骑兵队的医生 Clement-Joseph Tissot 出版了一本书，提出使用手工和休闲活动来治疗肌肉和关节损伤。

1786　法国 Bicetre 精神病院的 Philippe Pinel 医生对精神病人采用包括体育训练、手工作业和音乐等人道的治疗方法。

1803　德国精神病医生 Johanann Christian Reil 主张游泳、舞蹈、体操、手工艺、音乐欣赏等应该成为精神病人日常活动的一部分。

1812　美国精神病学之父 Benjamin Rush 提出将工作、休闲活动、下棋和其他游戏、体育锻炼、电影观赏等用于精神病的治疗。

1813　英国基督教徒 Samuel Tuke 在英格兰约克郡建立了精神病人收容所，提出人道治疗的概念，指在医院中采用锻炼、娱乐、手工艺、园艺、定期就业（regular employment）等用于治疗病人。

1833　美国 Massachusetts 州 Worcester 精神病院的 Samuel Woodard 医生提出把作业疗法作为一种常规的精神病治疗方法，该方法在实际应用中取得了良好效果。

1838　法国精神病医生 Jean Etienne Esquirol 提出集体训练、骑马、网球、击剑、游泳和旅行在抑郁治疗中有重要意义。

1840　法国精神病医生 Francois Leuret 提出用人道的治疗方法如通过手工艺劳动来治疗精神病和精神发育障碍有一定效果。

1843　美国社会改革活动家 Dorothea Dix 采用人道主义的作业方式来治疗精神病患者。

1854　美国精神病协会创立者之一 Thomas Kirkbride 主张采用锻炼、演讲、音乐、手工艺术和娱乐等有充分组织的活动来治疗患者。

1895　精神病医生和改革家 William Rush Dunton 在美国 Baltimore 市的 Sheppard and Pratt 精神病院采用手工艺活动来治疗患者。

1895/1922　Adolph Meyer 坚决主张采用包括对睡眠习惯、营养、工作、游戏、社会活动进行全面调整的整体治疗方法来治病。

1895　Adolph Meyer 的妻子 Mary Potter Meyer 是一名社会工作者，在美国 Massachusetts 州 Worcester 精神病院采用手工艺活动来治疗患者。

1904　Herbert Hall 医生把作业当作一种药物来调整患者的生活和兴趣，他称之为"工作疗法"（work cure）。

1905　Susan Tracy 护士在担任美国 Boston 的 Adams Nervine 精神病院的护士培训学校校长期间使用作业疗法治疗精神病患者。

1906　Herbert Hall 由于应用分级手工作业活动治疗精神疾病而得到哈佛大学授予的 1000 美元奖金。

1908　美国的慈善与道德 Chicago 培训学校为医院护理人员开设作业培训课程（training courses in occupations）。

1909　精神卫生国家委员会的创立者 Clifford Beers 在其 1908 年发表的《发现自己》（A Mind that Found Itself）一书中对情感疾病进行了描述，他进一步强调作业活动在治疗精神疾病中的应用。

1910　Susan Tracy 撰写了第一本有关作业研究的著作《伤残者作业——护士与护理人员手册》（Invalid Occupations：A Manual for Nurses and Attendants）。

1911　Susan Tracy 在美国 Boston 的 Massachusetts 综合医院首次开设作业课程(the first course on occupations)。

1911　社会工作者 Eleanor Clark Slagle 在美国 Baltimore 市的 Johns Hopkins 大学的 Phipps 精神病诊所建立了作业训练室。

1914　曾患肺结核病的建筑师 George Edward Barton 在美国波士顿医院工作人员的一次集会上介绍了作业疗法的思想。

1917　美国作业疗法促进协会(The National Society for the Promotion of Occupational Therapy)在纽约 Clifton Springs 抚恤所成立。创立该协会的人员包括：建筑师 George Edward Barton、社会工作者 Eleanor Clark Slagle、来自加拿大的作业疗法专家 Thomas Kidner、精神病医生 William Rush Dunton、手工艺指导教师 Susan Cox Johnson、Isabel Newton、精神病护士 Susan Tracy。这次聚会促使作业疗法这一职业诞生。

1917　第一次世界大战期间招募重建人员在军队医院中工作，使用手工艺和体育锻炼的方法来治疗躯体或精神疾病患者。

1918　作业疗法教育培训计划在芝加哥的 Henry B. Favil 学校、哥伦比亚大学的教师学院和波士顿作业疗法学校开始实施。

1919　Bird T. Baldwin 撰写了《军队作业疗法手册》(Army Manual on Occupational Therapy)，书中介绍了躯体功能恢复的治疗和评估手段。

1919　George Barton 撰写了《教育病人——作业疗法再教育手册》(Teaching the Sick, A Manual of Occupational Therapy as Reeducation)一书。

1922　美国作业疗法协会的正式杂志《作业疗法档案》(The Archives of Occupational Therapy)开始出版。

1928　六所学校开设作业疗法课程：波士顿学校、费城学校、St. Louis 学校、Milwaukee - Downer 学院、明尼苏达大学和多伦多大学。

1931　美国作业疗法开始进行国家注册(National registry for the American Occupational Therapy)。

1933　美国医疗协会(the American Medical Association, AMA)开始进行作业疗法项目的资质认证。

1934　医疗教育和医院委员会(the Council on Medical Education and Hospitals)提出作业疗法教育的主要内容纲要。

1939　在美国医疗协会备案的所有医院中有 13% 的医院雇用作业治疗师。

1943　美国国会通过《Barden - LaFollette 职业康复法案》(the Barden - LaFollette Vocational Rehabilitation Act)，该法案规定职业康复计划中进行作业治疗的费用可作为医疗费用给予报销。

1945　美国作业治疗项目由 1940 年的 5 个增加到 18 个。

1947　举行美国作业治疗师的首次国家注册考试(the first national registration examination)。

1947　南加利福尼亚大学和纽约大学开始授予作业疗法高级硕士学位(advanced master's degree)。

1947　作业疗法教育家 Helen Willard 和 Clare S. Spackman 撰写了第一部作业疗法教科书。

1952　世界作业治疗师协会(the World Federation of Occupational Therapists)成立。创立成员国包括：澳大利亚、加拿大、丹麦、英国、印度、以色列、新西兰、南非和美国。

1964　助理作业治疗师资格认证办法(certified occupational therapists assistants, COTAs)在美国通过认证。

1964　南加利福尼亚大学开设作业疗法硕士学位初级课程。不久以后，波士顿大学和弗吉尼亚公共卫生大学开设作业疗法硕士学位基础课程。

1965　美国作业疗法基金会(the American Occupational Therapy Foundation, AOTF)以慈善组织的形式成立，以促进作业疗法学科的发展。

1973　美国国会通过保障残疾人权益的《康复法案》(the Rehabilitation Act)(504 条款)。

1974　纽约大学实施第一个作业疗法博士培养计划。

1975 美国《所有残疾儿童受教育法案》(Education for All Handicapped Children Act)要求为所有不同程度残疾的儿童提供免费公共教育,并为提供上述服务的机构给予资金支持。在法律意义上,为残疾儿童提供尽量不受限制的环境是指为残疾儿童提供的教育应最大限度地与正常儿童相一致。

1976 美国作业疗法学生联合会(the American Student Occupational Therapy Alliance)发展到全国规模并得到支持。

1979 美国众议院批准使用"作业疗法服务统一命名系统"(Uniform Terminology System for Reporting Occupational Therapy Services)。

1980 美国作业疗法基金会出版《作业疗法研究杂志》(Occupational Therapy Journal of Research)。

1981 美国众议院批准使用"注册作业治疗师和助理作业治疗师初级水平行业标准"。

1986 通过《医疗费补充条款》(Medicare amendments),规定作业治疗费用属于报销范围。

1990 《美国残疾人法案》(The Americans with Disabilities Act, ADA)获国会通过,并由布什总统签字生效。该法案规定残疾人有同等权利享受就业、公共设施、交通、政府服务和电信设施。

1990 美国通过经过修正的《残疾人教育法案》(the Individuals with Disabilities Education Act, IDEA)。该法案规定政府设立专项资金用于提供下述相关服务:运送残疾人从学校到工作地点(transition from school to work),给残疾人父母提供补贴,给在公立学校上学的残疾人提供作业疗法服务。

1991 美国众议院批准为提高作业治疗效果可免费使用辅助器具。

1994 《作业疗法国际杂志》(Occupational Therapy International)出版,为全世界作业治疗师的学术交流提供便利。

1997 美国《平衡预算法案》(the Balanced Budget Act)获得国会通过,该法案修改了康复治疗费用的支付方式,特别有利于家庭卫生保健质量的提高。

1999 美国众议院通过一项决议,要求作业疗法教学人员至少应有硕士水平。

[摘译自 Franklin Stein 和 Susan K. Cutler 所著的 *Clinical Research in Occupational Therapy*(第4版), Singular Publishing Group 出版,2000年,p471~475]

主要参考文献

1. Chamberlain MA. International Rehabilitation Medicine. 1982. 4. 101 – 108
2. Satyanarayana K, Radhaiah G. The adolescent growth spurt of height among rural Indian boys in relation to children malnutritional background: A 18 years longitudinal study, Ann. Hum. Biol. ,1989,16,289 – 300
3. Domholdt E. Physical therapy research: principles and application, W. B. Saunders Company, 2000, P3 – 27、41 – 48、62 – 111、P115 – 133 P137 – 218 P301 – 346
4. Hislop HJ. The not – so – impossible dream. Phys Ther. 1975,55,1069 – 1080
5. Labelle H, ect. Lack of scientific evidence for the treatment of lateral epicondylitis of the elbow. J Bone Joint Surg Br. , 1992, 74, 646 – 651
6. Ciriello VM, Snook SH. The effect of back belts on lumbar muscle fatigue. Spine,1995,20,1271 – 1278
7. Crawford F, Snaith M. Hoe effective is therapeutic ultrasound in the treatment of heel pain? Ann Rheum Dis. 1996, 55 265 – 267
8. Taylor K, etc. Effect of high – voltage pulsed current and alternating current on macromolecular leakage in hamster cheek pouch microcirculation. Phys Ther. 1997, 77, 1729 – 1740
9. Brimioulle S, etc Effects of positioning and exercise on intracranial pressure in a neurosurgical intensive care unit. Phys Ther. 1997, 77, 1682 – 1689
10. Amundsen LR, etc Evaluation of a group exercise program for elderly women. Phys Ther. 1989, 69, 475 – 1689483
11. Maenpaa H, Lehto MUK. Patellar dislocation: the long term results of nonoperative management in 100 patients. Am J Sports Med. 1997, 25, 213 – 217
12. Manfroy PP, etc The effect of exercise, prewrap, and athletic tape on the maximal active and passive ankle resistance to ankle inversion. Am J Sports Med. 1997, 25, 156 – 163
13. Brodzka WK, etc Long – term funtion of persons with atherosclerotic bilateral below knee amputation living in the inner city. Arch Phys Med Rebabil. 1990, 71, 895 – 900
14. Arciero RA, etc The effect of tourniquet use in anterior cruciate ligament reconstruction. Am J Sport Med. 1996, 24, 758 – 764
15. Harada N, etc Physical therapy to improve functioning of older people in residential care facilities. Phys Ther. 1995, 75, 830 – 839
16. Goodman G, Bazyk S. The sffects of a short thumb opponens splint on hand function in cerebral palsy: a single – subject study. Am J Occup Ther. 1991, 45, 726 – 731
17. Mulcahey MJ, etc Outcomes of tendon transfer surgery and occupational therapy in a child with tetraplegia secondary to spinal cord injury. Am J Occup Ther. 1995, 49, 607 – 617
18. Gardner MB, etc Partial body weight support with treadmill locomotion to improve gait after incomplete spinal cord injury: a single – subject experimental design. Phys Ther. 1998, 78, 361 – 374

19. Sackett DL, et al. Clinical epidemiology. A basis science for clinical medicine. 2nd ed. Boston:Little Brown. 1992

20. Evidence – based Medicine Working Group. Evidence – based Medicine – A new Approach to teaching the practice of medicine. JAMA,1992;268(17):2420 – 2425

21. Rosenberg W, Donald A. Evidence – based medicine: an approach to clinical problem – solving, BMJ,1995; 310:1122 – 1125

22. BMJ publishing Group. Clinical Evidence. A Compendium of the best available evidence for effective health care. 1 issue. London, BMJ. 1999

23. Dekker JHM, etc The painful hemiplegic shoulder: effects of intra – aricular triamcinolone acetonude. Am J Phys Med Rehabil. 1997, 76, 43 – 48

24. Robertson VJ. A quantitative analysis of research in Physical Therapy. Phys Ther. 1995, 75, 313 – 327

25. Rothstein JM. The case for case reports. Phys Thys. 1993, 73, 492 – 493

26. Haynes RB. Loose connections between peer – reviewed clinical journals and clinical practice. Ann Intern Med. 1990, 113, 724 – 728

27. Jones DL, Erhard RE. Diagnosis of trochanteric bursitis versus femoral neck stress fracture. Phys Ther. 1997, 77, 58 – 67

28. Law LAF, etc Shoulder, knee, and hip pain as initial symptom of juvenile ankylosing spondylitis: a case report. J Orthop Sports Phys Ther. 1998, 27, 167 – 172

29. Ferraro – Herrera AS, etc Autonomic dysfunction as the presenting feature of Guillian – barre syndrome. Arch Phys Med Rehabil. 1997, 78, 777 – 779

30. Manktelow AR, etc Late lateral femoral condyle fracture afteranterior cruciate ligament reconsteuction: a case report. Am J Sports Med. 1998, 26, 587 – 590

31. Simonian PT, etc Chronic knee dislocation: reduction, reconstruction, and application of a skeletally fixed knee hinge. Am J Sports Med. 1998, 26, 591 – 596

32. Young MS. Electromyographic biofeedback use in the treatment of voluntary posterior dislocation of the shoulder: a case study. J Orthop Sports Phys Ther. 1994, 20, 171 – 175

33. McCulloch JM Jr, Kemper CC. Vacuum – compression therapy for the treatment of an ischemic ulcer. Phys Ther. 1993, 73, 962 – 973

34. Ford – Smith CD. The individualized treatment of a patient with benign paroxysmal positional vertigo. Phys Ther. 1997, 77, 848 – 855

35. Ware JE, etc A 12 – item short – form health survey: construction of scales and preliminary tests of reliability and validity. Med Care. 1996, 34, 220 – 223

36. Bergner M, etc The sickness impact profile: development and final revision of a health status measure. Med Care. 1981, 19, 787 – 850

37. Jette AM. Using health – related quality of life measures in physical therapy outcomes research. Phys Ther. 1993, 73, 528 – 537

38. Fairbank J, etc Oswestry low back pain disability index. Physiotherapy. 1980, 66, 271 – 273

39. Tegner J, Lysholm J. Rating systems in the evaluation of knee ligament injuries. Clin Orthop. 1985, 190, 43 – 49

40. Hoenig H, etc What is the role of timing in the surgical and rehahilitative care of community – dwelling older persons with acute hip fracture? Arch Intern Med. 1997, 157, 513 – 520

41. Ottenbacher KJ. Evaluating clinical change: strategies for occupational and physical therapists. Baltimore, Md: Williams & Wilkins, 1986

42. Mulcahey MJ, etc Outcomes of tendon transfer surgery and occupational therapy in a child with tetraplegia secondary to spinal cord injury. Am J Occup Ther. 1995, 49, 607－617
43. Franklin Stein, Susan K. Cutler. Clinical research in occupational therapy. 4th ed. San Diego: Singular Publishing Group. 2000.
44. Louise Gilbertson, Peter Langhorne, Andrew Walker, et al. Domiciliary occupational therapy for patients with stroke discharged from hospital: randomized controlled trial. BMJ. 2000;320: 603～606.
45. 文良元. McBride 手术治疗踇外翻疗效分析. 中华骨科杂志,2002,22,586－589
46. 崔诚. 200 例成年癫痫患者生活质量的研究. 中国康复理论与实践,2002,8,300－301
47. 陈冠民,胡剑北,常兴哲. 临床科研方法学. 郑州:河南医科大学出版社,2000,1－28、85－135
48. 苏均平. 临床科研概论. 上海:第二军医大学出版社,2001,39－69
49. 刘建平,冷泰俊. 临床科研方法——理论与实践. 北京:军事医学科学出版社,2000,6－12.127－165
50. 赵水平,彭道泉. 现代临床科研方法学. 长沙:中南大学出版社,2001,3－5.
51. 马斌荣. 医学科研中的统计方法. 北京:科学出版社,2001.1－85
52. 胡良平. 医学统计应用错误的诊断与释疑. 北京:军事医学科学出版社,2000,5－18、48－67
53. 胡良平. 现代统计学与 SAS 应用. 北京:军事医学科学出版社,2002,57－199
54. 胡良平. WindowsSAS6.12&8.0 实用统计分析教程. 北京:军事医学科学出版社,2001,155－222、275－323
55. 赵红梅. 医学论文的种类及撰写规范. 中华眼科杂志,2003,1:56－59
56. 曹金盛,邹宜昌. 现代医学写作教程. 上海:第二军医大学出版社,1999
57. 石金玉,孟庆生,刘桂风等. 实用医学论文写作. 北京:人民军医出版社,2002
58. 南肇胜. 如何撰写医学文献综述论文. 临床医学,1995,15:28－31
59. 全国科技写作研究会编. 科技写作学. 合肥:中国科学技术出版社,1991
60. 李炳炎. 实用科技文体大全. 海口:南海出版社,1991.
61. 房建昌. 科研项目招标投标与评估评审实务全书. 吉林:吉林摄影出版社,2002.
62. 奈良 勋. 日本物理疗法的过去、现在、未来,21 世纪首届中日康复医学学术研讨会论文汇编. 2001, 7
63. 纪树荣,刘建军. 中国理学疗法和作业疗法的现状及课题,21 世纪首届中日康复医学学术研讨会论文汇编. 2001, 19－23
64. 内山 靖. 理学疗法研究法. 日本东京:医学书院, 2001, 22－67、198－212
65. 赵水平,彭道泉. 现代临床科研方法学. 长沙:中南大学出版社,2001, 7－8
66. 陈向明. 质的研究方法与社会科学研究. 北京:教育科学出版社,2000,10－12
67. 缪鸿石主编. 康复医学理论与实践. 上海：上海科学技术出版社, 2000
68. 梁万年主编. 医学科研方法学. 北京：人民卫生出版社, 2002
69. 陈界，杨嘉，董建成，等，主编. 医学信息检索与利用. 北京：中国科学技术出版社, 2004
70. 李建军. 2002 年北京市脊髓损伤发病率调查,第 42 界国际脊髓学会年会论文汇编,中华版. 中国北京, 2003. 18～24
71. 李建军,周红俊,洪毅,等. 2002 年北京市脊髓损伤发病率调查,中国康复理论与实践. 2004. 10(7): 412～413
72. 王刚,崔利华,陈立嘉,等. 脑卒中后抑郁症状的发生率及相关因素的研究,中国康复理论与实践. 2000. 6(4): 412～413
73. 张淑云, 张通. 不同病程脑出血患者运动功能的康复疗效,中国康复理论与实践. 2003. 9(4): 246～248
74. 皮绍文,尹萍. 偏瘫患者上下楼梯训练方法比较,中国康复理论与实践. 2004. 10(4): 231～232

图书在版编目(CIP)数据

物理疗法与作业疗法研究/刘克敏主编. －2 版. －北京:华夏出版社,2012.3(2016 年重印)
高等医学院校康复治疗学专业教材
ISBN 978 – 7 – 5080 – 5812 – 2

Ⅰ.①物…　Ⅱ.①刘…　Ⅲ.①物理疗法 – 医学院校 – 教材 ②康复医学 – 作业 – 疗法 – 医学院校 – 教材　Ⅳ.①R454 ②R493

中国版本图书馆 CIP 数据核字(2012)第 035412 号

物理疗法与作业疗法研究
刘克敏　主编

出版发行		华夏出版社
		(北京市东直门外香河园北里 4 号　邮编:100028)
经　　销		新华书店
印　　刷		三河市少明印务有限公司
装　　订		三河市少明印务有限公司
版　　次		2012 年 3 月北京第 2 版
		2016 年 3 月北京第 2 次印刷
开　　本		787×1092　1/16 开
印　　张		11.75
字　　数		278 千字
定　　价		25.00 元

本版图书凡有印刷、装订错误,可及时向我社发行部调换